苦手科目を克服！
管理栄養士国家試験 合格のコツ

人体の構造と機能及び疾病の成り立ち

著 ❖ 長坂祐二（山口県立大学副学長）

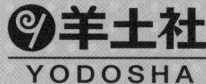

【注意事項】本書の情報について─────────

　本書に記載されている内容は，発行時点における最新の情報に基づき，正確を期するよう，執筆者，監修・編者ならびに出版社はそれぞれ最善の努力を払っております．しかし科学・医学・医療の進歩により，定義や概念，技術の操作方法や診療の方針が変更となり，本書をご使用になる時点においては記載された内容が正確かつ完全ではなくなる場合がございます．また，本書に記載されている企業名や商品名，URL等の情報が予告なく変更される場合もございますのでご了承ください．

はじめに

　管理栄養士養成施設の教員として,「解剖生理学」と「臨床栄養学」の教育に携わるようになって,今年で16年目になる.当初,授業ノートを作成するために,管理栄養士国家試験の過去問の出題傾向の研究を行った.その結果,半分以上の問題は,過去に出題された問題に関連した問題であるか,あるいは単に表現を変えただけの問題であることがわかった.第20回(2006年)の国家試験からは,新カリキュラムによる試験科目で実施されるようになり,全科目の受験が義務づけられたが,学生にとっては1〜2年次に受講する「人体の構造と機能及び疾病の成り立ち」の分野の受験勉強が負担になっているようだった.栄養学科の学生にとっては,医学的な内容の勉強に苦手意識をもつものが多く,栄養士(実務経験を必要とする過程)にとっても他の科目と比べ,なじみがない分野である.そこで,過去に出題されたすべての問題の選択肢を授業の項目順に並べ替え,その前後を理解に必要な解説で埋めていく形で「授業プリント」を作成した.2005年からは,ブログで「管理栄養士国家試験徹底解説」< http://diet2005.exblog.jp/ >を開始した.幸い,学生からは,わかりやすい解説として受け入れられ,現在でも1日200〜400件程度のアクセスがある.

　この度,羊土社より,国試対策本を執筆しないかというお誘いをいただき,自分としてもこれまで書き溜めてきたブログの記事と「授業プリント」を何らかの形にまとめたいと思っていたところなので,渡りに船とお引き受けした.本書は過去問から代表的なものをとりあげ,"問題解説＋キーワード解説"を読むことで合格に必要な知識や考え方を効率よく身につけられるようにした.この本が,管理栄養士をめざす人の勉強の一助にでもなれば幸いである.

　最後に,このような本の執筆の機会いただき,また原稿の執筆にあたってさまざまな助言をいただいた羊土社編集部の,関家麻奈未氏,森悠美氏に深く感謝申し上げます.

2012年8月

長坂祐二

苦手科目を克服！管理栄養士国家試験 合格のコツ

人体の構造と機能及び疾病の成り立ち

はじめに ……………………………………………………………………… 3
重要ワード一覧 ……………………………………………………………… 8

第1章 細胞と組織

1 細胞の構造
　出題頻度
　問題 ●細胞小器官 ……………………………………………… ★★★ 14
　　　 ●細胞膜 …………………………………………………… ★★☆ 18
　合格のコツ　細胞小器官と細胞膜は要チェック！

2 組織
　問題 ●上皮組織 ………………………………………………… ★★★ 23
　合格のコツ　種類と組合せをおさえよう

第2章 生体成分の構造・機能・代謝

1 糖質
　問題 ●糖質の構造 ……………………………………………… ★☆☆ 27
　　　 ●糖質の代謝 ……………………………………………… ★☆☆ 32
　合格のコツ　結合の違い，条件別の代謝の違いに注目！

2 たんぱく質
　問題 ●たんぱく質の構造 ……………………………………… ★★☆ 37
　　　 ●たんぱく質の代謝 ……………………………………… ★★★ 42
　合格のコツ　たんぱく質の立体構造を思い浮かべよう！

3 脂質
　問題 ●脂質の構造 ……………………………………………… ★★☆ 47
　　　 ●脂質の代謝 ……………………………………………… ★☆☆ 51
　合格のコツ　二重結合と脂肪酸の種類を徹底して記憶しよう！

4 遺伝子・核酸
　問題 ●遺伝子 …………………………………………………… ★★☆ 56
　　　 ●核酸 ……………………………………………………… ★☆☆ 61
　合格のコツ　塩基の代謝，RNAの種類と機能をチェック！

Contents

第3章 生体エネルギーと代謝

1 エネルギー代謝
問題 ●エネルギー ……………………………………★★★……65
合格のコツ 糖質，たんぱく質，脂質の代謝のまとめ

2 酵素
問題 ●酵素 …………………………………………★★★……73
合格のコツ 酵素活性を調節するしくみが重要！

第4章 個体の調節，恒常性

1 情報伝達
問題 ●代謝の調節 …………………………………★★★……78
合格のコツ cAMPの役割を理解しよう！

2 酸塩基平衡
問題 ●アシドーシスとアルカローシス …………★★★……83
合格のコツ 酸塩基平衡異常はなぜ起こるか理解しよう

3 体温調節
問題 ●体温調節 ……………………………………★★★……88
合格のコツ 熱の産生と放散のバランスが大事！

第5章 加齢・疾患に伴う変化

1 老化
問題 ●老年症候群 …………………………………★★★……92
合格のコツ 褥瘡のメカニズムと治療法は要チェック！

2 病理学
問題 ●炎症 …………………………………………★★★……96
　　　　●悪性腫瘍 ……………………………………★★★……103
合格のコツ 病理学では，炎症，萎縮，肥大，壊死が頻出！

3 死の判定
問題 ●死の判定 ……………………………………★★★……107
合格のコツ 脳死と植物状態の違いを明確に！

第6章 疾患診断の概要

1 症候学
問題 ●症候と疾患 …………………………………★★★……111
合格のコツ 症候と疾患名の組合せに注目！

2 臨床検査
問題 ●症状と臨床検査 ………………………………………… ★★★ …… 116
合格のコツ 臨床検査値の上昇または低下の意味を理解しよう！

第7章 疾患治療の概要

1 治療総論
問題 ●疾患治療 ………………………………………………… ★★★ …… 121
合格のコツ 治療法と疾患名の組合せを整理！

2 治療法
問題 ●輸血と移植 ……………………………………………… ★★★ …… 125
合格のコツ 食事・栄養療法では，経腸栄養剤と静脈栄養剤がポイント！

第8章 臓器・器官別の構造と機能及び疾病の成り立ち

1 栄養障害
問題 ●ビタミン・ミネラル欠乏症 …………………………… ★★★ …… 129
　　　●カルシウム欠乏症 ……………………………………… ★★★ …… 134
　　　●PEM ……………………………………………………… ★★★ …… 138
合格のコツ ビタミン・ミネラル欠乏症とPEMが重要！

2 代謝疾患
問題 ●アディポサイトカイン ………………………………… ★★★ …… 143
　　　●糖尿病の診断 …………………………………………… ★★★ …… 148
　　　●1型糖尿病と2型糖尿病の比較 ………………………… ★★★ …… 152
　　　●脂質異常症 ……………………………………………… ★★★ …… 156
　　　●高尿酸血症・痛風 ……………………………………… ★★★ …… 161
合格のコツ 診断基準は，数値まで覚えておくことが肝要！

3 消化器系
問題 ●食道・胃食道逆流症 …………………………………… ★★★ …… 166
　　　●胃 ………………………………………………………… ★★★ …… 170
　　　●胃切除後症候群 ………………………………………… ★★★ …… 174
　　　●たんぱく漏出性胃腸症 ………………………………… ★★★ …… 178
　　　●非代償期肝硬変 ………………………………………… ★★★ …… 182
　　　●膵臓 ……………………………………………………… ★★★ …… 186
合格のコツ 正常な構造と機能を理解することが，病態の理解の第一歩

4 循環器系
問題 ●心臓 ……………………………………………………… ★★★ …… 191
　　　●血圧 ……………………………………………………… ★★★ …… 195
　　　●心不全 …………………………………………………… ★★★ …… 200
合格のコツ 心臓の理解は3Dで！

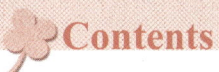

5 腎・尿路系
- 問題
  - ●腎臓 ★★★ 205
  - ●慢性腎不全 ★★★ 209
  - ●透析 ★★★ 213
- 合格のコツ　腎臓の機能は，濾過，水・電解質の調節，内分泌の3つが大事！

6 内分泌系
- 問題
  - ●ホルモン ★★★ 218
  - ●原発性アルドステロン症 ★★★ 224
- 合格のコツ　「分泌刺激－内分泌腺－ホルモン－標的器官－作用」の組合せで整理！

7 神経系
- 問題
  - ●自律神経 ★★★ 228
  - ●神経疾患 ★★★ 233
  - ●神経性食欲不振症 ★★★ 238
- 合格のコツ　神経系が苦手な人は，部位と機能の組合せで克服

8 呼吸器系
- 問題
  - ●呼吸器の機能と構造 ★★★ 242
  - ●肺気腫 ★★★ 246
- 合格のコツ　呼吸を整え，落ち着いて呼吸のしくみを勉強！

9 運動器（筋・骨格）系
- 問題
  - ●筋肉 ★★★ 251
  - ●骨と骨疾患 ★★★ 255
- 合格のコツ　筋肉と骨で，足腰を丈夫に！　構造を理解しておこう

10 生殖系
- 問題
  - ●生殖器の発育 ★★★ 259
  - ●性周期 ★★★ 263
- 合格のコツ　ホルモンと性周期の流れをおさえよう！

11 血液・造血器・リンパ系
- 問題
  - ●貧血 ★★★ 267
  - ●悪性貧血 ★★★ 271
- 合格のコツ　2つの貧血を要チェック！

12 免疫・アレルギー
- 問題
  - ●免疫グロブリン ★★★ 276
  - ●アレルギー ★★★ 280
- 合格のコツ　抗体とアレルギーのメカニズムを要チェック！

13 感染症
- 問題
  - ●感染症と原因微生物 ★★★ 285
- 合格のコツ　感染症と原因菌の組合せを覚えよう！

索引 290

おさえておきたい 重要ワード一覧

📖 …問題の解説中に説明があります　🔑 …キーワードに掲載しています

第1章-1 細胞の構造

P.14〜17
- 📖 中心体
- 📖 細胞骨格
- 📖 微小管
- 📖🔑 小胞体
- 📖🔑 リボソーム
- 📖🔑 ゴルジ装置
- 📖🔑 ミトコンドリア
- 📖🔑 リソソーム
- 🔑 ペルオキシソーム
- 🔑 核

P.18〜22
- 📖 エンドサイトーシス
- 📖 エクソサイトーシス
- 📖🔑 脂質二重層
- 🔑 受動輸送
- 📖🔑 能動輸送
- 🔑 静止電位
- 🔑 活動電位

第1章-2 組織

P.23〜26
- 📖🔑 上皮組織
- 📖🔑 扁平上皮
- 📖🔑 立方上皮
- 📖🔑 円柱上皮
- 📖🔑 多列上皮
- 📖🔑 移行上皮
- 📖 微絨毛
- 📖 線毛

第2章-1 糖質

P.27〜31
- 📖 ケトース
- 📖 アルドース
- 📖 光学異性体
- 🔑 D型とL型
- 🔑 単糖類
- 🔑 二糖類
- 🔑 多糖類
- 📖 アノマー
- 🔑 ピラノース／フラノース

P.32〜36
- 📖🔑 解糖
- 📖🔑 クエン酸回路
- 📖 糖新生
- 📖 ペントースリン酸回路

第2章-2 たんぱく質

P.37〜41
- 🔑 一次構造
- 🔑 二次構造
- 🔑 三次構造
- 🔑 四次構造

P.42〜46
- 🔑 アミノ酸代謝
- 🔑 糖原性アミノ酸
- 🔑 ケト原性アミノ酸

第2章-3 脂質

P.47〜50
- 📖 n-3系不飽和脂肪酸
- 📖 n-6系不飽和脂肪酸
- 🔑 飽和脂肪酸
- 📖🔑 不飽和脂肪酸
- 🔑 コレステロール
- 🔑 脂肪酸の合成

P.51〜55
- 📖 単純脂質
- 📖 複合脂質
- 📖 誘導脂質
- 🔑 β酸化
- 🔑 不飽和化酵素
- 🔑 コレステロール合成
- 🔑 トランス型脂肪酸

第2章-4 遺伝子・核酸

P.56〜60
- 📖 コドン
- 🔑 DNA
- 🔑 RNA
- 🔑 染色体
- 🔑 複製
- 🔑 転写
- 🔑 翻訳
- 🔑 エキソン／イントロン

P.61〜64
- 🔑 ヌクレオシド
- 📖🔑 ヌクレオチド
- 🔑 プリン塩基
- 🔑 ピリミジン塩基

第3章-1 エネルギー代謝

P.65〜72
- 🔑 ATP
- 🔑 電子伝達系
- 🔑 酸化的リン酸化
- 🔑 グルコース・アラニン回路
- 🔑 コリ回路
- 🔑 高エネルギーリン酸化合物
- 🔑 脱共役タンパク質
- 🔑 ケトン体

重要ワード一覧

第3章-2 酵素
P.73〜77
- 活性化エネルギー
- アイソザイム
- 酵素／基質
- 拮抗阻害／非拮抗阻害／不拮抗阻害
- 補酵素
- アロステリック効果
- 金属酵素
- ミカエリス定数

第4章-1 情報伝達
P.78〜82
- 情報伝達
- cAMP

第4章-2 酸塩基平衡
P.83〜87
- 炭酸重炭酸緩衝系
- 一次性変化／代償性変化
- 呼吸性アシドーシス
- 呼吸性アルカローシス
- 代謝性アシドーシス
- 代謝性アルカローシス

第4章-3 体温調節
P.88〜91
- ふるえ産熱／非ふるえ産熱
- 輻射
- 不感蒸泄
- 発熱
- エクリン腺／アポクリン腺

第5章-1 老化
P.92〜95
- 誤嚥
- 失禁
- 褥瘡
- 老化
- 老年症候群
- ロコモティブシンドローム

第5章-2 病理学
P.96〜102
- サイトカイン
- 炎症
- 創傷治癒
- 変性
- 萎縮
- 肥大
- 化生
- 循環障害
- 壊死
- アポトーシス
- 濾出液／滲出液

P.103〜106
- 良性腫瘍／悪性腫瘍
- 転移
- 発がん
- がん遺伝子／がん抑制遺伝子

第5章-3 死の判定
P.107〜110
- 心臓死
- 脳死
- 植物状態

第6章-1 症候学
P.111〜115
- 下血
- 血便
- 便秘
- 過敏性腸症候群
- 黄疸
- 吐血
- 喀血
- 浮腫
- 脱水
- 下痢
- 体重減少
- ショック
- チアノーゼ

第6章-2 臨床検査
P.116〜120
- 基準値
- 感度／特異度
- 腎機能検査
- 肝機能検査

第7章-1 治療総論
P.121〜124
- 原因療法
- 対症療法
- 保存療法
- 根治療法

第7章-2 治療法
P.125〜128
- 食事・栄養療法
- 運動療法
- 薬物療法

第8章-1 栄養障害
P.129〜133
- 脂溶性ビタミン
- 水溶性ビタミン
- ビタミンAの代謝
- ビタミンDの代謝
- ビタミンKの作用

P.134〜137
- カルシウム欠乏症
- 亜鉛欠乏症
- セレン欠乏症

P.138～142
- リフィーディング症候群
  - PEM
  - マラスムス
  - クワシオルコル
  - マラスムス型クワシオルコル

第8章-2 代謝疾患

P.143～147
- アディポサイトカイン
- インスリン
  - 脂肪細胞
  - 肥満
  - メタボリックシンドローム

P.148～151
- 糖尿病
  - 合併症

P.152～155
- 1型糖尿病／2型糖尿病
- 経口血糖降下薬
  - 糖尿病の治療／食事療法／運動療法
  - インクレチン関連薬

P.156～160
- 脂質異常症
  - キロミクロン
  - VLDL
  - LDL
  - HDL

P.161～165
- 高尿酸血症
- 痛風
  - 尿酸の生成・排泄

第8章-3 消化器系

P.166～169
- 胃食道逆流症（GERD）
- 逆流性食道炎
  - 口内炎
  - 食道裂孔ヘルニア
  - 食道アカラシア

P.170～173
  - 胃壁
  - 胃液
- ペプシノーゲン
- セレクチン
- ガストリン

P.174～177
- ダンピング症候群
  - 胃・十二指腸潰瘍
  - 胃切除後後期症候群

P.178～181
- たんぱく漏出性胃腸症
  - 腸管
  - 腸管運動の調節
  - クローン病
  - 潰瘍性大腸炎

P.182～185
- 肝硬変
  - 肝炎ウイルス
  - 脂肪肝

P.186～190
- 膵臓の外分泌線／内分泌腺
  - 膵炎
- キモトリプシノーゲン
- グルカゴン

第8章-4 循環器系

P.191～194
  - 心臓
  - 刺激伝導系
  - 心筋細胞の活動電位
  - 冠状血管系

P.195～199
- 血圧
  - 高血圧症
  - レニン・アンジオテンシン系

P.200～204
- 心不全
- 左心不全／右心不全
  - フランク・スターリング機構

第8章-5 腎・尿路系

P.205～208
- 腎臓
  - 腎小体
- 尿細管
  - 濾過機能
  - 再吸収／分泌
  - 尿の濃縮
  - クリアランス

P.209～212
  - 糸球体腎炎
  - IgA腎症
  - ネフローゼ症候群
  - 慢性腎臓病（CKD）
- 腎不全

P.213～217
  - 人工透析
- 血液透析
- 腹膜透析

第8章-6 内分泌系

P.218～223
  - ホルモンの分類・構造・作用機序
  - 下垂体ホルモン
  - 甲状腺ホルモン
  - 副甲状腺ホルモン
  - 副腎ホルモン

P.224～227
- 原発性アルドステロン症
  - 甲状腺機能亢進症

- 甲状腺機能低下症
- クッシング症候群

第8章-7 神経系

P.228〜232
- 交感神経／副交感神経
- 中枢神経
- 脳幹／間脳／小脳
- 大脳皮質

P.233〜237
- 重症筋無力症
- 筋萎縮性側索硬化症
- パーキンソン病
- 多発性硬化症
- 周期性四肢麻痺
- 末梢神経
- ニューロン
- 軸索
- シナプス
- 錐体路／錐体外路

P.238〜241
- 神経性食欲不振症
- 神経性大食症
- 認知症
- アルコール依存症

第8章-8 呼吸器系

P.242〜245
- 肺
- 気管／気管支
- 肺胞
- 呼吸運動

P.246〜250
- 肺気腫
- 慢性閉塞性肺疾患（COPD）
- 気管支喘息
- 気管支炎・肺炎
- 肺結核症

- 呼吸中枢
- ヘーリング-ブロイエル反射
- 化学受容器

第8章-9 運動器（筋・骨格）系

P.251〜254
- 骨格筋
- 平滑筋
- 骨格筋の収縮機構
- 骨格筋の興奮収縮連関
- サルコペニア

P.255〜258
- 骨芽細胞
- 破骨細胞
- くる病／骨軟化症
- 骨粗鬆症
- 骨形成／骨吸収
- 骨質
- 骨膜
- 骨単位（ハバース系）
- 膜内骨化
- 軟骨内骨化

第8章-10 生殖系

P.259〜262
- X染色体／Y染色体
- 精巣
- 精液
- 卵巣
- 子宮

P.263〜266
- エストロゲン
- プロゲステロン
- 受精
- 着床・妊娠
- 胎盤

第8章-11 血液・造血器・リンパ系

P.267〜270
- 鉄欠乏性貧血
- 腎性貧血
- 造血
- 赤血球
- 鉄の吸収・排泄
- 体内鉄の分布
- 白血球
- 血小板

P.271〜275
- 悪性貧血
- 巨赤芽球性貧血
- 総鉄結合能（TIBC）／不飽和鉄結合能（UIBC）
- 血清フェリチン
- 溶血性貧血
- 再生不良性貧血

第8章-12 免疫・アレルギー

P.276〜279
- 免疫グロブリン
- 免疫担当細胞
- 自然免疫／獲得免疫

P.280〜284
- アレルギー
- アナフィラキシー
- 液性免疫
- 細胞性免疫
- IgE
- 食物アレルギー

第8章-13 感染症

P.285〜289
- 感染症
- 菌交代現象／菌交代症
- 日和見感染
- 院内感染症

本書の使い方

過去問・解説 ＋ **キーワード** で合格に必要な知識を身につけられる！

出題傾向の高い代表的な問題を解くことで，
その分野の全体像をつかみ，効率よく学べます

1 過去問にチャレンジ！
2 問題の解説と，派生して覚えておくべきことを押さえる

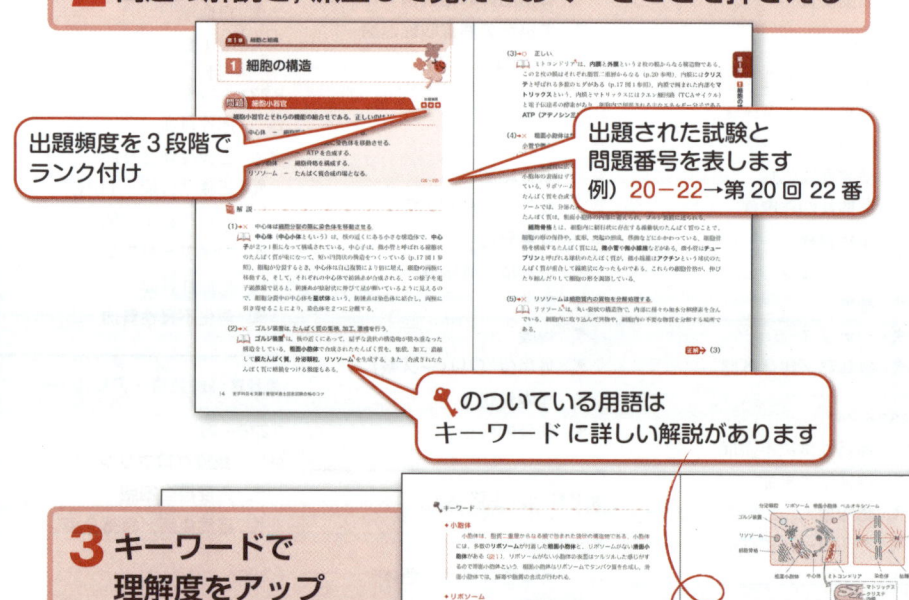

出題頻度を3段階でランク付け

出題された試験と問題番号を表します
例）20-22 → 第20回 22番

🔖のついている用語は **キーワード** に詳しい解説があります

3 キーワードで理解度をアップ

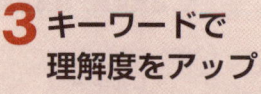

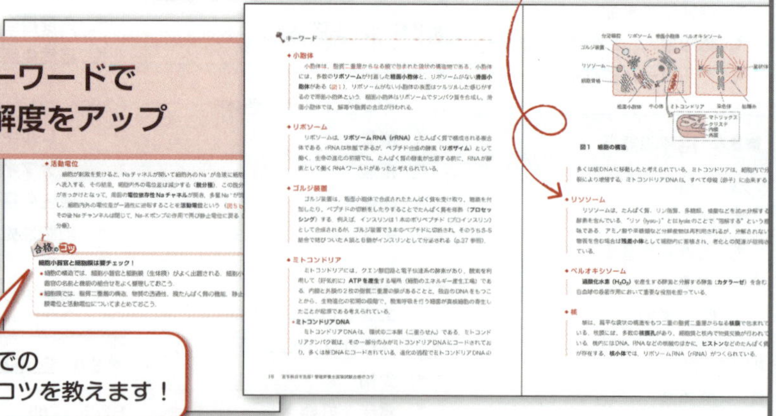

各項目での合格のコツを教えます！

練習問題で力試し！

羊土社ホームページで本書と連動した練習問題にチャレンジできます．
国家試験と同形式の問題で理解度をチェックできます！

http://www.yodosha.co.jp/kokushi_eiyou/

苦手科目を克服！

管理栄養士国家試験
合格のコツ

人体の構造と機能及び疾病の成り立ち

- 第1章　細胞と組織
- 第2章　生体成分の構造・機能・代謝
- 第3章　生体エネルギーと代謝
- 第4章　個体の調節，恒常性
- 第5章　加齢・疾患に伴う変化
- 第6章　疾患診断の概要
- 第7章　疾患治療の概要
- 第8章　臓器・器官別の構造と機能及び疾病の成り立ち

第1章 細胞と組織

1 細胞の構造

問題 細胞小器官

出題頻度 ★★★

細胞小器官とそれらの機能の組合せである．正しいのはどれか．

(1) 中心体 － 細胞質内の異物を分解処理する．
(2) ゴルジ装置 － 細胞分裂の際に染色体を移動させる．
(3) ミトコンドリア － ATPを合成する．
(4) 粗面小胞体 － 細胞骨格を構成する．
(5) リソソーム － たんぱく質合成の場となる．

(20－22)

解説

(1)→× 中心体は細胞分裂の際に染色体を移動させる．

 中心体（**中心小体**ともいう）は，核の近くにある小さな構造体で，**中心子**が2つ1組になって構成されている．中心子は，微小管と呼ばれる線維状のたんぱく質が束になって，短い円筒状の構造をつくっている（p.17 図1参照）．細胞が分裂するとき，中心体は自己複製により倍に増え，細胞の両極に移動する．そして，それぞれの中心体で紡錘糸が合成される．この様子を電子顕微鏡で見ると，紡錘糸が放射状に伸びて星が輝いているように見えるので，細胞分裂中の中心体を**星状体**という．紡錘糸は染色体に結合し，両極に引き寄せることにより，染色体を2つに分離する．

(2)→× ゴルジ装置は，たんぱく質の集積，加工，濃縮を行う．

ゴルジ装置は，核の近くにあって，扁平な袋状の構造物が積み重なった構造をしている．**粗面小胞体**で合成されたたんぱく質を，集積，加工，濃縮して**膜たんぱく質**，**分泌顆粒**，**リソソーム**を生成する．また，合成されたたんぱく質に糖鎖をつける機能もある．

(3) → ○ 正しい．

📖 **ミトコンドリア**は，**内膜**と**外膜**という2枚の膜からなる構造物である．この2枚の膜はそれぞれ脂質二重層からなる（p.20参照）．内膜には**クリステ**と呼ばれる多数のヒダがある（p.17 図1参照）．内膜で囲まれた内部を**マトリックス**という．内膜とマトリックスにはクエン酸回路（TCAサイクル）と電子伝達系の酵素があり，細胞内で利用される主なエネルギー分子である**ATP（アデノシン三リン酸）**を合成している．

(4) → × 粗面小胞体はたんぱく質合成の場となる．細胞骨格を構成するのは，微小管や微小線維である．

📖 **粗面小胞体**は，**小胞体**の表面に**リボソーム**が多数付着した袋状の構造物で，細胞質に広く存在している．電子顕微鏡では，リボソームが付着した小胞体の表面はザラザラした感じに見えるので粗面小胞体という名前がついている．リボソームは，**メッセンジャーRNA（mRNA）**の情報に基づいて，たんぱく質を合成する場所である（p.59参照）．粗面小胞体に付着したリボソームでは，分泌たんぱく質や膜たんぱく質の合成が行われる．合成されたたんぱく質は，粗面小胞体の内部に蓄えられ，ゴルジ装置に送られる．

　細胞骨格とは，細胞内に網目状に存在する線維状のたんぱく質のことで，細胞の形の保持や，変形，突起の形成，移動などにかかわっている．細胞骨格を構成するたんぱく質には，**微小管**や**微小線維**などがある．微小管は**チューブリン**と呼ばれる球状のたんぱく質が，微小線維は**アクチン**という球状のたんぱく質が重合して線維状になったものである．これらの細胞骨格が，伸びたり縮んだりして細胞の形を調節している．

(5) → × リソソームは細胞質内の異物を分解処理する．

📖 **リソソーム**は，丸い袋状の構造物で，内部に種々の加水分解酵素を含んでいる．細胞内に取り込んだ異物や，細胞内の不要な物質を分解する場所である．

正解 → (3)

🗝 キーワード

◆ 小胞体

　　小胞体は，脂質二重層からなる膜で包まれた袋状の構造物である．小胞体には，多数の**リボソーム**が付着した**粗面小胞体**と，リボソームがない**滑面小胞体**がある（図1）．リボソームがない小胞体の表面はツルツルした感じがするので滑面小胞体という．粗面小胞体はリボソームでタンパク質を合成し，滑面小胞体では，解毒や脂質の合成が行われる．

◆ リボソーム

　　リボソームは，**リボソームRNA（rRNA）**とたんぱく質で構成される複合体である．rRNAは核酸であるが，ペプチド合成の酵素（**リボザイム**）として働く．生命の進化の初期では，たんぱく質の酵素が出現する前に，RNAが酵素として働くRNAワールドがあったと考えられている．

◆ ゴルジ装置

　　ゴルジ装置は，粗面小胞体で合成されたたんぱく質を受け取り，糖鎖を付加したり，ペプチドの切断をしたりすることでたんぱく質を修飾（**プロセッシング**）する．例えば，インスリンは1本のポリペプチド（プロインスリン）として合成されるが，ゴルジ装置で3本のペプチドに切断され，そのうちS-S結合で結びついたA鎖とB鎖がインスリンとして分泌される（p.37 参照）．

◆ ミトコンドリア

　　ミトコンドリアには，クエン酸回路と電子伝達系の酵素があり，酸素を利用して（好気的に）**ATPを産生**する場所（細胞のエネルギー産生工場）である．内膜と外膜の2枚の脂質二重層の膜があることと，独自のDNAをもつことから，生物進化の初期の段階で，酸素呼吸を行う細菌が真核細胞の寄生したことが起源である考えられている．

- **ミトコンドリアDNA**

　　ミトコンドリアDNAは，環状の二本鎖（二重らせん）である．ミトコンドリアタンパク質は，その一部分のみがミトコンドリアDNAにコードされており，多くは核DNAにコードされている．進化の過程でミトコンドリアDNAの

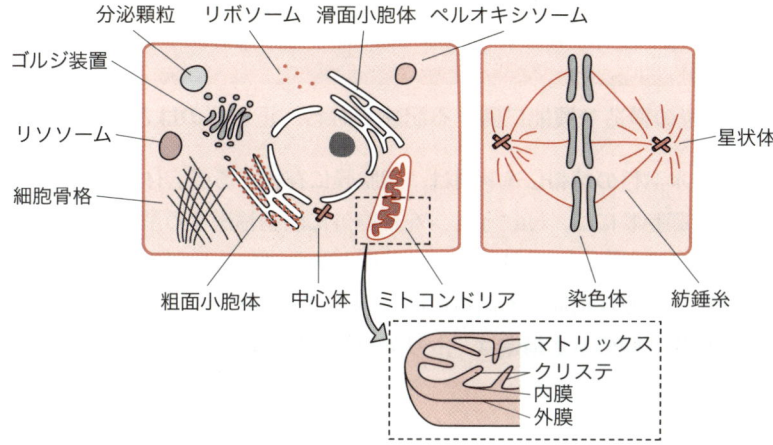

図1　細胞の構造

多くは核DNAに移動したと考えられている．ミトコンドリアは，細胞内で分裂により増殖する．ミトコンドリアDNAは，すべて母親（卵子）に由来する．

◆ リソソーム

リソソームは，たんぱく質，リン脂質，多糖類，核酸などを加水分解する酵素を含んでいる．"リソ（lyso–）"とはlysisのことで"溶解する"という意味である．アミノ酸や単糖類など分解産物は再利用されるが，分解されない物質を含む場合は**残差小体**として細胞内に蓄積され，老化との関連が指摘さている．

◆ ペルオキシソーム

過酸化水素（H_2O_2）を産生する酵素と分解する酵素（**カタラーゼ**）を含む．白血球の殺菌作用において重要な役割を担っている．

◆ 核

核は，扁平な袋状の構造をもつ二重の脂質二重層からなる**核膜**で包まれている．核膜には，多数の**核膜孔**があり，細胞質と核内で物質交換が行われている．核内にはDNA，RNAなどの核酸のほかに，**ヒストン**などのたんぱく質が存在する．**核小体**では，リボソームRNA（rRNA）がつくられている．

問題　細胞膜

生体膜の構造や機能に関する記述である．正しいのはどれか．

(1) 水溶性の情報伝達物質は，細胞膜に存在する受容体には結合しない．
(2) 細胞膜には，Na^+イオンを細胞外に能動輸送する酵素が存在する．
(3) 分泌たんぱく質は，エンドサイトーシスによって細胞外に放出される．
(4) 生体膜を構成する脂質には，不飽和脂肪酸は含まれない．
(5) 生体膜の基本構造は，トリアシルグリセロールの二重層である．

(19-106)

解説

(1)→✕　水溶性の情報伝達物質は，細胞膜にある受容体に結合する．

📖 **情報伝達物質**（ここでは，ホルモンやサイトカインのこと）には，**水溶性**のものと**脂溶性**のものがある（p.221 表1参照）．視床下部，下垂体，副甲状腺，膵ランゲルハンス島，上部消化管から分泌される**ペプチドホルモン**は水溶性である．副腎髄質から分泌される**アミン型ホルモン**であるアドレナリンも水溶性である．副腎皮質や性腺から分泌される**ステロイドホルモン**は脂溶性である．アミン型ホルモンであっても甲状腺から分泌されるチロキシンは脂溶性である．ホルモンは，標的細胞の受容体に結合して作用を発揮するが，水溶性のホルモンは，脂質二重層でできた細胞膜を通過して細胞内に入ることができないので，細胞膜にある受容体の細胞外に出ている部分に結合する必要がある（p.21 図4参照）．脂溶性ホルモンは，細胞膜を拡散によって通過できるので，脂溶性ホルモンの受容体は，細胞質や核の中にある．

(2)→○　正しい．細胞膜のNa-Kポンプにより，Na^+は細胞外へ輸送される．

📖 細胞の外はNa^+濃度が高く，細胞の中はK^+濃度が高い．この濃度差は，細胞膜に存在する**Na-Kポンプ**という酵素がつくり出す（p.22 図5参照）．Na^+とK^+の輸送は，濃度勾配に逆らって輸送しなければならないので，エネルギーを必要とする**能動輸送**である．エネルギーはATPの加水分解によって供給される．

(3) ➡× 分泌たんぱく質は<u>エクソサイトーシス</u>によって細胞外に放出される．

📖 細胞外の物質を細胞膜で包み込むようにして細胞内に取り込むことを**エンドサイトーシス（開口吸収）**という（図2）．細胞外の液や小さな物質を取り込むことを**飲作用**，大きな粒子を取り込むことを**食作用**という．例えばマクロファージが異物を飲み込む作用（食作用）は，エンドサイトーシスである．逆に，ホルモンや消化酵素などを含む分泌顆粒が細胞膜と融合し，内容物を細胞外へ放出することを**エクソサイトーシス（開口分泌）**という．"エンド（endo-）"は"中へ"，"エクソ（exo-）"は"外へ"という意味である．

(4) ➡× 生体膜は不飽和脂肪酸を含む脂質で構成されている．

📖 生体膜の基本構造は**脂質二重層**である（p.21 図4参照）．**疎水性同士の脂肪酸**の部分が内側で向き合い，**親水性のリン酸**の部分が外側にくることによって，水溶液中で安定した脂質二重層の膜ができる．リン脂質を構成する脂肪酸がすべて飽和脂肪酸だと，ちょうど朝礼のときにみんなが肩を寄せ合って"きをつけ"している状態で，窮屈な硬い生体膜になってしまう．折れ曲がっている**不飽和脂肪酸**が混じることにより，ちょうどみんなが"やすめ"をしてリラックスした状態になり，柔らかく流動性のある生体膜ができる．

(5) ➡× 生体膜の基本構造は脂質二重層である．二重層を構成する脂質は<u>リン脂質</u>である．

📖 リン脂質とは，トリアシルグリセロールの3本の脂肪酸のうち，1本がリン酸に置き換わったものである（図3）．さらにリン酸にはコリン，イノシトール，セリンなど水溶性の化合物が結合して，それぞれホスファチジルコ

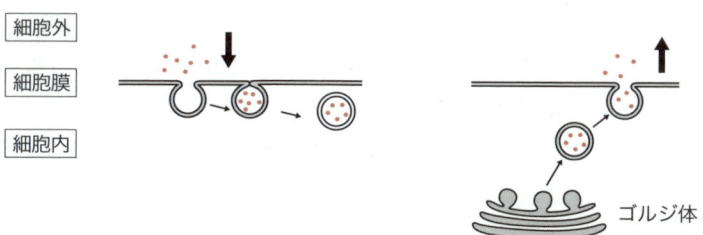

a) エンドサイトーシス　　　　b) エクソサイトーシス

図2　エンドサイトーシスとエクソサイトーシス

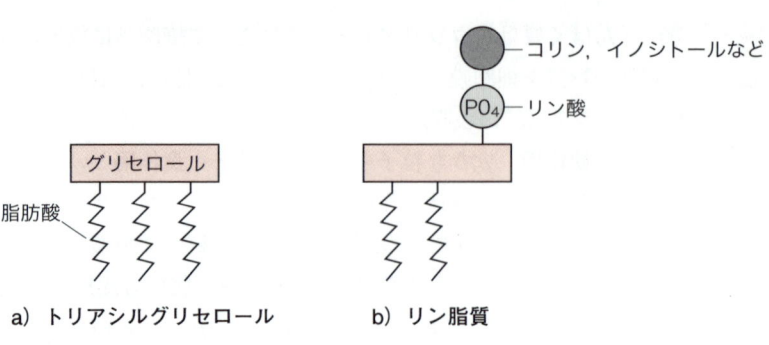

図3　トリアシルグリセロールとリン脂質

リン，ホスファチジルイノシトール，ホスファチジルセリンとなる．細胞膜の脂質二重層も，細胞小器官の脂質二重層も，基本構造は同じである．

正解 ➡ (2)

🗝 キーワード

◆ 脂質二重層

細胞膜の基本構造は，**リン脂質**の親水性の部分を外側に，疎水性の部分を内側にした脂質二重層である（図4）．細胞膜には，コレステロール，たんぱく質，糖鎖などが含まれている．リン脂質を構成する脂肪酸が不飽和脂肪酸であると細胞膜の流動性が増加する．細胞膜に含まれるたんぱく質の機能には，①**酵素**（消化酵素，アンギオテンシン変換酵素など），②**受容体**（ホルモン，神経伝達物質に対する受容体），③**輸送体**（イオンチャネル，Na-Kポンプ，グルコーストランスポーター）などがある．細胞膜に存在する糖鎖は，脂質やたんぱく質と結合して存在し，血液型の抗原などとして機能する．細胞膜には，**選択的透過性**があり，細胞膜内外で濃度差を生成する半透膜としても機能する．

◆ 受動輸送

受動輸送には，**単純拡散**と**促進拡散**がある．酸素，二酸化炭素，水などの輸送は，濃度勾配に従って物質が細胞膜を直接通過する単純拡散である．イ

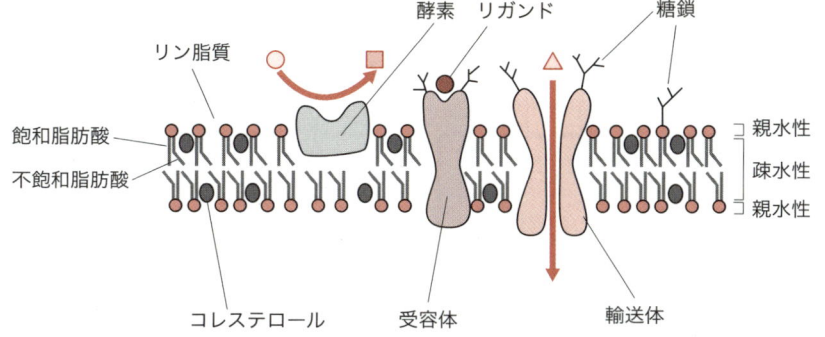

図4　細胞膜モデル

オンやグルコースなど細胞膜を直接通過できない物質の輸送は，輸送体（イオンチャネル，グルコーストランスポーターなど）を介して，濃度勾配に従って通過する促進拡散である．

◆ 能動輸送

ATPを消費するか，ほかの物質の移動にともなって（共役して）濃度勾配に逆らって細胞膜を通過することを**能動輸送**という．Na-KポンプやNa依存性グルコーストランスポーターなどがこれに相当する．

◆ 静止電位

細胞膜に存在する**Na-Kポンプ**により，Na^+は細胞外へ，K^+は細胞内へ移動する．静止状態の細胞膜では，Na^+を通過させる**電位依存性Naチャネル**は閉じているが，K^+を通過させる**Kチャネル**は開いているので，細胞内のK^+は，濃度勾配に従って細胞外へ移動する（図5 a）．その結果，細胞内の陽イオンが減少し，細胞膜の内外で**電位勾配**が生じる（**分極**）．その電位勾配により，細胞外のK^+は細胞内へ移動する．濃度勾配による移動と電位勾配による移動がつりあって，見かけ上K^+の移動がないようにみえるときの電位差を**静止電位**という．静止電位は，－60～－90 mVである．

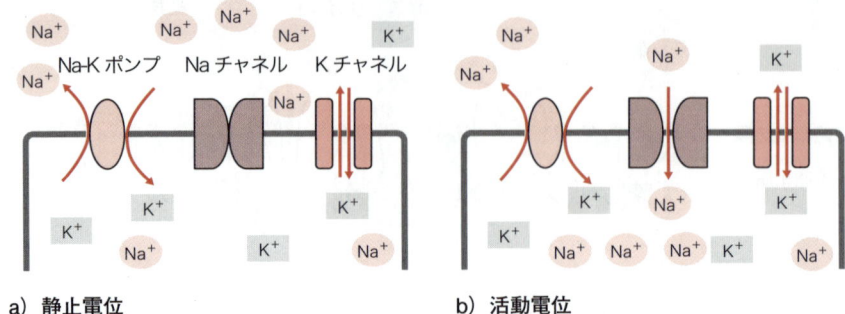

a）静止電位　　　　　　　　　　　b）活動電位

図5　細胞膜の電位

◆ **活動電位**

　細胞が刺激を受けると，Naチャネルが開いて細胞外のNa⁺が急速に細胞内へ流入する．その結果，細胞内外の電位差は減少する（**脱分極**）．この脱分極がきっかけとなって，周囲の**電位依存性Naチャネル**が開き，多量Na⁺が流入し，細胞内外の電位差が一過性に逆転することを**活動電位**という（図5b）．その後Naチャネルは閉じて，Na-Kポンプの作用で再び静止電位に戻る（再分極）．

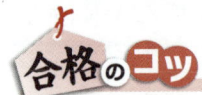

細胞小器官と細胞膜は要チェック！
- ◆ 細胞の構造では，細胞小器官と細胞膜（生体膜）がよく出題される．細胞小器官の名前と機能の組合せをよく整理しておこう．
- ◆ 細胞膜では，脂質二重層の構造，物質の透過性，膜たんぱく質の機能，静止膜電位と活動電位についてまとめておこう．

第1章 細胞と組織

2 組織

問題 上皮組織

出題頻度 ★★★

上皮組織に関する記述である．正しいのはどれか．

(1) 口唇は，扁平上皮で被われる．
(2) 肺胞は，円柱上皮で被われる．
(3) 小腸は，線毛上皮で被われる．
(4) 尿管は，立方上皮で被われる．
(5) 卵管は，移行上皮で被われる．

(23－21)

解説

(1)→○ 正しい．
　上皮組織は，臓器の表面を被う組織である．ただ被うだけでなく，機械的なダメージを防止することや物質を吸収したり分泌したりするなどの機能をもっている．**皮膚，口唇，口腔，食道**などの上皮は，とにかく丈夫であることが大事である．そのために細胞を何重にも積み重ねて，石垣のような構造になっている．平らな細胞が積み重なっているので，**重層扁平上皮**という(p.26 図2 b参照)．問題文では重層が省略されているが，扁平上皮であることに間違いない．

(2)→✕ 肺胞は扁平上皮で被われている．
　肺胞は，その周りの毛細血管と接して，酸素と二酸化炭素の**ガス交換**を行うところである．そのためには，細胞の壁はできるだけ薄い方がよい．肺胞の上皮と毛細血管の上皮は共に**単層扁平上皮**で(図2 a参照)，その間に薄い**基底膜**を挟んで接している．とても薄いので，酸素と二酸化炭素は，単純拡散により移動できる．円柱上皮は，消化管と卵管の上皮である．

(3)→× 　小腸は**円柱上皮**で被われている．線毛はもたない．
　📖　小腸の上皮の役割は，栄養素の吸収である．吸収といっても肺胞のようにやたらと物質が通り抜けるわけではない．きちんと必要なものを選んで，吸収し，体内で運べる形にしなければならない．そのためには，ある程度体積がいる．こうして**胃**，**小腸**，**大腸**など消化管の上皮は単層の**円柱上皮**になっている（図2d参照）．円柱上皮の特徴は，核がだいたい真ん中辺にあって，よこ一列に並んで見えることである．もう1つ消化管の円柱上皮で大事なことは，吸収面積を大きくするために**微絨毛**が存在することである．
　　線毛とは，管腔内の物質を移動させる細かい毛状のもので，**気管**や**卵管**の上皮（線毛上皮）に存在する．

(4)→× 　尿管は**移行上皮**で被われている．
　📖　**尿管**と**膀胱**は，ちょっと変わった上皮で被われている．これらの組織の特徴は，大きく伸び縮みすることである．普通の上皮細胞は基本的には隣同士の細胞と硬く結び付いていて，伸び縮みしにくい．しかし，尿管と膀胱の上皮は隣同士の細胞のつながりが少しゆるくなっており，ずれることができる（図2f参照）．このため，膀胱が収縮しているときは細胞が何重にも重なっているように見えて，拡張しているときは細胞の重なり方が少なくなるように見える．このように細胞の重なり方が移行するので**移行上皮**という．一見，重層上皮のように見えるが，すべての細胞は基底膜に張り付いている一層の上皮である．**立方上皮**の代表例は，甲状腺の**濾胞上皮細胞**である．

(5)→× 　卵管は**円柱線毛上皮**で被われている．
　📖　**卵管**は，卵子または受精卵を子宮に運ばなければならない．卵子または受精卵は，卵管上皮の**線毛運動**によって運ばれる．卵管の上皮は単層の**円柱上皮**であるが，消化管と異なり**線毛**をもっているので，**円柱線毛上皮**である．なお，気管や気管支も，ゴミや痰を排出するために線毛をもつが，これらの上皮は**多列線毛上皮**である．円柱上皮は細胞の高さがそろっていて，核が1列に見えるのに対し，気管や気管支の多列上皮は，一層であるが背の高い細胞と低い細胞が混じっているので，核が2～3列に見える（図2d, e参照）．

正解→ (1)

🔑 キーワード

◆ 上皮組織

上皮組織は，体表面，管腔（腸，気管，尿管など）内面，体腔（胸腔，腹腔など）の表面を被う組織である．隣り合う上皮細胞は，**タイト結合**や**接着斑**などの細胞間結合により密着している（図1）．体表面や体腔に面する方を自由面，その反対側を基底面という．上皮細胞と結合組織が接する面には，**コラーゲン**や**ラミニン**でできた**基底膜**が存在する．基底膜には，バリア，フィルター，上皮組織再生の足場などの機能がある．

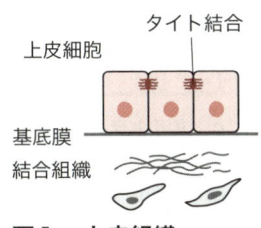

図1　上皮組織

◆ 扁平上皮

扁平上皮には，扁平な細胞が，一層に並んだ**単層扁平上皮**（図2a）と扁平な細胞が数層重なった**重層扁平上皮**（図2b）がある．単層扁平上皮には，胸腔，腹腔，心膜腔など体腔の上皮（**中皮**という），血管の内腔の上皮（血管内皮という），肺胞上皮などがある．重層扁平上皮には，皮膚の上皮，口腔内・食道の上皮，尿道の出口付近，膣上皮，角膜上皮などがある．皮膚の上皮の表層には，**ケラチン**を多量に含む**角質層**（細胞の死骸の層）がある．

◆ 立方上皮

立方体の細胞が，一層に並んだものである（図2c）．甲状腺の濾胞上皮，腎臓の尿細管などの上皮である．

◆ 円柱上皮

円柱上皮は，円柱状の丈の高い細胞が，一層に並んだものである（図2d）．胃，腸の粘膜上皮，子宮や卵管の上皮などは円柱上皮である．小腸，大腸の円柱上皮には，**微絨毛**があり，表面積を大きくしている．「絨」とは，細かい毛が密集した織物のことである．子宮や卵管の上皮は，**線毛**をもつことから**円柱線毛上皮**と呼ばれる．小腸・大腸にあるものは微絨毛，その他の器官のものは線毛と覚えておこう．

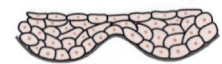
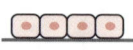
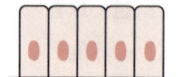
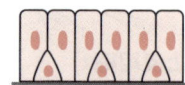
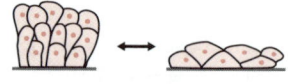
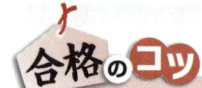

表　上皮組織と代表的な器官

単層扁平上皮	体腔（胸腔，腹腔，心膜腔など），血管内皮，肺胞
重層扁平上皮	皮膚，口腔内・食道，尿道の出口付近，腟，角膜
立方上皮	甲状腺の濾胞，腎臓の尿細管
円柱上皮	胃，小腸，大腸
円柱線毛上皮	子宮，卵管
多列線毛上皮	鼻腔，気管，気管支，精管
移行上皮	腎盂，尿管，膀胱，尿道

図2　上皮の種類

◆ 多列上皮

　多列上皮は，一層の上皮であるが，丈の高いものと低いものがあり，低いものは表面に達しないために一見多層に見えるので多列上皮という（図2e）．鼻腔・気管の上皮，精管の上皮などがあり，異物を外に排泄するための**線毛**をもつことが多く**多列線毛上皮**と呼ばれる．

◆ 移行上皮

　細胞の変形により十数層の厚い層から2〜3層の薄い層に移行するものである（図2f）．移行上皮はすべての細胞が基底膜に足をつけている．腎盂，尿管，膀胱，尿道の一部の上皮である．

種類と組合せをおさえよう

- ◆ 組織では，上皮組織がよく出題される．上皮組織の種類と代表的な臓器の組合せをよく整理しておこう（表）．
- ◆ そのほか，横紋筋と平滑筋の違い，骨組織（骨単位）の構造，軟骨組織の種類，ニューロンの構造についてまとめておこう〔第8章9. 運動器（筋・骨格）系 参照〕．

第2章 生体成分の構造・機能・代謝

1 糖質

問題　糖質の構造

出題頻度 ★★★

糖質に関する記述である．正しいのはどれか．

(1) ケトースは，アルデヒド基をもつ．
(2) 天然の糖質は，D型よりもL型の光学異性体が多い．
(3) セルロースは，α-1,4-グリコシド結合をもつ．
(4) アミロースは，α-1,6-グリコシド結合をもつ．
(5) グリコサミノグリカンは，二糖のくり返し構造をもつ．

(22-23)

解説

(1) ➡× ケトースはケトン基をもつ．

　　糖質は，炭素（C）と水素（H）と酸素（O）の化合物で，$C_mH_{2n}O_n$（m，nは自然数）の一般式で表される．$C_m(H_2O)_n$とも表すことができ，炭素に水がくっついているように見えるので炭水化物ともいうが，本当に炭素に水がくっついてできているわけではない．また，一般式にあてはまらないものや，窒素（N），リン（P），硫黄（S）などを含むものもある．官能基として**アルデヒド基（–CHO）**をもつ糖質を**アルドース**，**ケトン基（–C＝O）**もつ糖質を**ケトース**という．官能基とは，化合物の化学的性質を決める原子団のことである．

(2) ➡× 天然の糖質はD型の方が多い．

　　化学名の前には，DとLが付いていることがある．Dは右（dexter），Lは左（laevus）という意味である．自分の右手と左手を見てみよう．全く同じように見えるが，指と手のひらは鏡に映した位置関係で，立体的に重ね合わせることはできず，完全には一致しない．このように構造が鏡像の関係にあるものを**光学異性体**という（p.29 図1参照）．**生体に存在する糖質は，ほ**

とんどすべて**D型**である．ちなみに，アミノ酸にも光学異性体があり，**たんぱく質を構成するアミノ酸は，すべてL型**である．

(3) ➡ ✕　セルロースは<u>β-1,4-グリコシド結合</u>をもつ．

📖　**多糖類**は，単糖類が数珠つなぎになって生成する．単糖類と単糖類のつなぎ目のことを**グリコシド結合**という．単糖類の1番目の炭素と，次の単糖類の4番目の炭素が結合することを**1,4-グリコシド結合**という（p.30 図2参照）．1番目の炭素に結合している水酸基（-OH）の位置によりαとβの2種類がある．これを**アノマー**という．このため，グリコシド結合には**α-1,4-グリコシド結合**と**β-1,4-グリコシド結合**がある．食物繊維であるセルロースは，グルコースがβ-1,4-グリコシド結合で直線状につながったものである．

　糖質を分解する**アミラーゼ**は，α-1,4-グリコシド結合を切断することができるが，β-1,4-グリコシド結合を切断することはできない．よって，アミラーゼは，セルロースなどβ-1,4-グリコシド結合をもつ食物繊維を加水分解できない．

(4) ➡ ✕　α-1,6-グリコシド結合をもつ糖質は，<u>アミロペクチンとグリコーゲン</u>である．

📖　でんぷんには，**アミロース**と**アミロペクチン**の2種類がある．アミロースは，グルコースがα-1,4-グリコシド結合で直線状に結合したもので，枝分かれしない．一方，アミロペクチンは，グルコースがα-1,4-グリコシド結合でつながるが，ときどきα-1,6-グリコシド結合で枝分かれする．**グリコーゲン**も，α-1,4-グリコシド結合とα-1,6-グリコシド結合によって枝分かれする．

(5) ➡ ○　正しい．

📖　糖にアミノ酸が結合したものを**アミノ糖**という．単糖類のアルデヒド基の反対側の端にある水酸基がカルボキシル基になったものを**ウロン酸**という．アミノ糖とウロン酸の2つの糖が，交互に数珠つなぎになったものを**グリコサミノグリカン**（または**ムコ多糖類**）という．

正解 ➡ (5)

🔑 キーワード

◆ D型とL型

アルデヒド基（–CHO）を上に，**不斉炭素**（C*）を下に描いた場合，C*に結合している**水酸基**（–OH）が右側にあるものを**D型**，左側にあるものを**L型**という（図1）．不斉炭素とは，1つの炭素原子に異なる4つの原子または原子団が結合したものをいう．

◆ 単糖類

加水分解しても，それ以上簡単な糖質に分解することができない最小単位の糖質を単糖という．単糖は，炭素原子の数によりトリオース（三単糖），テトロース（四単糖），ペントース（五単糖），ヘキソース（六単糖）に分類される．

◆ 二糖類

二糖類は，2つの単糖が**グリコシド結合**でつながったものである（図2）．スクロース（ショ糖）はグルコース（ブドウ糖）とフルクトース（果糖）が，マルトース（麦芽糖）は2分子のグルコースが，ラクトース（乳糖）はグルコースとガラクトースが結合したものである．

◆ 多糖類

多糖類は，多数の単糖が鎖状に結合したものである．アミロースとセルロースは直鎖構造である．アミロペクチンとグリコーゲンは枝分かれ構造であるが，グリコーゲンの方が枝分かれが多い．

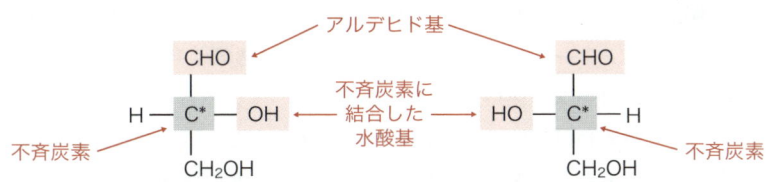

図1 光学異性体（D型とL型）

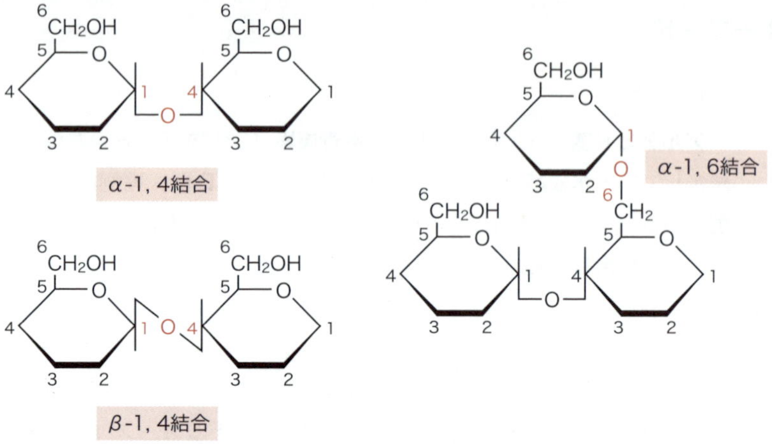

図2 グリコシド結合

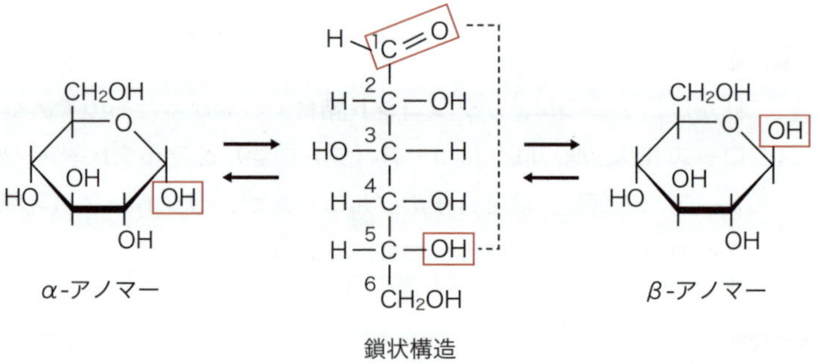

α-1, 4結合

β-1, 4結合

α-1, 6結合

図3 アノマー

α-アノマー　　鎖状構造　　β-アノマー

◆ アノマー

　グルコースは，アルデヒド基（–CHO）の炭素（1番の炭素原子）とアルデヒド基から数えて5つ目の炭素に結合している水酸基（–OH）が反応して**環状構造**をつくる．このとき，1番の炭素に結合している水酸基の位置により，α型（αアノマー）とβ型（βアノマー）の2種類が存在する（図3）．水溶液中のグルコースの99.9％は環状構造になっている．しかし，常に環状構造をとっているわけではなく，ときどき**鎖状構造**になる．鎖状構造になったとき，4番と5番の炭素の間の結合が回転して，次に環状構造になったときにはα型になったり，β型になったりする．平衡状態ではα型とβ型の比率は36：64で，β型が多い．

◆ ピラノースとフラノース

　グルコースが環状構造をつくるとき，1番の炭素原子のところでできる構造を**ヘミアセタール**という．こうしてできる六角形の構造を六員環（**ピラノース**）という．フルクトースが環状構造をつくるとき，2番の炭素のところにできる構造を**ヘミケタール**という．こうしてできる五角形の構造を五員環（**フラノース**）という．

重要ポイント

各糖質の分類を表に示す．

表　糖質の分類

単糖類		グルコース，フルクトース，ガラクトース
二糖類		スクロース，マルトース，ラクトース，
多糖類	ホモ多糖	でんぷん，グリコーゲン，セルロース
	ヘテロ多糖	グリサミノグリカン，寒天，コンニャクマンナン

問題　糖質の代謝

出題頻度

糖質の代謝に関する記述である．正しいのはどれか．

(1) インスリンは，肝臓へのグルコースの取り込みを抑制する．
(2) グルコースは，ペントースリン酸回路で代謝されATPを生じる．
(3) 乳酸脱水素酵素は，乳酸からオキサロ酢酸を生成する．
(4) グリコーゲンホスホリラーゼは，グリコーゲン合成を促進する．
(5) ビタミンB_1は，ピルビン酸脱水素酵素の補酵素である．

(25−26)

解説

(1)→✕　インスリンは，肝臓へのグルコースの取り込みを**促進**する．

　インスリンは，肝細胞の**解糖**と**グリコーゲン合成**を促進する．その結果，肝細胞内のグルコース濃度は低下し，細胞外のグルコース濃度より低くなる．グルコースは，グルコーストランスポーターにより**促進輸送**（p.20参照）されるので，肝細胞へのグルコースの取り込みは増加する．インスリンは，解糖の酵素である**ホスホフルクトキナーゼ**を活性化し，**フルクトース-1,6-ビスホスファターゼ**を不活性化することにより，解糖を促進する．また，インスリンは，**グリコーゲン合成酵素**を活性化し，**グリコーゲンホスホリラーゼ**を不活性化することにより，グリコーゲン合成を促進する．

(2)→✕　グルコースは，解糖・クエン酸回路・電子伝達系で代謝される．

　グルコースは，**解糖・クエン酸回路・電子伝達系**で代謝されてH_2OとCO_2になる（p.34 図4参照）．このとき放出されるエネルギーを使ってATPを産生する（p.67も参照）．**ペントースリン酸回路**とは，解糖の代謝中間体であるグルコース-6-リン酸が解糖の経路から枝分かれして，フルクトース-6-リン酸とグリセルアルデヒド-3-リン酸になって再び解糖に戻ってくる代謝経路である．ペントースリン酸回路の役割は，ヌクレオチドの材料である**リボース-5-リン酸**と，脂肪酸合成に必要な**NADPH**を供給することである．

(3) ➡ ×　乳酸脱水素酵素は，乳酸からピルビン酸を生成する．

📖　**乳酸脱水素酵素**は，乳酸を酸化してピルビン酸を生じる反応を触媒する酵素である．

　　乳酸＋NAD$^+$ ⇆ ピルビン酸＋NADH＋H$^+$

　この反応は，乳酸とピルビン酸，NAD$^+$とNADHの濃度により，左右いずれの方向にも進行する．嫌気的条件下では，解糖の最終産物であるピルビン酸はクエン酸回路に入れない．このとき，ピルビン酸から乳酸を産生することにより，NADHからNAD$^+$を再生して，解糖だけでATPを産生できるようにする．しかし，乳酸が蓄積するので，解糖だけでATPを長時間産生することはできない．

　オキサロ酢酸は，クエン酸回路の中間体である．オキサロ酢酸はアセチルCoAと結合してクエン酸を生じる．また，オキサロ酢酸は，糖新生の材料にもなる（p.34 図4参照）．

(4) ➡ ×　グリコーゲンホスホリラーゼはグリコーゲンの分解を促進する．

📖　**グリコーゲンホスホリラーゼ**は，グリコーゲンを**加リン酸分解**して，グルコース1-リン酸を生じさせる．グリコーゲンを合成するのは，**グリコーゲン合成酵素**である．

(5) ➡ ○　正しい．

📖　**ピルビン酸脱水素酵素**は，**酸化的脱炭酸反応**により，ピルビン酸からアセチルCoAとCO$_2$を生成する．ピルビン酸脱水素酵素は，5種類の補酵素（CoA，NAD，FAD，リポ酸，チアミンピロリン酸）を必要とする．**ビタミンB$_1$**は，化学名を**チアミン**といい，体内で2個のリン酸が結合して**チアミンピロリン酸**となる．ビタミンB$_1$が欠乏すると，解糖で生じたピルビン酸は，アセチルCoAを経てクエン酸回路や脂肪酸合成に入っていけないので，細胞内に蓄積する．その結果，解糖も停滞してATPを産生できなくなる．この事態を回避するため，乳酸脱水素酵素の作用でピルビン酸を乳酸に変換し，解糖の基質であるNAD$^+$が再生する．嫌気的解糖が進行して乳酸産生が増加し，血液中に多量の乳酸が放出されることにより，**乳酸アシドーシス**になる．

正解 ➡ (5)

🔑 キーワード

◆ 解糖

グルコースが分解されてピルビン酸ができる代謝経路を解糖という（図4）。解糖は細胞質で行われる。解糖は10段階の化学反応で構成されている。解糖に関与する酵素は、すべて細胞質に存在する。このうち、第1段階のヘキソキナーゼ、第3段階のホスホフルクトキナーゼ、第10段階のピルビン酸キナーゼの3つが律速酵素（p.79参照）であり、この酵素が関与する段階は反応を逆方向に進めることはできない。1分子のグルコールが代謝される過程で、2分子のATPが消費され、4分子のATPと2分子のNADHが生成される。

> グルコース＋2NAD$^+$＋2ADP＋2Pi
> → 2ピルビン酸＋2NADH＋2ATP＋4H$^+$

◆ クエン酸回路

解糖によって生じたピルビン酸からオキサロ酢酸が生じる反応経路を**クエン酸回路**という（図4）。クエン酸回路はミトコンドリアのマトリックスで反応が進む。まず、**ピルビン酸脱水素酵素**の作用でアセチルCoAになり、続い

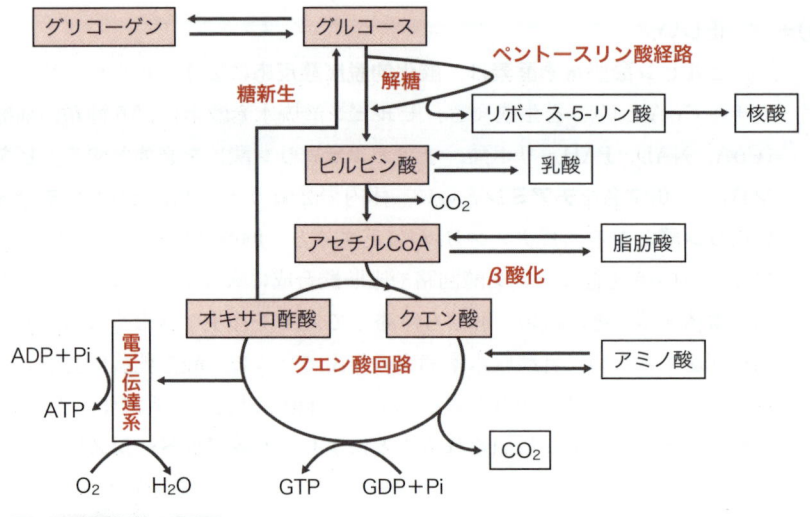

図4　糖代謝の概要

て**クエン酸合成酵素**の作用で，オキサロ酢酸と結合してクエン酸になる．クエン酸は，一連の反応を経て，再びオキサロ酢酸になる．

ピルビン酸 + $3H_2O$ + $4NAD^+$ + FAD + GDP + Pi
→ $3CO_2$ + 4NADH + $FADH_2$ + $4H^+$ + GTP

クエン酸回路が一巡するごとに，1分子のGTP（ATPに相当）が産生される．NADHとFADH$_2$は，電子伝達系（p.67参照）に電子を運ぶ．

◆ 糖新生

糖新生とは，**オキサロ酢酸**から**ホスホエノールピルビン酸**を経てグルコースを生成する代謝経路である（図4）．解糖の最終産物であるピルビン酸をホスホエノールピルビン酸に直接変換することはできない．糖新生の際，ピルビン酸はアセチルCoAにならず，細胞質からミトコンドリアに入り，オキサロ酢酸を経てリンゴ酸になる．リンゴ酸はミトコンドリアから細胞質に出てオキサロ酢酸になり，ホスホエノールピルビン酸になる．一方，アセチルCoAそのものは糖新生の基質になることはできない．アセチルCoAがクエン酸回路に入るためには，オキサロ酢酸が必要であるためアセチルCoAからオキサロ酢酸を生成することはできないからである．

重要ポイント

呼気中のCO_2に含まれる酸素原子の由来

解糖によりグルコース（$C_6H_{12}O_6$）1分子から2分子のピルビン酸ができる．1分子のピルビン酸から1分子のアセチルCoAができるときに1分子のCO_2が発生する．このCO_2の酸素原子は，**グルコース**と**リン酸**の酸素原子に由来する．アセチルCoA 1分子がクエン酸回路に入ってぐるっと1回転する間に，アセチル基（$-CH_3CO^-$）の2つの炭素は2分子のCO_2となる．このCO_2の酸素原子は，**水**（H_2O）の酸素原子に由来する．教科書のクエン酸回路の図をよく眺めてみよう．H_2Oが入っている場所が2カ所あるはずだ．こうして1分子のグルコースが完全に酸化されると6分子のCO_2が生成することになる．よって，呼気中のCO_2に含まれる酸素原子は，グルコース，リン酸，水に由来する．

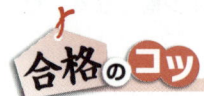

結合の違い，条件別の代謝の違いに注目！
- ◆糖質では，グリコシド結合，二糖類，解糖，糖新生，ペントースリン酸経路，がよく出題される．
- ◆糖質の構造では，グリコシド結合の種類と多糖類の直鎖構造と枝分かれ構造の関係をよく整理しておこう．
- ◆糖質の代謝では，好気的条件下と嫌気的条件下の違い，各代謝経路の酵素反応の基質と補酵素についてまとめておこう．

第2章 生体成分の構造・機能・代謝

2 たんぱく質

問題 たんぱく質の構造

出題頻度 ★★☆

たんぱく質の構造に関する記述である．正しいのはどれか．

(1) インスリンは，A鎖とB鎖の2本のペプチド鎖からなる．
(2) コラーゲンは，二重らせん構造をもつ．
(3) インスリン受容体は，7つの膜貫通領域をもつ．
(4) ヘモグロビンは，α鎖とβ鎖からなる二量体である．
(5) IgGは，各4本のL鎖とH鎖をもつ．

(24-23)

解説

(1)→○ 正しい．

📖 インスリンは，1本のポリペプチド（プロインスリン）として粗面小胞体で合成される（p.16参照）．その後，ゴルジ装置から分泌顆粒へ移動するときに，分子内に3カ所S-S結合ができる（図1）．そして，2カ所のペプチド結合が切断される．その結果，3本のペプチド（A鎖，B鎖，C鎖）が生成される．インスリンは，A鎖とB鎖がS-S結合でつながった構造をしている．C鎖は**Cペプチド**とも呼ばれ，インスリンと共に血液中に分泌される．インスリンとCペプチドは同じモル数だけ分泌されるので，血中や尿中のCペプチドを測定することより，内因性のインスリン分泌能を推定することが

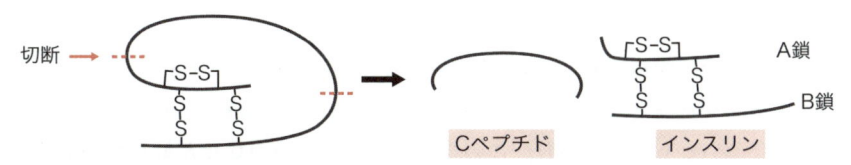

図1 インスリンの生成

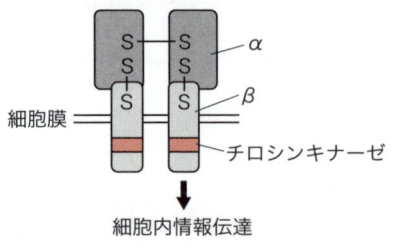

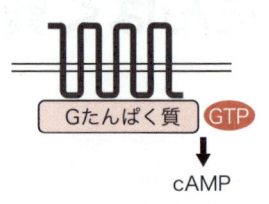

a) インスリン受容体　　b) 7回膜貫通型受容体

図2　受容体の構造

できる．

(2) → ✕　**コラーゲンは三重らせん構造をもつ．**

　📖　コラーゲンは，**グリシン**，**プロリン**，**ヒドロキシプロリン**を主成分とする3本のペプチド鎖が**三重らせん構造**をつくっている（p.41 図5参照）．ヒドロキシプロリンはプロリンから生成される．この生合成の際の酵素活性にはビタミンCが必要である．したがって，**ビタミンC**が欠乏すると，コラーゲンの三重らせん構造が形成されず，結合組織を構成する膠原線維の生成が障害される．結合組織は，器官や組織の間を充填，支持する役割がある．そのためビタミンCの欠乏により血管を構成する組織がもろくなり，出血しやすくなる．これを**壊血病**という．

(3) → ✕　**インスリン受容体の膜貫通領域は2つである．**

　📖　インスリン受容体は，2本のαサブユニットと2本のβサブユニットがS-S結合でつながった構造をしている．αサブユニットは，2つとも完全に細胞外に出ている（図2 a）．2つのβサブユニットは細胞膜を，それぞれ1回だけ貫通している．インスリンがαサブユニットに結合すると，βサブユニットの細胞内部分の**チロシンキナーゼ**が活性化され，細胞内に情報が伝達される．

　7つの膜貫通領域をもつ受容体は，グルカゴンなどcAMPをセカンドメッセンジャーとして利用するホルモンの受容体に共通してみられる構造である（図2 b，p.81も参照）．この受容体は，三量体の**Gたんぱく質**の活性化を介して細胞内に情報を伝達するのが特徴である．Gたんぱく質とは，GTPが結

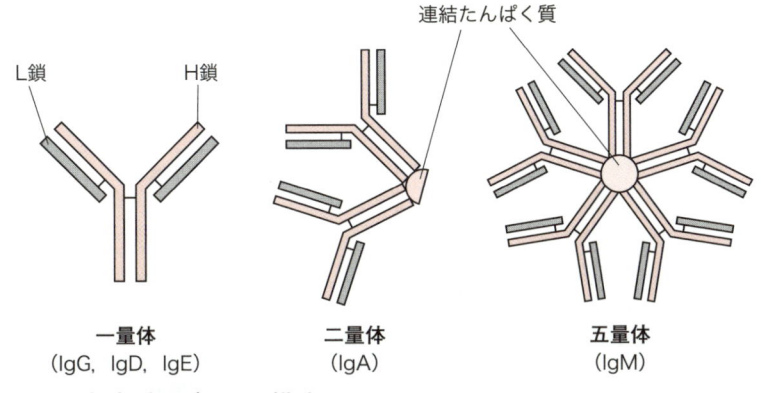

図3 免疫グロブリンの構造
抗体は2本のH鎖と2本のL鎖からなるY字状の分子である．IgAとIgMは，それぞれ2つ，または5つの抗体が連結たんぱく質によってつながって二量体または五量体になっている

合して活性化されるたんぱく質である．

(4) ➡ ✕ ヘモグロビンは，**四量体**である．
　📖 ヘモグロビンは，2本の**α鎖**と2本の**β鎖**からなる四量体である．それぞれに1つずつヘムが結合しているので，1分子のヘモグロビン（四量体）は，4分子の酸素（O_2）を結合することができる．

(5) ➡ ✕ IgGは各2本のL鎖とH鎖をもつ．
　📖 IgGは，2本のL鎖と，2本のH鎖がS-Sでつながった構造をしている（図3，p.276も参照）．

正解 ➡ (1)

🗝 **キーワード**

◆ **一次構造**
　たんぱく質は，多数のアミノ酸が**ペプチド結合**により一列に結合してできている．ペプチド結合とは，アミノ酸の官能基である**アミノ基とカルボキシ**

a）一次構造

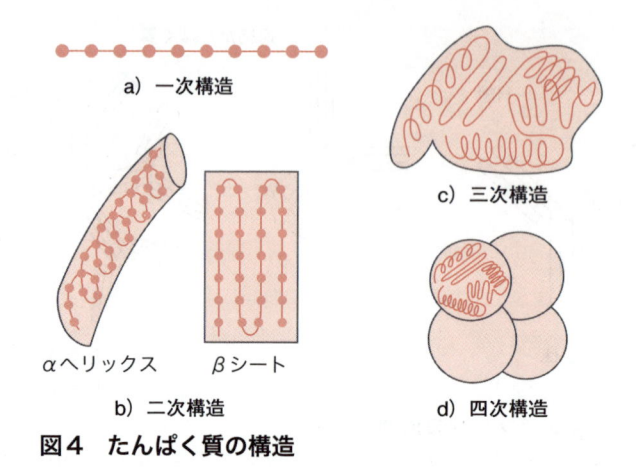

b）二次構造
αヘリックス　βシート

c）三次構造

d）四次構造

図4　たんぱく質の構造

ル基が縮合してできる結合である．たんぱく質を構成するアミノ酸の配列順序を一次構造という（図4 a）．

◆二次構造

　たんぱく質は，それぞれ固有の立体構造をとるが，部分的には多くのたんぱく質に共通してみられる基本構造があり，これを二次構造という．二次構造には**αヘリックス**と**βシート**がある．αヘリックスは，ペプチド鎖がらせん状の構造をつくっている．βシートは，2本ないし数本のペプチド鎖が，互いに並行して並び，シート状の構造をつくっている（図4 b）．

◆三次構造

　αヘリックスとβシートの基本構造を含みつつ，複雑に折りたたまれてできる，各たんぱく質固有の立体構造を三次構造という（図4 c）．三次構造は1本のペプチド鎖でつくられる．このような立体構造を形成するためには，近接するアミノ酸の間で生じる**水素結合**，**静電結合**，**疎水結合**，**ファンデルワールス力**などの非共有結合と，**S-S結合**などの共有結合が関与している．

◆四次構造

　2つ以上のペプチド鎖が結合して1つの会合体をつくる構造を四次構造という（図4 d）．四次構造を構成する1つ1つのペプチド鎖を**サブユニット**と

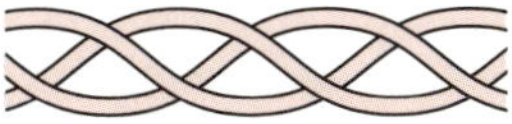

図5 コラーゲンの三重らせん

いう．サブユニットは，固有の二次構造と三次構造をもち，特定の生理的機能を有する基本構成単位である．コラーゲンは，3本のαヘリックス構造を示すペプチド鎖が，互いに絡み合って三重らせん構造をつくっている（図5）．

重要ポイント

たんぱく質はそのはたらきによって分類することができる．それぞれの役割と代表的なたんぱく質の例を表1に挙げる．

表1 たんぱく質の種類と機能

構造たんぱく質	体を形づくり，その構造を維持するたんぱく質である． 例）コラーゲン，エラスチン，ケラチンなど
収縮たんぱく質	筋肉の収縮にかかわるたんぱく質である． 例）アクチン，ミオシンなど
輸送たんぱく質	体内のある成分をある場所から別の場所に運ぶ役割をするたんぱく質である． 例）酸素を運ぶヘモグロビン，鉄を運ぶトランスフェリン，銅を運ぶセルロプラスミン，ビタミンAを運ぶレチノール結合たんぱく質，ビタミンB_{12}を運ぶトランスコバラミン，甲状腺ホルモンを運ぶチロキシン結合たんぱく質，脂質を運ぶ各種アポリポたんぱく質など
調節たんぱく質	体内のさまざまな機能を調節しているたんぱく質である． 例）ペプチドホルモン，ホルモン受容体，細胞内シグナル伝達にかかわるGたんぱく質，核内にあって遺伝子の発現を調節している転写因子，血栓形成を促進するプラスミノーゲンアクチベーターインヒビター（PAI-1）など
酵素たんぱく質	体内で化学反応の触媒として働くたんぱく質である． 例）アミラーゼ，リパーゼ，ヘキソキナーゼ，アンギオテンシン変換酵素など

問題　たんぱく質の代謝

出題頻度 ★★★

ヒト体内に見出される窒素化合物とその前駆体のアミノ酸に関する組合せである．正しいのはどれか．

(1) 尿素　－　アルギニン
(2) ドーパミン　－　トリプトファン
(3) ナイアシン　－　グルタミン酸
(4) 尿酸　－　ロイシン
(5) 一酸化窒素　－　フェニルアラニン

(25－29)

解　説

p.46表3に窒素化合物と前駆体をまとめている．こちらも参照のこと．

(1) → ○　正しい．

アミノ酸が代謝されるとき，**アミノ基（-NH₂）**から**アンモニア（NH₃）**が発生する．アンモニアは，まずATPの存在下でCO_2と反応して**カルバモイルリン酸**になる（図6）．次にカルバモイル基がオルニチンに移されてシトルリンが生成する．シトルリンは，アスパラギン酸と縮合してアルギニノコハク酸になり，さらにフマル酸を放出してアルギニンになる．アルギニンは，尿素を放出してオルニチンになる．よって，アルギニンが尿素の前駆体のアミノ酸であるというのは，正しい．この代謝経路を尿素回路という．こうして，有害なアンモニアは，無害な尿素に変換され，生成した尿素は，主に尿中に排泄される．

(2) → ×　ドーパミンの前駆体はチロシンである．トリプトファンはセロトニンの前駆体である．

ドーパミンは，カテコールアミンの一種で，**チロシン**から合成される（図7）．ドーパミンからは，**ノルアドレナリンとアドレナリン**が生成する．

トリプトファンから生成される**セロトニン**は，神経伝達物質の1つで，セ

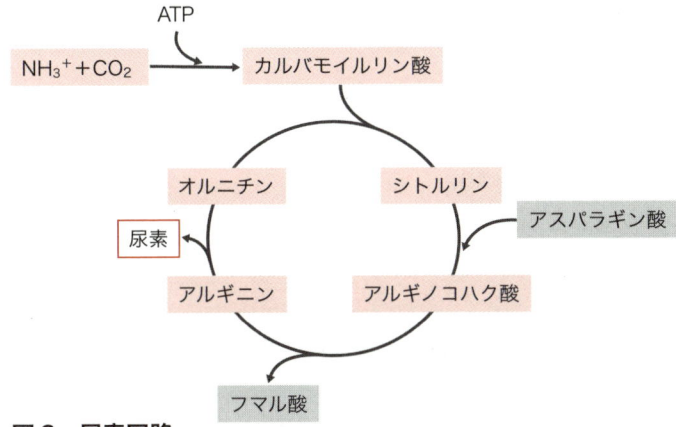

図6 尿素回路

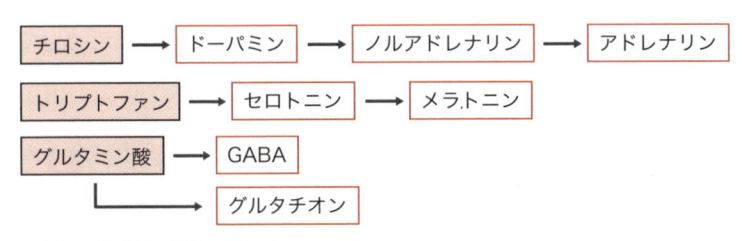

図7 窒素化合物の合成

ロトニン欠乏とうつ病の関係が知られている．セロトニンは，血小板にも多く含まれ，止血に関与している．また，松果体から分泌される**メラトニン**は，セロトニンから生成される．

(3) →× ナイアシンの前駆体は<u>トリプトファン</u>である．グルタミン酸はγ–アミノ酪酸（GABA）の前駆体である．

　📖　ナイアシンは，ニコチン酸とニコチンアミドを合わせた総称である．ナイアシンは，NAD（nicotinamide adenine dinucleotide）やNADP（nicotinamide adenine dinucleotide phosphate）の材料として利用される．

　グルタミン酸から生成される**γ–アミノ酪酸**（GABA）は，抑制性神経伝達物質の代表である（図7）．一方，グルタミン酸は興奮性神経伝達物質の代表である．グルタミン酸は，体内の抗酸化物質である**グルタチオン**（グルタミン酸，システイン，グリシンの3つのアミノ酸からなるトリペプチド）の

材料でもある．

(4) ➡× 　尿酸の前駆体はアデニン，グアニンである．

📖　尿酸は，プリン塩基であるアデニンとグアニンの代謝産物である（p.63 図6およびp.163 参照）．
　　ロイシンは必須アミノ酸の一種であり，分岐鎖アミノ酸，ケト原性アミノ酸に分類される．

(5) ➡× 　一酸化窒素の前駆体は，アルギニンである．フェニルアラニンは，チロシンの前駆体である．

📖　**一酸化窒素（NO）** は，血管内皮細胞で産生され，血管平滑筋を弛緩させ，血圧を低下させる作用をもつ．
　　チロシンは，カテコールアミン，甲状腺ホルモン，メラニンなどの前駆体である．

正解➡ (1)

🔑 キーワード

◆ アミノ酸代謝

　生体内で必要なアミノ酸の供給は，①食物に含まれるたんぱく質の消化吸収，②体内のたんぱく質の分解，③糖質代謝の中間体からの合成，により行われる．必要なたんぱく質合成を行うために，体内には一定のアミノ酸プールが存在するが，糖質や脂質のように細胞内に貯蔵することができない．そのため，過剰なアミノ酸は分解されてエネルギー（ATP）産生に使われるか，糖質や脂質に変えられて利用される．

• アミノ酸の分解

　アミノ酸からアミノ基がとれる反応には，**アミノ基転移反応**と**酸化的脱アミノ反応**の2種類がある．アミノ基転移反応では，アミノ酸はアミノ基を2-オキソグルタル酸に渡してグルタミン酸を生成し，自身は2-オキソ酸となる（図8）．この過程ではアンモニアは発生しない．グルタミン酸は，肝臓において酸化的脱アミノ反応によりアンモニアを生成し，自身は2-オキソグルタ

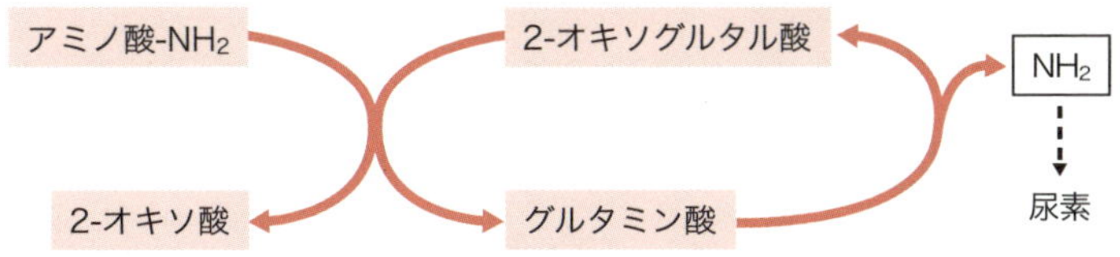

図8 アミノ基転移反応と酸化的脱アミノ反応

表2 糖原性アミノ酸とケト原性アミノ酸

糖原性アミノ酸と ケト原性アミノ酸の両方	イソロイシン トリプトファン	フェニルアラニン チロシン
ケト原性アミノ酸	ロイシン	リシン
糖原性アミノ酸	グリシン セリン プロリン アスパラギン グルタミン ヒスチジン メチオニン	バリン アスパラギン酸 グルタミン酸 システイン アラニン アルギニン スレオニン

ル酸に戻る．こうして発生したアンモニアは，尿素回路により尿素に変えられる．

◆ **糖原性アミノ酸とケト原性アミノ酸**

　アミノ酸からアミノ基がとれた後の炭素骨格は，クエン酸回路の中間体か，アセチルCoAのどちらかとなり代謝される．このうち，クエン酸回路の中間体となったものはオキサロ酢酸を経て，糖新生によるグルコースの合成に利用される．このようなアミノ酸を**糖原性アミノ酸**という．

　またアセチルCoAになるアミノ酸は，脂質の合成に利用され，**ケト原性アミノ酸**という．**ロイシン**と**リシン**は，ケト原性であり，**イソロイシン**，**フェニルアラニン**，**トリプトファン**，**チロシン**は，ケト原性と糖原性の両方である．そのほかのアミノ酸は，糖原性である（表2）．

重要ポイント

主な含窒素化合物とその材料になるアミノ酸を表3に挙げる.

表3 アミノ酸から合成される含窒素化合物

含窒素化合物	材料になるアミノ酸
クレアチン，クレアチニン	アルギニン，メチオニン，グリシン
プリン塩基	グルタミン，グリシン，アスパラギン酸
ピリミジン塩基	グルタミン，アスパラギン酸
S-アデノシルメチオニン	メチオニン
5-アミノレブリン酸，ヘム，ヘモグロビン	グリシン
ヒスタミン	ヒスチジン
セロトニン，メラトニン	トリプトファン
γ-アミノ酪酸（GABA）	グルタミン酸
ドーパミン，ノルアドレナリン	チロシン
アドレナリン	チロシン，メチオニン，フェニルアラニン
コリン	セリン，メチオニン
タウリン	メチオニン，システイン
一酸化窒素	アルギニン
グルタチオン	グルタミン酸，システイン，グリシン
NAD	トリプトファン

合格のコツ

たんぱく質の立体構造を思い浮かべよう！

- ◆ たんぱく質の構造では，免疫グロブリン，ヘモグロビン，受容体の構造がよく出題される．それぞれのたんぱく質の立体構造を思い浮かべながら問題を解くようにしよう．
- ◆ たんぱく質の代謝では，体内の生理活性物質と前駆体アミノ酸の組合せを覚えておこう．

第2章 生体成分の構造・機能・代謝

3 脂質

問題　脂質の構造

出題頻度 ★★☆

脂質に関する記述である．正しいのはどれか．

(1) オレイン酸は，n-6系の一価不飽和脂肪酸である．
(2) エイコサペンタエン酸は，炭素数20の飽和脂肪酸である．
(3) アラキドン酸は，プロスタグランジンの前駆体となる．
(4) ホスファチジルコリンは，セリンをもつ．
(5) ビタミンAは，ステロイド骨格をもつ．

(24-24)

解説

(1)→× オレイン酸はn-9系の不飽和脂肪酸である．

📖 脂肪酸は，炭素が1列に並んだ分子である．その一端に**カルボキシル基**（-COOH）がある（p.49 図1参照）．カルボキシル基の炭素を**α位**といい，その反対側の炭素を**ω（オメガ）位**という．ω位の炭素から数えて3つ目に最初の二重結合がある脂肪酸を，**n-3系不飽和脂肪酸**という．実はn-3系は，エヌ・マイナス・サン系と読む．ω位の炭素から数えて6つ目に最初の二重結合がある脂肪酸を，**n-6系不飽和脂肪酸**という．n-6系は，エヌ・マイナス・ロク系と読む．オレイン酸は，ω位の炭素から数えて9つ目に二重結合を1つだけもつ脂肪酸なので，一価不飽和脂肪酸であるが，n-6系でも，n-3系でもない．

(2)→× エイコサペンタエン酸は不飽和脂肪酸である．

📖 "エイコサ（eicosa）"は，ギリシャ語で，20を意味する．"ペンタ（penta）"は，5を意味する．だから，**エイコサペンタエン酸（EPA）**は，炭素数が20で，5つの二重結合をもつ多価不飽和脂肪酸という意味である．ω位の炭素から数えて3つ目に最初の二重結合があるので，EPAは，n-3系

不飽和脂肪酸である（p.49 図1参照）．**ドコサヘキサエン酸（DHA）**の"ドコサ（docosa）"は，22，"ヘキサ（hexa）"は6を意味するので，炭素数が20で，5つの二重結合をもつ多価不飽和脂肪酸ということである．

(3) ➡ ○　正しい．

📖　**アラキドン酸**は，炭素数が20で，4つの二重結合をもつ不飽和脂肪酸である（p.49 図1参照）．アラキドン酸は，細胞膜中のリン脂質に含まれているが，細胞が刺激を受けると**ホスホリパーゼA_2**の作用よって，加水分解によりアラキドン酸が放出される．そのアラキドン酸に**シクロオキシゲナーゼ**が作用すると**プロスタグランジン**や**トロンボキサン**が生成する．またアラキドン酸に**リポキシゲナーゼ**が作用すると**ロイコトリエン**が生成する．アラキドン酸やEPAなど，炭素数が20の不飽和脂肪酸から誘導される生理活性物質（プロスタグランジン，トロンボキサン，ロイコトリエン）を**エイコサノイド**という．エイコサノイドは，血圧，血管，気管支，子宮，血小板，胃腺などの機能を調節する．その作用は，生成されるエイコサノイドの種類により多彩である．

(4) ➡ ×　ホスファチジルコリンはコリンをもつ．

📖　グリセロールは，3つの炭素が1つずつ水酸基（–OH）をもっている．その水酸基に3本の脂肪酸のカルボキシル基がエステル結合したものが**トリグリセリド**である．そのうち1つの脂肪酸が**リン酸**に置き換わったものが**リン脂質**である（p.20 図3参照）．そのリン酸にコリンが結合したものが**ホスファチジルコリン**である．コリンの代わりにセリンが結合すると**ホスファチジルセリン**になり，イノシトールが結合すると**ホスファチジルイノシトール**になる．

(5) ➡ ×　ビタミンAはステロイド骨格ではない．ステロイド骨格をもつのはビタミンDである．

📖　**ステロイド骨格**とは，3つの六員環と1つの5員環で構成されている（p.50 図2参照）．ビタミンAは，1つの六員環に側鎖が結合した構造なので，ステロイド骨格とは異なる構造である．

正解 ➡ (3)

キーワード

◆ 飽和脂肪酸

炭化水素の長い鎖の末端にカルボキシル基があるものを**脂肪酸**という．分子内に**二重結合（C＝C）**をもたない脂肪酸を，**飽和脂肪酸**という（図1）．脂肪酸は，炭素数によって短鎖脂肪酸（6以下），中鎖脂肪酸（8〜12），長鎖脂肪酸（14以上）に分類される．

◆ 不飽和脂肪酸

分子内に二重結合をもつ脂肪酸を**不飽和脂肪酸**という．二重結合が1つのものは，**一価不飽和脂肪酸**，2つ以上もつものは**多価不飽和脂肪酸**という．多価不飽和脂肪酸は，二重結合の位置により**n-6系**と**n-3系**，n-9系に分類される（図1）．

◆ コレステロール

コレステロールは，ステロイド化合物の一種で，ステロイド骨格（3つの六員環と1つの五員環，図2）をもっている．生体膜の重要な構成成分である．また，**副腎皮質ホルモン**，**男性ホルモン**，**女性ホルモン**，胆汁酸，ビタ

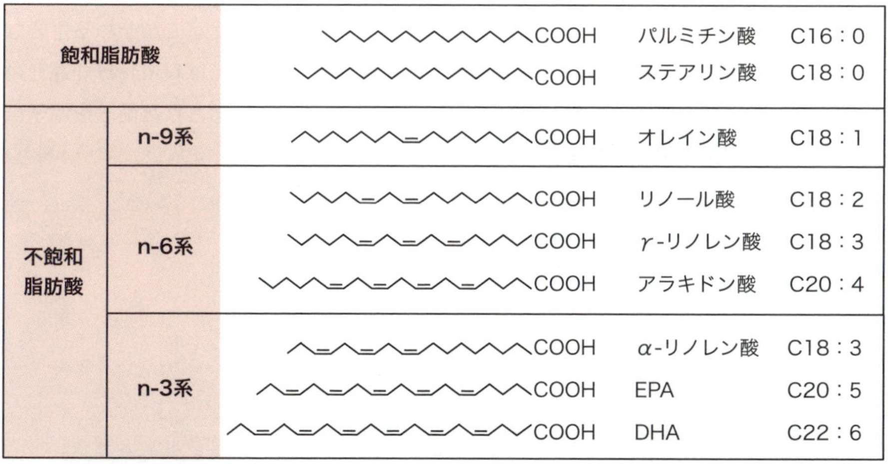

飽和脂肪酸		～～～～COOH	パルミチン酸	C16：0
		～～～～COOH	ステアリン酸	C18：0
不飽和脂肪酸	n-9系	～～＝～～COOH	オレイン酸	C18：1
	n-6系	～＝＝～～COOH	リノール酸	C18：2
		～＝＝＝～COOH	γ-リノレン酸	C18：3
		～＝＝＝＝COOH	アラキドン酸	C20：4
	n-3系	～＝＝＝～COOH	α-リノレン酸	C18：3
		～＝＝＝＝＝COOH	EPA	C20：5
		～＝＝＝＝＝＝COOH	DHA	C22：6

図1 主な脂肪酸

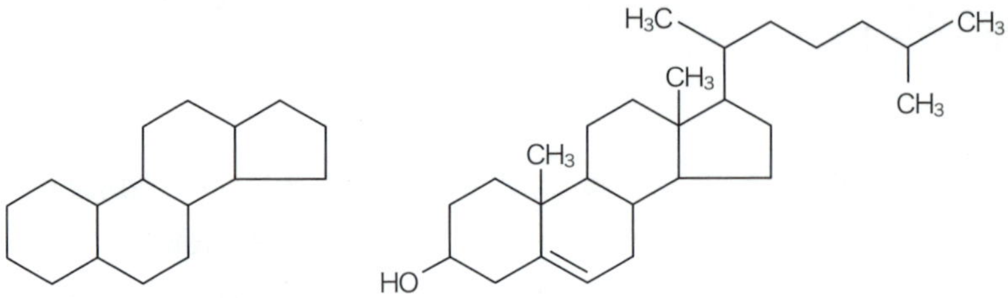

a）ステロイド骨格　　　b）コレステロール

図2　ステロイド骨格とコレステロール

ミンDの材料として利用される．3位の水酸基に脂肪酸が結合したエステル型と，結合していない遊離型があり，生体膜の成分になるのは遊離型である．

◆ 脂肪酸の合成

脂肪酸はほとんどの細胞で合成可能であるが，肝臓，脂肪組織，腎臓，乳腺での合成が多い．脂肪酸合成の第1段階は，アセチルCoAが**アセチルCoAカルボキシラーゼ**により**マロニルCoA**になることである．その後，マロニルCoAを次々につないでいくことで長い脂肪酸できる．この反応は，**脂肪酸合成酵素**によって行われる．

β酸化（p.53参照）と脂肪酸合成は，異なる経路であり，逆反応ではない．脂肪酸合成は，炭素の**還元反応**である．つまり炭素に結合している酸素を引きはがし，電子を与える反応である．細胞内には還元反応にかかわる主要な補酵素として**NADH**と**NADPH**があるが，脂肪酸合成ではNADPHが還元剤として使われる．NADHは，解糖とクエン酸回路で放出された電子を電子伝達系に運ぶ役割がある．

問題　脂質の代謝

脂質についての記述である．正しいのはどれか．

(1) ジアシルグリセロールは，複合脂質である．
(2) ヒトは，α-リノレン酸を合成できる．
(3) ロイコトリエンは，アラキドン酸から生成される．
(4) アシルCoA合成酵素は，コレステロール合成の律速酵素である．
(5) アポたんぱく質（アポリポたんぱく質）は，脂質とたんぱく質からなる．

(23-27)

解説

(1) ➡× ジアシルグリセロールは，単純脂質である．

　脂質は，大きく分けて，**単純脂質**，**複合脂質**，**誘導脂質**に分類される．単純脂質とは，脂肪酸と各種アルコールとの**エステル**である．エステルとは，カルボキシル基（–COOH）と水酸基（–OH）が**縮合**してできる結合（–COO）である（図3）．縮合とは，COOHとOHから水（H_2O）が脱離して新たな結合（–COO）ができることである．この結合を切断するときは水が加わるので，**加水分解**という．単純脂質には，トリアシルグリセロール（中性脂肪），ジアシルグリセロール，モノアシルグリセロール，コレステロールエステルなどがある．

　複合脂質とは，単純脂質にリン酸や糖などが結合した複合体である．複合脂質の代表例は，ホスファチジルコリンなどのリン脂質である．

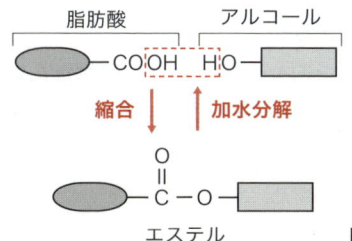

図3　縮合と加水分解

誘導脂質とは，単純脂質や複合脂質の代謝産物，あるいは加水分解で生じる誘導物である．脂肪酸，遊離コレステロール，ステロイドホルモン，エイコサノイド，脂溶性ビタミンなどがこれに含まれる．

(2) ➡× 　ヒトはα-リノレン酸を合成できない．

📖　**リノール酸**と**α-リノレン酸**は，**必須脂肪酸**である．必須脂肪酸ということは，ヒトは体内で合成できないということである．ヒトは，脂肪酸のα位から数えて9番目の炭素までは二重結合を導入することができるが，それ以上離れた場所に二重結合を導入できない．よって，12番目や15番目に二重結合があるリノール酸とα-リノレン酸（p.49 図1参照）を合成できない．

(3) ➡○ 　正しい．

📖　ロイコトリエンは，**エイコサノイド**の一種である．アラキドン酸に，**リポキシゲナーゼ**が作用して生成する．白血球〔ロイコサイト（leukocytes）〕に含まれる3つの二重結合（triene）をもつ化合物として発見されたのでロイコトリエンという名前がついた．白血球遊走作用，細動脈収縮作用，気管支平滑筋収縮作用，血管透過性亢進作用など，炎症反応やアレルギー反応に関与している．

(4) ➡× 　コレステロール合成の律速酵素は，3-ヒドロキシ-3-メチルグルタリルCoA還元酵素（HMG-CoA還元酵素）である．

📖　**アシルCoA合成酵素**は，脂肪酸からアシルCoAを生成する．アシルCoAは，**β酸化**により**アセチルCoA**となり，クエン酸回路に入ってエネルギーを産生する．したがってアシルCoA合成酵素はコレステロール合成には関与しない．

(5) ➡× 　アポたんぱく質は脂質を含まない．

📖　リポたんぱく質から，脂質を取り去った残りが**アポたんぱく質**（**アポリポたんぱく質**）である．"アポ（apo-）"とは，〜離れて，〜分離した，〜生成したなどの意味である．

正解 ➡ **(3)**

キーワード

◆ β酸化

　β酸化とは，エネルギー産生のため，脂肪酸を分解しアセチルCoAをつくり出す過程である．

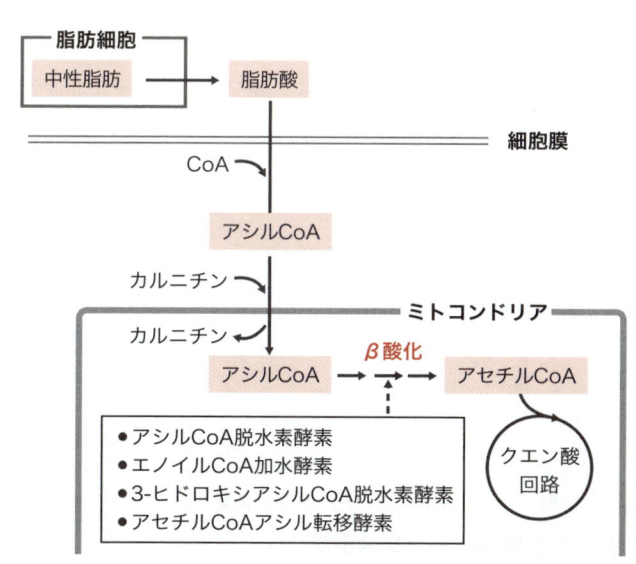

　脂肪細胞内の中性脂肪が分解されると脂肪酸が放出される（図4）．この脂肪酸はアルブミンと結合して血液中を運搬される．脂肪酸は拡散により細胞膜を通り抜けると考えられていたが，最近では，専用のトランスポーターによって細胞膜を通過するとされている．細胞内に入った脂肪酸は，CoAと結合して**アシルCoA**となる．アシルCoAは，**カルニチン**と結合してミトコンドリアに入る．カルニチンは，アシルCoAを細胞質からミトコンドリア内に運ぶ運搬体である．このことからカルニチンは脂肪の燃焼を促進するとしてサプリメントとして利用されているが，実際にダイエット効果があるかどうかは不明である．アシルCoAは，ミトコンドリア内でβ酸化される．脂肪酸を構成する炭素は，カルボキシル基がある方からα，β，γ…と順に名前がついているが，カルボキシル基から数えて2つ目の**β炭素**が酸化されて，アセチルCoAが生成するので**β酸化**という．β酸化には，**アシルCoA脱水素酵素**，エノイルCoA加水酵素，**3-ヒドロキシアシルCoA脱水素酵素**，アセ

図4　脂肪酸の分解

チルCoAアシル転移酵素の4つの酵素がかかわっている．アセチルCoAは，クエン酸回路に入って代謝され，最終的に水と二酸化炭素に分解される．

◆ 不飽和化酵素

不飽和脂肪酸とは脂肪酸の隣り合った炭素と炭素が二重結合で結ばれているものである．生体内で**脂肪酸合成酵素**の作用によってマロニルCoAからつくられた脂肪酸は，二重結合をもたない飽和脂肪酸である．不飽和脂肪酸は，**不飽和化酵素**の作用により，飽和脂肪酸に二重結合を導入して生成する．哺乳類の不飽和化酵素はカルボキシル基から数えて9番目の炭素までは二重結合を導入することができるが，それ以上離れた場所に二重結合を導入できない．よって，哺乳類は，12番目や15番目に二重結合があるリノール酸とα-リノレン酸を合成できないので経口摂取が必須である．このため**必須脂肪酸**と呼ばれる．**長鎖化酵素**と不飽和化酵素の作用により，α-リノレン酸からEPA（エイコサペンタエン酸）とDHA（ドコサヘキサエン酸）が，リノール酸からアラキドン酸が合成される．

◆ コレステロール合成

コレステロールは，体内でアセチルCoAを出発物質として20段階以上の化学反応を経て合成される．コレステロール合成の律速酵素は，**HMG-CoA還元酵素**である．コレステロールの炭素はすべて，**アセチルCoA**から供給される．現在，世界でもっとも売れている薬品は，高コレステロール血症治療薬であるHMG-CoA還元酵素阻害薬（スタチン）である．

◆ トランス型脂肪酸

脂肪酸の二重結合のつながり方には，シス型とトランス型がある（図5）．トランス型は，天然の植物油にはほとんど含まれていないが，加工の過程で

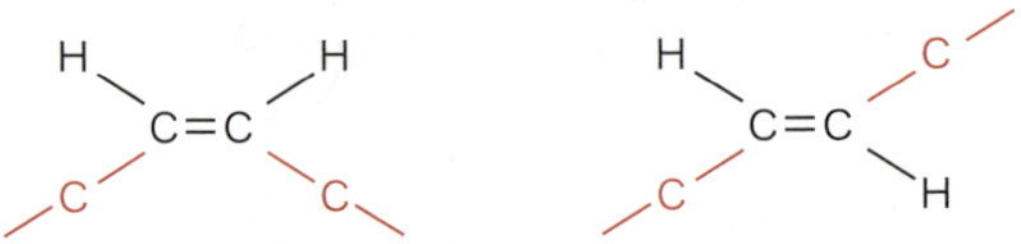

a) シス型　　　　b) トランス型

図5　シス型脂肪酸とトランス型脂肪酸

生成するため，マーガリン，ショートニングなどに多く含まれている．トランス脂肪酸は，血清LDL-コレステロール値を上昇させ，心疾患などのリスクを高めることが指摘されており，使用を制限することが検討されている．

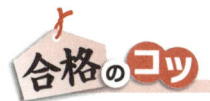

合格のコツ

二重結合と脂肪酸の種類を徹底して記憶しよう！

- ◆脂質の構造では，飽和脂肪酸と不飽和脂肪酸，n-3系不飽和脂肪酸とn-6系不飽和脂肪酸の代表例を覚えておこう．
- ◆脂質の代謝では，脂肪酸の合成と分解（β酸化），コレステロール合成にかかわる律速酵素について整理しておこう．

第2章 生体成分の構造・機能・代謝

4 遺伝子・核酸

問題 遺伝子

出題頻度 ★★★

ヒトの核酸と遺伝子に関する記述である．正しいのはどれか．

(1) たんぱく質をコードするDNAは，全ゲノムの約50％である．
(2) 核酸に含まれる塩基の種類は，DNAとRNAで同一である．
(3) 終止コドンは，アミノ酸を指定する．
(4) 2本鎖DNAの相補的塩基対は，共有結合により形成される．
(5) 遺伝子変異の中には，一塩基多型（SNP）がある．

(25-28)

解説

(1)→× たんぱく質をコードするDNAは全ゲノムの約2％である．

染色体を構成している全DNAをゲノムといい，そのうち，たんぱく質をコードしているDNAを遺伝子という．ヒトのDNAは，30億塩基対でできている．ヒトゲノム計画がもちあがった当初は，全ゲノムを解読することは不可能といわれていたが，1988年にヒトゲノム国際機構（Human Genome Organization：HUGO）が組織され，'90年代のDNA解読技術の急速な進歩により，2001年には概要版が発表され，'03年に解読が完了した．遺伝子の数は従来10万個といわれていたが，ヒトゲノム計画の結果，約2万個であることがわかった．

(2)→× DNAとRNAでは含まれる塩基の種類は異なる．

DNAに含まれる塩基は，アデニン（A），グアニン（G），シトシン（C），チミン（T）の4種類である．RNAに含まれる塩基は，アデニン（A），グアニン（G），シトシン（C），ウラシル（U）の4種類である．DNAでは，AとT，GとCがそれぞれ相補的塩基対である．RNAではTの代わりにUが，

Aと対になる.

DNA： A-T　G-C
RNA： A-U　G-C

(3) →× 終止コドンは，どのアミノ酸にも対応していない．

📖 遺伝子は，4つの塩基の配列でコードされている．しかし，たんぱく質を構成するアミノ酸は20種類ある．この20種類すべてにDNAの塩基配列を対応させるためには，3つの塩基を組み合わせる必要がある（2つの塩基であれば4×4で16種類しかコードできないが，3つであれば4×4×4で64種類可能である）．各アミノ酸に対応する3つの塩基配列を**コドン**という．mRNA上のコドンは，すべてAUG（アデニン，ウラシル，グアニン）の配列から始まるので，AUGを**開始コドン**という．AUGは，メチオニンに対応しているので，すべてのたんぱく質合成はメチオニンから始まることになる．メチオニンのコドンは1種類だが，そのほかのアミノ酸には複数のコドンが対応している．もっとも多いのはロイシン，セリン，アルギニンでそれぞれ6種類のコドンが対応している．たんぱく質合成を終了させるコドンは，UAA，UAG，UGAの3つあり，これを**終止コドン**という．

(4) →× DNAの相補的塩基対は，水素結合によって形成される．

📖 対となるAとTは2カ所で，GとCは3カ所で水素結合ができる．

(5) →○ 正しい．

📖 DNAの塩基配列のなかで，一塩基が変異した多様性がみられ，その変異が生物種のなかで1％以上の頻度でみられるとき，これを一塩基多型（single nucleotide polymorphism：SNP）と呼ぶ．たとえ1つの塩基の変異であっても，それがたんぱく質をコードしている遺伝子上にあり，そのたんぱく質にとって重要な役割を担うアミノ酸が変化する場合は病気の原因になることがある．

正解➡ (5)

🔑 キーワード

◆ DNA

2本のヌクレオチドの鎖が，互いに絡み合うように**2重らせん構造**をつくったものがDNA（デオキシリボ核酸）である．それぞれのヌクレオチド鎖の塩基は，水素結合で対（**相補的塩基対**）をつくっている．

◆ RNA

DNAを鋳型にして合成される1本鎖のヌクレオチドである．機能によりmRNA（メッセンジャーRNA），rRNA（リボソームRNA），tRNA（トランスファーRNA）に分類される．rRNAとtRNAは，分子内で部分的な二重らせんを形成し，特徴的な立体構造をとる．mRNAは，DNA上の遺伝情報をリボソームに伝達する．tNRAは，mRNAの遺伝情報をアミノ酸配列に変換する．rRNAは，アミノ酸からペプチドを合成する．

◆ 染色体

DNAは，**ヒストン**（塩基性たんぱく質）に巻きついて**ヌクレオソーム**を形成する（図1）．ヌクレオソームは，折りたたまれて**染色質（クロマチン）**を形成する．**染色体（クロモソーム）**は，染色質が高度に折りたたまれて凝縮したものである．染色体は，細胞が分裂するときに出現する．ヒトの染色体は，22対（44本）の常染色体と1対（2本）の性染色体（X，Y）からなる．計23対あるヒトのDNAを1本につなげてまっすぐに引き伸ばすと約2mになる．細胞分裂をするとき，DNA量は複製により2倍になる．小さな細胞の中でとても長いDNAがもつれることなく複製できることは奇跡である．ただし生殖細胞の減数分裂の場合は，分裂後，DNA量は半分になる．

◆ 複製

2本鎖のDNAが複製されるときは，二重らせんがほどけて1本鎖DNAになり，それぞれのDNAの塩基配列を**鋳型**にして相補的なDNA鎖が新たにつくられる（図2a）．これを**半保存的複製**という．DNAを合成する酵素は，**DNAポリメラーゼ**である．

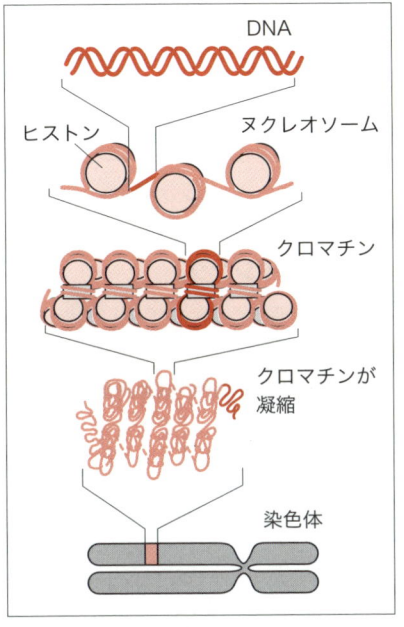

図1 染色体の構成

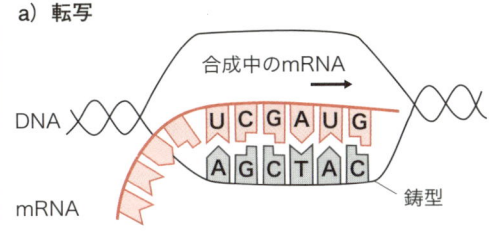

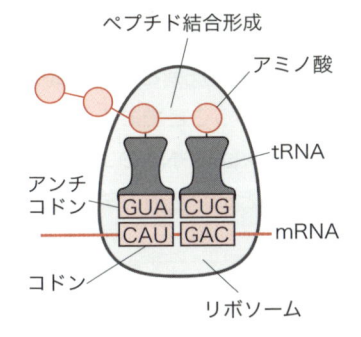

図2 転写・翻訳・たんぱく質合成

a) 転写

b) 翻訳・たんぱく質合成

◆ 転写

　DNAの情報をもとにタンパク質をつくるには転写と翻訳という過程が必要である（図2）．

　DNA上の遺伝子は，DNAの塩基配列を鋳型にして合成されたmRNAに**転写**される．DNA上のAにはU，GにはC，CにはG，TにはAが対を形成してmRNAが合成される．DNA上の3つの塩基配列（**トリプレット**）が1種類のアミノ酸に対応しており，DNAから転写されたmRNA上のトリプレットを**コドン**という（図3）．mRNAを合成する酵素は**RNAポリメラーゼ**である．**RNAポリメラーゼ**が，遺伝子上流の**プロモーター領域**に結合して転写が始まる．合成されたmRNAは，**核膜孔**を通って細胞質に存在する**リボソーム**に移動する．

◆ 翻訳

　リボソームにおいて，mRNAの情報をもとにアミノ酸をペプチド結合でつなぎ，たんぱく質を合成することを翻訳という（図2b）．これは例えていう

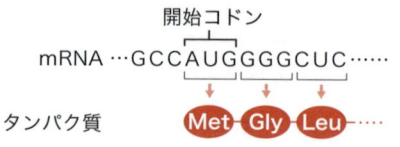

図3　コドン
Met：メチオニン，Gly：グリシン，
Leu：ロイシン

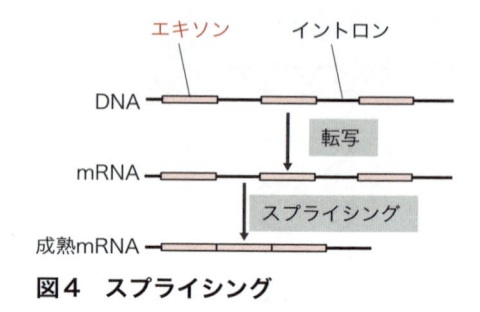

図4　スプライシング

と，塩基配列という言葉で話されていることをアミノ酸配列の言葉に翻訳するということである．**tRNA**はアミノ酸をリボソーム内へ運ぶ役割をもつ．tRNAはmRNAのコドンに相補的な**アンチコドン**をもつため，mRNAの情報をもとに特定のアミノ酸が運ばれ，タンパク質が合成される．

◆ エキソンとイントロン

　DNA上の遺伝子のうち，遺伝情報を含む部分を**エキソン**という（図4）．多くの遺伝子は複数のエキソンに分かれてDNA上に配置されている．エキソンとエキソンの間の遺伝情報を含まない部分を**イントロン**という．転写された直後のmRNAはエキソンとイントロンを含むが，リボソームで翻訳を行うときのmRNAにはイントロンは含まれていない．このように，イントロンの部分を捨て，エキソンだけにすることを**スプライシング**という．スプライシングの部位により，1つの遺伝子から複数の種類のタンパク質をつくることも可能である（選択的スプライシング）．ヒトの遺伝子が少ないにもかかわらず，多様なたんぱく質がつくられる理由の1つであると考えられている．

問題　核酸

塩基・ヌクレオチドの代謝についての記述である．正しいのはどれか．

(1) キサンチンは，ピリミジン塩基の代謝産物である．
(2) 摂取したプリン体は，体内で尿酸にまで代謝されることはない．
(3) ウリジンヌクレオチドは，イノシン-5'-一リン酸（IMP）から合成される．
(4) アルギニンは，プリンヌクレオチドの合成に使われる．
(5) 再利用経路（サルベージ経路）は，プリンヌクレオチドの合成に使われる．

(18-103)

解説

(1)→×　キサンチンは，**プリン塩基**の代謝産物である．
　　ピリミジン塩基が代謝されると，アンモニア，二酸化炭素，アラニンが生じる．

(2)→×　体外から摂取したプリン体は，**代謝され尿酸となる**．
　　体内で利用されるヌクレオチドの大部分は，体内で合成される．そのため，食物に含まれるヌクレオチドのほとんどは分解されて排泄される．ヌクレオチドは，ヌクレオチダーゼおよびヌクレオシダーゼの作用により，塩基，リボース，リン酸に分解される．分解によってできた塩基のうちプリン塩基は，酸化的に**イノシン**，**ヒポキサンチン**，**キサンチン**を経て**尿酸**にまで代謝されて，体外に排泄される（p.63 図6参照）．ピリミジン塩基のうちウラシルは，**β アラニン**を経て**マロニルCoA**に代謝され，チミンは，**3-アミノイソ酪酸**を経て**メチルマロニルCoA**に代謝される．マロニルCoAは，脂肪酸合成に利用され，メチルマロニルCoAは，スクシニルCoAとなってクエン酸回路に入る．

(3)→×　ウリジンヌクレオチドはオロト酸と5-ホスホリボシル二リン酸（PRPP）から合成される．
　　イノシン-5'-一リン酸（IMP，イノシン酸ともいう）は，リボース-5

－リン酸に**キサンチン**が結合したもので，プリンヌクレオチドの 1 つである．IMP からは，**グアニル酸（GMP）**と**アデニル酸（AMP）**が合成される．一方，ウリジンヌクレオチド〔**ウリジル酸（UMP）**など〕は，ピリミジンヌクレオチドの 1 つであるため IMP からは合成されない．

(4) ➡ ✕　アルギニンはピリミジンヌクレオチドの合成に使われる．

📖　プリン塩基合成の材料は，**アスパラギン酸，グリシン，グルタミン，ギ酸，葉酸（10-ホルミルテトラヒドロ葉酸）**である．一方，ピリミジン塩基の材料は**グルタミン，アスパラギン酸，炭酸**である（p.64 図 7 参照）．

(5) ➡ ○　正しい．

📖　プリンヌクレオチドが分解されて生じるアデニン，グアニン，ヒポキサンチンの 90 ％は**サルベージ経路**によりヌクレオチドの合成に再利用される（p.63 図 6 参照）．アデニンは，**アデニンホスホリボシルトランスフェラーゼ（APRT）**の作用で AMP となる．グアニンとヒポキサンチンは，**ヒポキサンチン-グアニンホスホリボシルトランスフェラーゼ（HGPRT）**の作用で，それぞれ GMP と IMP になる．

正解 ➡ (5)

🔑 キーワード

◆ ヌクレオシド

塩基に**ペントース（五単糖）**が結合したものが，**ヌクレオシド**である（図 5）．ペントースは，DNA の場合は**デオキシリボース**，RNA の場合は**リボース**である．"デオキシ（deoxy-）"の"デ（de-）"は"取り去る"，"オキシ（oxy-）"は"酸素"のことである．デオキシリボースは，リボースの 2 番目の炭素に結合している水酸基（-OH）から酸素を取り去ったものである．

◆ ヌクレオチド

ヌクレオシドのペントースに，リン酸が結合したものが**ヌクレオチド**である．ヌクレオチドは，**核酸（DNA と RNA）**の構成単位である．ヌクレオチ

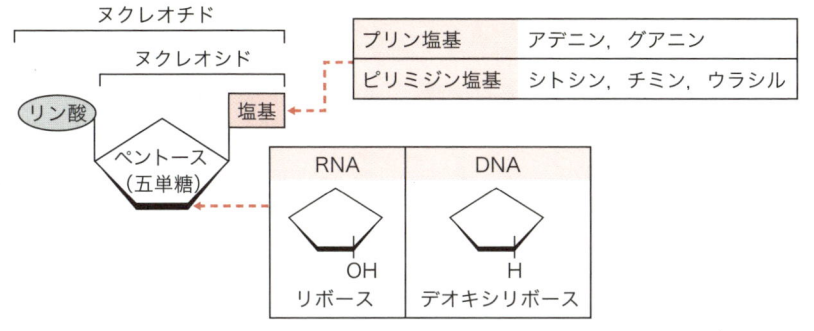

図5　核酸の構成単位

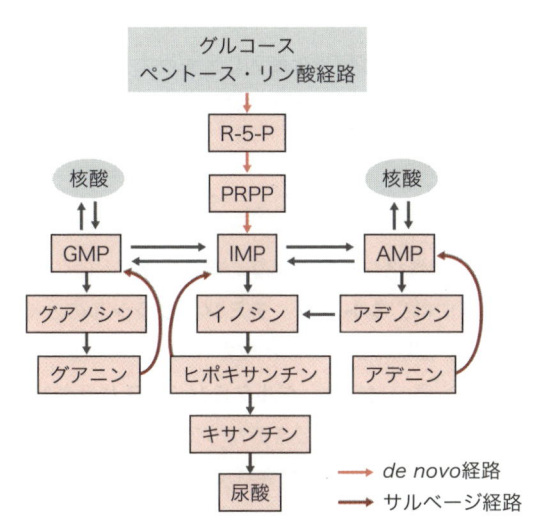

図6　プリン代謝
R-5-P：リボース-5-リン酸
PRPP：5-ホスホリボシル二リン酸
GMP：グアニル酸
IMP：イノシン一リン酸
AMP：アデニル酸

ドの合成には，はじめからつくり上げていく **de novo 経路**と核酸の分解産物を再利用する**サルベージ経路**がある（図6）．ヌクレオチドは，ペントースリン酸経路の中間体である**リボース-5-リン酸**に，リン酸が2つ結合した結合**5-ホスホリボシル二リン酸**（PRPP）から生成される．DNAには，アデニン，グアニン，シトシン，チミンの4種類の塩基が含まれる．一方，RNAにはチミンは含まれず，その代わりにウラシルが含まれる．

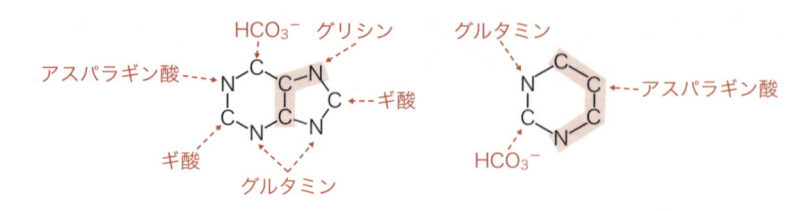

```
       HCO₃⁻  グリシン              グルタミン
アスパラギン酸   \  /                   \  /
         \   C                        C
          N /  \ C                   N /  \
          ‖    ‖   ← ギ酸            ‖    ‖  ← アスパラギン酸
          C    C                     C    C
         / \  / \ N /                 \  / 
       ギ酸   N                      HCO₃⁻ N
              |
           グルタミン
```

　　　　a) プリン塩基　　　　　b) ピリミジン塩基

図7　プリン塩基とピリミジン塩基の前駆体

◆ プリン塩基

　プリン塩基は，プリン骨核をもった塩基の総称である（図7 a）．核酸に含まれるプリン塩基には，**アデニン**と**グアニン**の2種類がある．プリン塩基合成の *de novo* 経路は，PRPPの上に順次材料を追加して組み上げていく方法で合成される．プリン塩基の材料は，グルタミン，グリシン，アスパラギン酸，ギ酸，炭酸である．

◆ ピリミジン塩基

　ピリミジン塩基は，ピリミジン骨格をもった塩基の総称である（図7 b）．核酸に含まれるピリミジン塩基には，**シトシン**，**チミン**，**ウラシル**の3種類がある．ピリミジン塩基は，まずピリミジン環が合成されて，PRPP上にのせる方法で合成される．ピリミジン環の材料は，**グルタミン**，**アスパラギン酸**，**炭酸**（HCO_3^-）である．ピリミジンの構造ができあがってPRPPにのせる直前の分子を**オロト酸**という．その後少しずつ修飾されてCMP（シチジン酸），TMP（チミジン酸），UMPができる．

> **合格のコツ**
>
> **塩基の代謝，RNAの種類と機能をチェック！**
> - 核酸では，プリン塩基とピリミジン塩基を合成する材料と代謝産物がよく出題される．
> - RNAでは，mRNA，tRNA，rRNAの構造と機能と遺伝子発現との関係を整理しておこう．

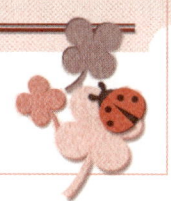

第3章 生体エネルギーと代謝

1 エネルギー代謝

問題　エネルギー

出題頻度 ★★★

エネルギーとその変換に関する記述である．正しいものの組合せはどれか．

a　グルコースの好気的代謝によって生じるATPは，嫌気的代謝よりも多い．
b　37.0℃の水50 kgが，2,000 kcalの熱量を吸収すると，水温は37.4℃になる．
c　ヒトが生存・活動するためのエネルギーとして利用しているのは，熱エネルギーである．
d　呼気中の二酸化炭素分子には，摂取した水分子に由来する酸素原子が含まれる．

(1) aとb　　(2) aとc　　(3) aとd　　(4) bとc　　(5) cとd

(24-26)

解説

(a) →○　正しい．

　好気的代謝とは酸素が十分にあるときに行われる代謝のことである．嫌気的代謝とは酸素が不十分なとき（激しい運動中など）に行われる代謝である．好気的代謝では，グルコースは，解糖，クエン酸回路，電子伝達系により水と二酸化炭素まで分解される．この過程で1分子のグルコースから38分子のATPが生成される（生体反応に関する考え方のちがいから30～32分子とする場合もある，図1 a）．嫌気的代謝では，解糖でできたNADHは，ピルビン酸から乳酸を生成するときに使われるので，1分子のグルコースの代謝から生成するATPは2分子である（図1 b）．

　好気的代謝の方が嫌気的代謝よりも効率よくATPを産生できるため，ヒトは好気的代謝を行っている．

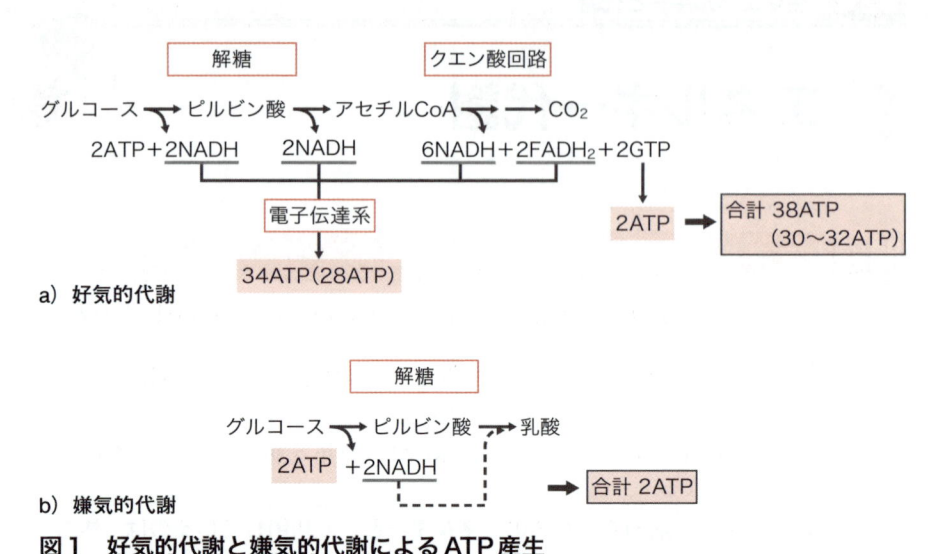

```
          ┌─解糖─┐   ┌─クエン酸回路─┐
グルコース → ピルビン酸 → アセチルCoA → → CO₂
  2ATP+2NADH  2NADH    6NADH+2FADH₂+2GTP
        │       │         │        │
        └───────┴─────────┤        2ATP → 合計 38ATP
                    電子伝達系               (30～32ATP)
                          ↓
                    34ATP(28ATP)
```

a) 好気的代謝

```
          ┌─解糖─┐
グルコース → ピルビン酸 ⇢ 乳酸
      2ATP +2NADH
                   → 合計 2ATP
```

b) 嫌気的代謝

図1　好気的代謝と嫌気的代謝によるATP産生

(b) ➡ ✕　水 50 kg が 2,000 kcal の熱量を吸収すると **40℃上昇する**．

📖　1 g の水の温度を 1℃上げるのに必要なエネルギーは 1 cal（カロリー）である．したがって，水 50 kg が 2,000 kcal のエネルギーを吸収すると，2,000 kcal ÷ 50 kg＝40 で 40℃上昇する．なお，水 50 kg を 0.4℃上昇させるのに必要なエネルギーは，50 kg × 0.4＝20 kcal である．

　また厳密には，温度によって 1℃上昇させるのに必要なエネルギーはわずかに異なる．1 cal を"1 気圧のもとで 1 g の水を 14.5℃から 15.5℃に上昇させるのに必要なエネルギー"とするものを**15度カロリー**，"1 g の水を 0℃から 100℃に上昇させるのに必要なエネルギーの 100 分の 1"とするものを**平均カロリー**という．

(c) ➡ ✕　ヒトは主に化学エネルギーを利用している．

📖　動物は摂取した食物を分解するときに放出される化学エネルギーを使って生命を維持している．ただし，このエネルギーを直接使うのではなく，代謝の過程で一度，ATP 分子内に高エネルギー結合というかたちでエネルギーを蓄える．ヒトはこの化学エネルギーを体温維持のための熱エネルギーや，筋肉を動かすための運動エネルギー，生体成分の合成のための化学エネルギーなどに変換する．

(d)→○　正しい．

📖　1分子のグルコース（$C_6H_{12}O_6$）が代謝されると，6分子の二酸化炭素（CO_2）が生成する．このうち，2分子のCO_2は，ピルビン酸からアセチルCoAができるときに生成し，4分子のCO_2はクエン酸回路で生成する．クエン酸回路で生成するCO_2の酸素の由来は水である（p.35 重要ポイント参照）．

正解→ (3)

🔑 キーワード

◆ ATP

代謝には，高分子を低分子に分解する**異化**と，低分子から高分子を合成する**同化**がある．異化によって放出される化学エネルギーは，**ATP**（**アデノシン三リン酸**, adenosine triphosphate）に移される．ATPは，**高エネルギーリン酸結合**をもち，この結合を分解することで同化，運動，物質輸送など生体の活動に必要なエネルギーを供給する．このことからATPは，**エネルギーの通貨**と呼ばれる．

◆ 電子伝達系

グルコースの分解により放出された電子は，**NADH**と**$FADH_2$**によって，電子伝達系に運ばれる．電子伝達系は，ミトコンドリアの内膜に存在するたんぱく質からなる複数の電子伝達体（複合体Ⅰ～Ⅳ）で構成されている（図2）．複合体ⅠはNADHから，複合体Ⅱは$FADH_2$から電子を受け取り，複合体Ⅲ，Ⅳへ電子を渡す．電子伝達系の最終的な**電子受容体**は酸素である．電子を受け取った酸素は，水（H_2O）になる．

◆ 酸化的リン酸化

電子が，電子伝達体を次々に送られるとき，ミトコンドリアのマトリックスにある**プロトン（H^+）**が内膜と外膜の膜間部に汲み出され，内膜の内外にH^+の**電気化学的濃度勾配**が生じる．膜間部のH^+は，濃度勾配に従い，**ATP合成酵素**を通って，マトリックスに戻る（図2）．このとき，ATP合成酵素が回転することによりADPとリン酸（Pi）が結合してATPが生成する．このよ

うに，電子伝達系において，NADHとFADH$_2$の酸化によって生じたH$^+$の電気化学的濃度勾配を使って，ADPをリン酸化してATPを生成することを**酸化的リン酸化**という．

◆ グルコース・アラニン回路とコリ回路

体内では，栄養素が過剰にあるときと不足しているときなど状況に応じて代謝を行い，各器官で分業を行っている（表）．

●糖質が過剰の場合

肝臓は，糖質が過剰にある場合は，グリコーゲン合成と脂肪酸の合成を増加させる．合成した脂肪酸は，トリグリセリドとして脂肪組織に貯蔵する．

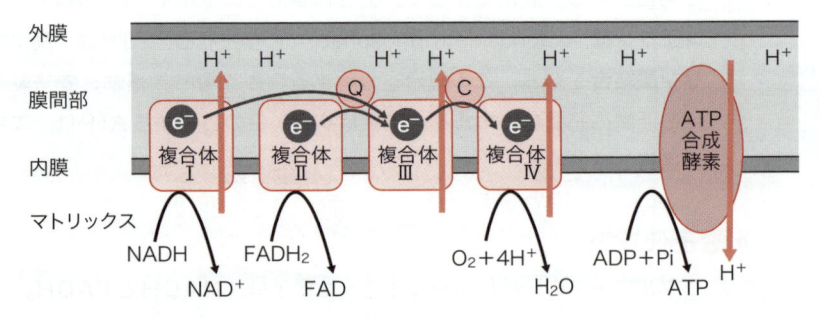

図2　電子伝達系と酸化的リン酸化
Q：コエンザイムQ
C：シトクロムc
e$^-$：電子

表　各器官における状況に応じた代謝

	糖質が過剰	糖質が不足	飢餓
肝臓	グリコーゲン合成 脂肪酸合成	糖新生 グリコーゲン分解	糖新生 β酸化（ケトン体産生）
脂肪組織	中性脂肪合成	中性脂肪分解 脂肪酸放出	中性脂肪分解・脂肪酸放出
骨格筋	グリコーゲン合成	グリコーゲン分解	アミノ酸分解

- **糖質が不足している場合**

　糖質が不足した場合は，脂肪組織の脂質と骨格筋のたんぱく質を分解して必要なエネルギーを産生する．肝臓では，**糖原性アミノ酸**（p.45 参照）をグルコースに変換して血糖値を維持することにより，脳にグルコースを供給する．肝臓での糖新生（p.35 参照）に必要なアミノ酸は，**グルコース・アラニン回路**（図3）によって骨格筋から供給される．**ケト原性アミノ酸**と脂肪酸からグルコースを生成することはできない．これは，アセチルCoAからグルコースを生成することができないからである．

- **飢餓の場合**

　飢餓時には，肝臓でケトン体が産生される．骨格筋の嫌気的代謝によって生成した乳酸は，肝臓の糖新生によりグルコースに再生されて，再び骨格筋で利用される．これを**コリ回路**という（図4）．

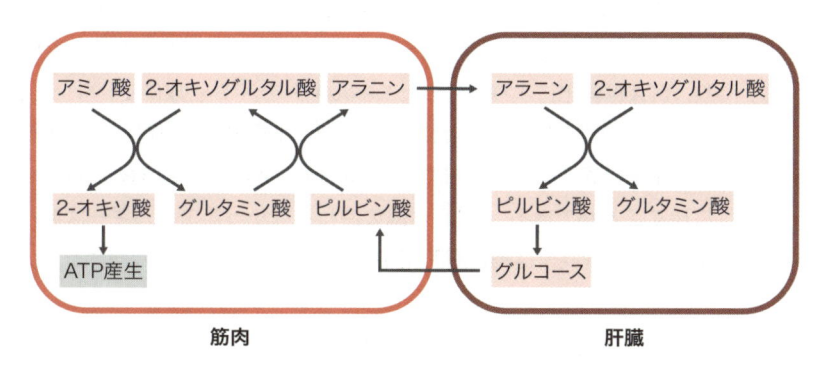

図3　グルコース・アラニン回路

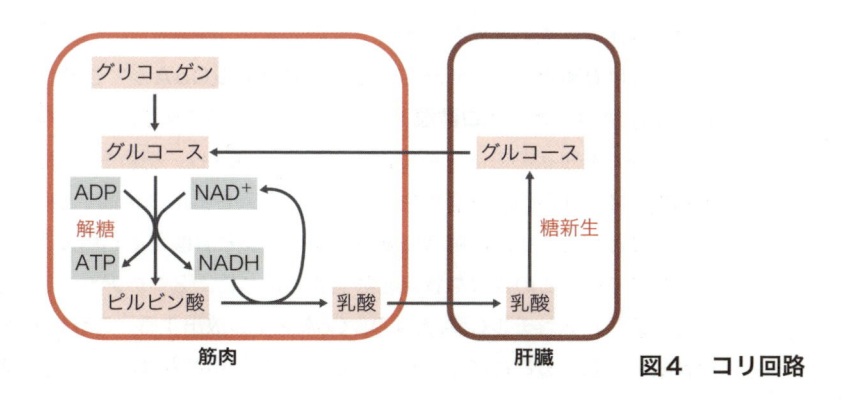

図4　コリ回路

◆ 高エネルギーリン酸化合物

　リン酸結合には，エネルギーがたくさん蓄えられている．よって，ATPなどヌクレオチド以外の**ホスホエノールピルビン酸**や**1,3-ビスホスホグリセリン酸**，**クレアチンリン酸**も高エネルギーリン酸化合物である．クレアチンリン酸は，筋肉が活動していないときに，ATPとクレアチンから合成され，貯蓄される．筋肉において急にATPが必要になったときには，クレアチンリン酸のリン酸をADPにわたしてATPをつくる．これら両方向の反応を触媒する酵素が**クレアチンキナーゼ**である．1段階の反応でATPをすばやく供給できるが，数秒間でクレアチンリン酸は枯渇する．

◆ 脱共役タンパク質

　ある化学反応で放出されたエネルギーを使って，別の化学反応を推進することを"共役"という．酸化的リン酸化は，酸化で得られたエネルギーをATP合成に利用しているので"共役"である．脱共役とは"共役"しないことであり，例えば酸化により発生したエネルギーをATP合成に使わないことをいう．脱共役タンパク質（uncoupling protein：UCP）の実体は，H^+チャネルであり，電子伝達系でできたH^+の濃度勾配を，ATP合成酵素を通過させずに，元に戻すことができる．ATP合成に使われなかったエネルギーは熱となって放出される．脱共役は**褐色脂肪細胞**で起こり，体温調節にかかわっている（p.88参照）．

◆ ケトン体

　ケトン体は飢餓状態で産生され，エネルギー源となることができる．以下にケトン体の生成の過程を記す．

　脂肪酸は**β酸化**により分解されると，**アセチルCoA**ができる（図5）．アセチルCoAは，**オキサロ酢酸**と結合してクエン酸になり，クエン酸回路に入る．しかし飢餓状態では，肝細胞での解糖が減少し，糖新生が増加する．その結果，オキサロ酢酸は糖新生に利用され，アセチルCoAは，クエン酸回路に入ることができず，細胞内に蓄積する．するとβ酸化に利用できるCoAも不足してくる．このような状況を解消するために，2つのアセチルCoAが結合してアセトアセチルCoAとなり，CoAを1つ放出する．こうして滞っていたβ酸化を進めることができる．アセトアセチルCoAは，その後，何段階か

の反応を経て**アセト酢酸**，**3-ヒドロキシ酪酸**，**アセトン**になる．この3つの化合物を総称して**ケトン体**という．

　肝臓のミトコンドリア内で合成されたケトン体は，血液中に放出される．アセト酢酸と3-ヒドロキシ酪酸は，CoAを受け取ってアセチルCoAとなって，各臓器や筋肉でクエン酸回路に入りエネルギーを産生する．脳も，飢餓状態ではグルコースだけでなくケトン体をエネルギー源として利用することができる．ただし，肝臓ではケトン体を利用できない．なぜならケトン体が産生されるということは，肝臓ではオキサロ酢酸が不足しており，アセチルCoAはクエン酸回路に入れないからである．

　また飢餓状態だけでなく，糖尿病においてもケトン体の生成が増加する．これは，インスリン不足により糖の分解が減少するためである．

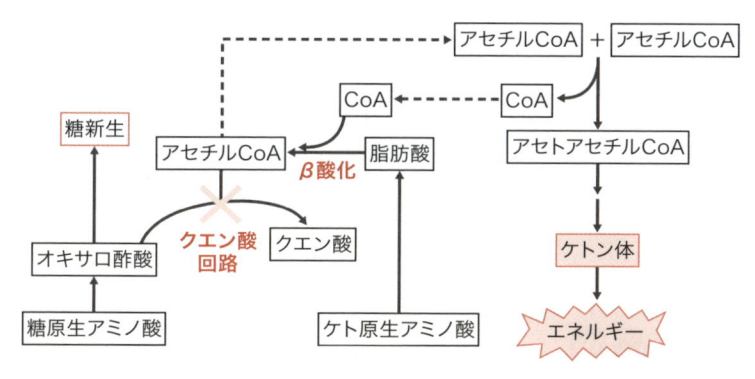

図5　ケトン体の産生

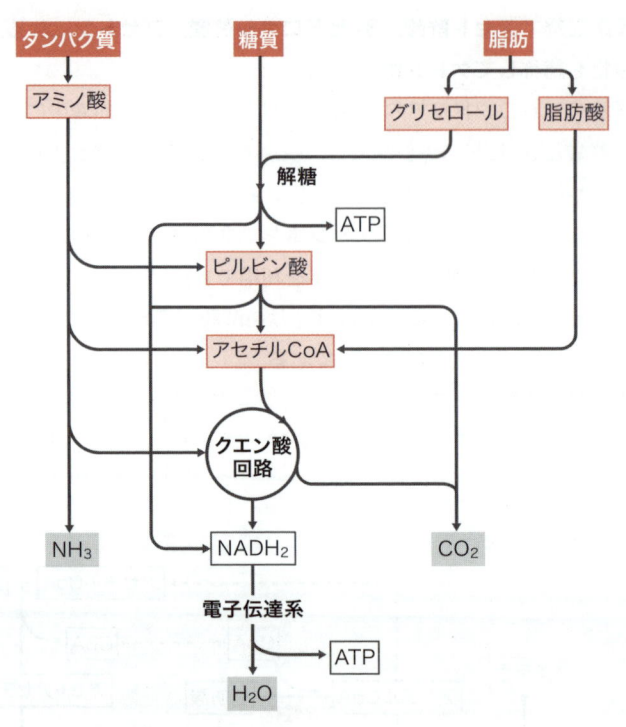

図6　三大栄養素のまとめ

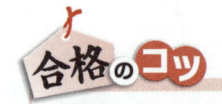

合格のコツ

糖質，たんぱく質，脂質の代謝のまとめ

- 糖質，たんぱく質，脂質の代謝を図6にまとめる．
- 糖質は，解糖，クエン酸回路，電子伝達系によって水と二酸化炭素に分解される．その過程で放出される化学エネルギーを利用してATPが合成される．
- たんぱく質は，アミノ基が取れた後，ピルビン酸，アセチルCoA，クエン酸回路のいずれかに入って分解される．
- 脂肪は，脂肪酸とグリセロールに分解され，脂肪酸はβ酸化によってアセチルCoAとなり，クエン酸回路に入る．グリセロールは，解糖に入る．

第3章 生体エネルギーと代謝

2 酵素

問題　酵素

出題頻度 ★★☆

酵素に関する記述である．正しいのはどれか．

(1) すべての酵素は，1つの基質に作用し，1つの生成物を産生する．
(2) 基質分子の中で，酵素の反応を受ける部位を活性部位という．
(3) 酵素は，触媒する化学反応の活性化エネルギーを上昇させる．
(4) 同一の酵素タンパク質が2種類以上の反応を触媒する場合，その酵素をアイソザイムという．
(5) キモトリプシノーゲンは，ペプチド鎖の部分的な切断によって活性化される．

(19－100)

解説

(1)→✕　複数の基質に作用し，複数の生成物を産生する酵素もある．

　📖　酵素には**基質特異性**があるが，すべての酵素が，1つの基質だけに作用して，1つの生成物だけをつくるほど，完全な基質特異性をもっているわけではない．例えば，薬物代謝酵素である**シトクロムP450**は，複数の薬剤の代謝を行う．また**シクロオキシゲナーゼ**は，アラキドン酸とエイコサペンタエン酸（EPA）を基質とし，それぞれプロスタグランジンG_2とプロスタグランジンG_3を産生する．ちなみにアラキドン酸からつくられるプロスタグランジンG_2は，炎症反応に関与する．一方，EPAは，アラキドン酸に拮抗することにより，アラキドン酸由来のプロスタグランジン合成を抑制するので，**抗炎症作用**を発揮することができる．

(2)→✕　酵素タンパク質のなかで基質に結合し，化学反応を進める部位が活性部位である．

　📖　酵素の触媒作用は，基質が酵素に結合することによって起こる．酵素の

活性部位に結合した基質は少し立体構造がゆがむ．このゆがみにより化学反応が起きやすくなると考えられている．

(3) ➡× 酵素は活性化エネルギーを低下させる．

📖 水を分解すると酸素と水素が生成する．しかし，この化学反応は，水をビンに入れて振るぐらいでは起こらない．電気か熱か圧力か何らかのエネルギーを加えないと，水を分解する化学反応は起こらない．このような化学反応を起こすために必要なエネルギーを，**活性化エネルギー**という．体内では多くの化学反応が起こっているが，それは，1気圧，37℃という温和な環境で起きなければならない．そのためには，活性化エネルギーをできるだけ低くする必要がある．酵素の触媒作用の役割は，化学反応が常温，常圧で起こるように活性化エネルギーを低下させることである．

(4) ➡× 同一の化学反応を触媒する2種類以上の酵素をアイソザイムという．

📖 ある1つの化学反応を触媒する酵素が複数ある場合がある．例えば，デンプンを分解する酵素であるアミラーゼは唾液に含まれているが，膵液にも含まれている．唾液腺から分泌されるアミラーゼと膵臓から分泌されるアミラーゼは，異なる遺伝子でコードされていて，アミノ酸配列も異なる．この場合，唾液中のアミラーゼと膵液中のアミラーゼがアイソザイムである．"アイソ（iso-）"というのは"同じ"という意味で，"ザイム（-zyme）"というのは"酵素（enzyme）"に由来する．

(5) ➡○ 正しい．

📖 キモトリプシンは，膵液に含まれるたんぱく質分解酵素の1つである．膵液に含まれる消化酵素は，不活性な形（**プロ酵素**）で分泌される．プロ酵素は，十二指腸に出てから，粘膜上にある**エンテロキナーゼ**という酵素によってペプチド鎖の一部が切断されて活性型の消化酵素になる．キモトリプシノーゲンは，トリプシンのプロ酵素である．膵臓の消化酵素が不活性なプロ酵素の形で分泌される理由は，自分が分泌した消化酵素で自分の膵臓を消化するのを防ぐためである．十二指腸に分泌される前に，膵臓の中で消化酵素が活性化し，組織が消化される状態が膵炎である．

正解 → (5)

🔑 キーワード

◆ 酵素と基質

酵素は，生体内で営まれる化学反応に触媒として作用する高分子である．酵素の多くはたんぱく質であるが，リボソームに含まれるRNAには，ペプチド結合を生成する酵素活性がある．物質Aが，酵素の作用で物質Bに変化したとき，物質Aを基質，物質Bを生成物という．基質は，酵素に結合することによって化学反応を起こす．基質が酵素に結合する部位を**活性部位**（または**触媒部位**）という．基質と活性部位は，カギとカギ穴の関係で，特定の酵素の活性部位には，特定の基質しか結合できない．これを**基質特異性**という．

●至適pH，至適温度

酵素活性に影響する環境因子として，pHと温度がある．酵素活性が最も高くなる状態を，それぞれ**至適pH**，**至適温度**という．多くの酵素の至適pHは中性であるが，胃液で働くペプシンの至適pHは酸性である．

●酵素の分類

酵素は，酸化還元反応，転移反応，加水分解など，触媒する化学反応の種類により分類できる．

◆ 拮抗阻害，非拮抗阻害，不拮抗阻害

酵素の作用を不活性化する物質を**阻害物質**という．基質とよく似た構造をもつ物質は酵素に結合する場合があり，本来の基質が酵素の活性中心に結合するのを邪魔する（図1 a）．少ない椅子を多くの人で取り合う椅子取りゲームを想像すればよい．これを**拮抗阻害**（または**競合阻害**）という．この場合，阻害剤の濃度に対して基質の濃度が十分にあれば，阻害作用は低くなる．一方，阻害物質のなかには，酵素の活性中心とは別の部位に結合することにより，活性中心の構造を変化させて不活性化するものがある．このうち，基質-酵素複合体または遊離の酵素に結合するものを**非拮抗阻害**（または**非競合阻害**，図1 b）といい，基質-酵素複合体だけに結合するものを**不拮抗阻害**（または**不競合阻害**，図1 c）という．

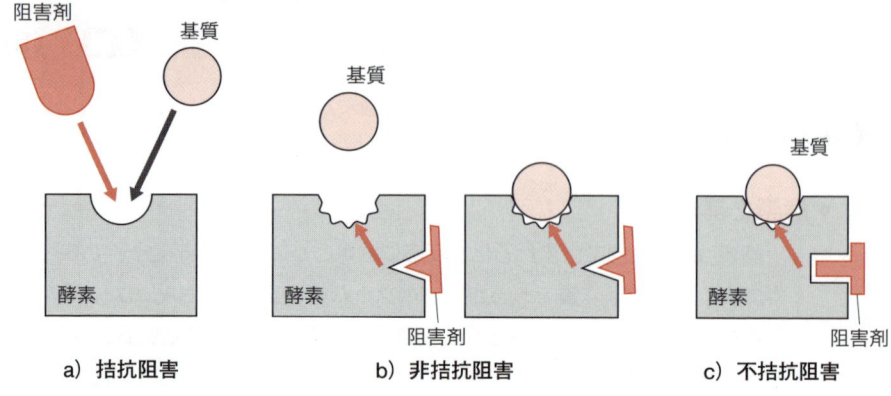

a）拮抗阻害　　　　　b）非拮抗阻害　　　　　c）不拮抗阻害

図1　酵素反応の阻害

◆ 補酵素

補酵素とは，酵素に可逆的に結合し，活性発現に寄与する低分子有機化合物のことをいう．NADH，NADPH，ATP，CoAなどが補酵素の代表例である．完全な酵素（**ホロ酵素**）から補酵素を取り去ったものを**アポ酵素**という．つまり，"ホロ酵素＝アポ酵素＋補酵素"である．アポ酵素単独，ホロ酵素単独では，酵素活性はない．

◆ アロステリック効果

酵素の活性部位とは別な部位に，基質とは異なる物質が結合して，酵素活性を亢進または抑制することをアロステリック効果という（詳細はp.78 参照）．

◆ 金属酵素

酵素活性に，金属イオン（Mg^{2+}，Mn^{2+}，Fe^{2+}，Ca^{2+}，Zn^{2+}，Co^+など）が必要なものを**金属酵素**という．すべての酵素の約3分の1が，金属酵素である．

◆ ミカエリス定数

酵素の濃度が一定の場合，基質濃度の上昇に従い反応速度も上昇する．しかし，ある程度，基質の濃度が高くなるとそれ以上基質濃度を上昇させても反応速度は変わらない（図2）．このときの反応速度を酵素反応の**最大速度**

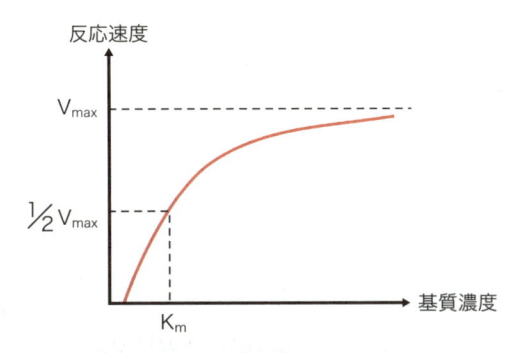

図2　基質濃度と反応速度

（V_{max}）という．**ミカエリス定数（K_m）**は，V_{max}の2分の1の反応速度になる基質濃度である．

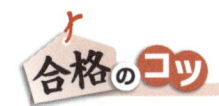

合格のコツ

酵素活性を調節するしくみが重要！
- ◆酵素では，酵素活性を調節するしくみが重要になる．酵素活性に影響する環境要因としては，温度とpHがある．酵素活性に影響する物質的要因としては，拮抗阻害とアロステリック効果が重要である．

第4章 個体の調節，恒常性

1 情報伝達

問題　代謝の調節

代謝とその調節に関する記述である．正しいのはどれか．

(1) アロステリック効果は，基質結合部位へのリガンドの結合によって生じる．
(2) HMG-CoA還元酵素は，アセチルCoAによるフィードバック制御を受ける．
(3) アイソザイムは，同一反応を触媒するが構造の異なる酵素である．
(4) リポたんぱく質リパーゼは，インスリンによって抑制される．
(5) グリコーゲン合成酵素は，アドレナリンによって活性化される．

(24-27)

解説

(1)→✕　アロステリック効果は，基質結合部位とは異なった部位に低分子が結合することによって生じる．

アロステリック効果とは，小さな分子が，たんぱく質の基質結合部位とは異なった部位に結合することによって，そのたんぱく質の立体構造を変化させ，その機能を調節することをいう．"アロ（allo）"は，"異なる"という意味である．"ステリック（steric）"は，"立体化学的"という意味である．アロステリック効果の例として，cAMPによるcAMP依存性プロテインキナーゼの活性化がある（図1）．**cAMP依存性プロテインキナーゼ**は，2つの**調節サブユニット**と2つの**触媒サブユニット**からなる複合体であるが，cAMPが調節サブユニットに結合すると，調節サブユニットと触媒サブユニットが解離する．その結果，触媒サブユニットの基質結合部位が露出するので，触媒作用が活性化する．

リガンドとは，たんぱく質のような高分子（酵素や受容体）の基質結合部位に結合する分子のことをいう．例えば，インスリンは，インスリン受容体

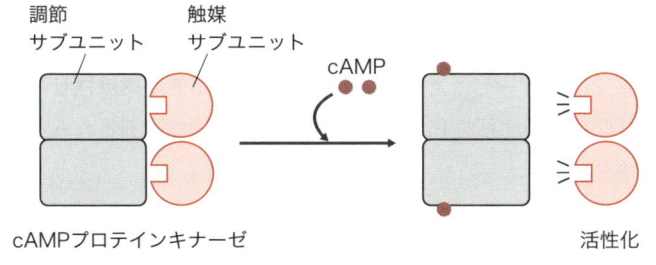

図1 アロステリック効果による酵素の活性化

のリガンドである．

(2) →× HMG-CoA還元酵素は，コレステロールによる負のフィードバック制御を受ける．

📖 コレステロールは，アセチルCoAを材料に十数回の段階を経て合成される．HMG-CoA還元酵素は，この反応過程で必要な酵素である．なお，HMG-CoA還元酵素はコレステロール合成の**律速酵素**である．律速酵素とは一連の反応のなかで，最も反応速度が遅く，全体の反応速度を決める酵素のことである．A→B→C→Dというふうに物質が変化する代謝経路では3つの酵素がかかわっている．このうちA→BとC→Dの反応が速く，B→Cの反応が遅いとすると，A→Dの反応の速さはB→Cを触媒する酵素活性によって決まることは明らかだろう．

(3) →○ 正しい．

📖 アイソザイムについての詳細は，p.74を参照のこと．例えば，乳酸脱水素酵素（LDH）には，LDH1〜5の5種類のアイソザイムがあるが，LDH1は主に心臓に存在し，LDH5は主に肝臓に存在するので，アイソザイムの検査を行うことにより，どの臓器に障害があるか推定することができる．

(4) →× リポたんぱく質リパーゼの合成はインスリンによって促進される．

📖 **リポたんぱく質リパーゼ**は，血液中のキロミクロンやVLDLに含まれる中性脂肪を分解して，脂肪酸とグリセロールを生成する酵素である（p158参照）．インスリンは，リポたんぱく質リパーゼの酵素量を増加させることによ

り，キロミクロンやVLDLに含まれる中性脂肪を分解して，脂肪組織への脂肪の蓄積を増加させる．一方，脂肪組織に蓄積されている中性脂肪は，ホルモン感受性リパーゼによって分解される．**ホルモン感受性リパーゼ**は，アドレナリンによって活性化し，インスリンによって抑制される．

(5) ➡ ✕ グリコーゲン合成酵素は，アドレナリンによって活性が抑制される．

📖 **グリコーゲン合成酵素**は，グリコーゲンを合成する酵素である．グリコーゲンを分解する酵素は，**ホスホリラーゼ**である．インスリンは，グリコーゲン合成酵素を活性化し，ホスホリラーゼを抑制することにより，グリコーゲン合成を増加させる．アドレナリンやグルカゴンは，グリコーゲン合成酵素を抑制し，ホスホリラーゼを活性化することにより，グリコーゲン分解を増加させる．

正解 ➡ (3)

🔑 キーワード

◆ 情報伝達

体内の細胞は，お互いに話し合っている．話し合いの方法には大きく2つあって，神経系と内分泌系に分けられる．ここでは内分泌系を例に解説する．

● 細胞間情報伝達

内分泌系ではある細胞から分泌されたホルモンを別の細胞が受けとることで，細胞間で情報を伝達している（図2）．例えば，血糖値が上昇するとインスリンが膵臓のランゲルハンス島β細胞（膵β細胞）から分泌される．インスリンは筋肉細胞や脂肪細胞でのグルコースの取り込みを増加させることにより血糖値を元に戻す．このときインスリンは"血糖値が高い"という情報を，β細胞から筋肉細胞や脂肪細胞へ伝達したことになる．ホルモンは，標的細胞（情報を受ける細胞）の受容体に結合することにより，情報を細胞に伝える．つまり，受容体は郵便受けのようなものだと考えることができる．郵便受けがなければ，情報を受け取ることができない．

● 細胞内情報伝達

受容体で受け取った情報を，実際に作用をもたらす細胞内の標的分子に伝

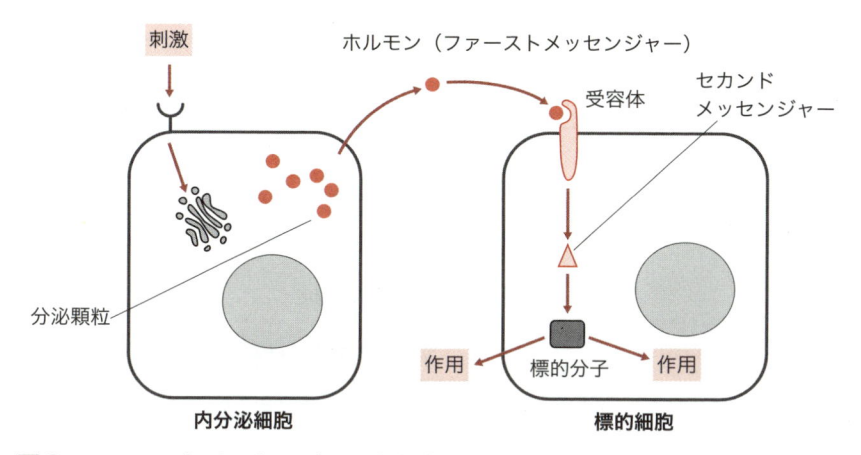

図2 ファーストメッセンジャーとセカンドメッセンジャー

えることを**細胞内情報伝達**という．細胞内情報伝達を担う分子を**セカンドメッセンジャー**といい，サイクリックAMP（cAMP），イノシトール三リン酸，ジアシルグリセロールなど小さな分子や，Gたんぱく質，プロテインキナーゼA，プロテインキナーゼCなどの酵素がかかわっている．カルシウムイオンも，重要なセカンドメッセンジャーである．これに対し，ホルモンなど細胞間の情報伝達にかかわる分子を**ファーストメッセンジャー**という．

◆ cAMP

cAMPはグルカゴンやソマトスタチンによって伝えられた情報を細胞内で伝えるセカンドメッセンジャーである．グルカゴンやソマトスタチンの受容体は，細胞膜を7回貫通している（図3）．このような受容体に共通していることは，Gたんぱく質にリンクしていることである．**Gたんぱく質**は，α，β，γの3つのサブユニットで構成されている．受容体にホルモンが結合することにより，Gたんぱく質は**アデニル酸シクラーゼ**を活性化し，ATPをcAMPへと加水分解する（図3）．**cAMPがcAMP依存性プロテインキナーゼ（PKA）**を活性化すると，次々にリン酸化反応が起き，グリコーゲンが分解される．このように，次々にたんぱく質のリン酸化が起こって，たんぱく質の機能を調節することを**リン酸化カスケード**という．

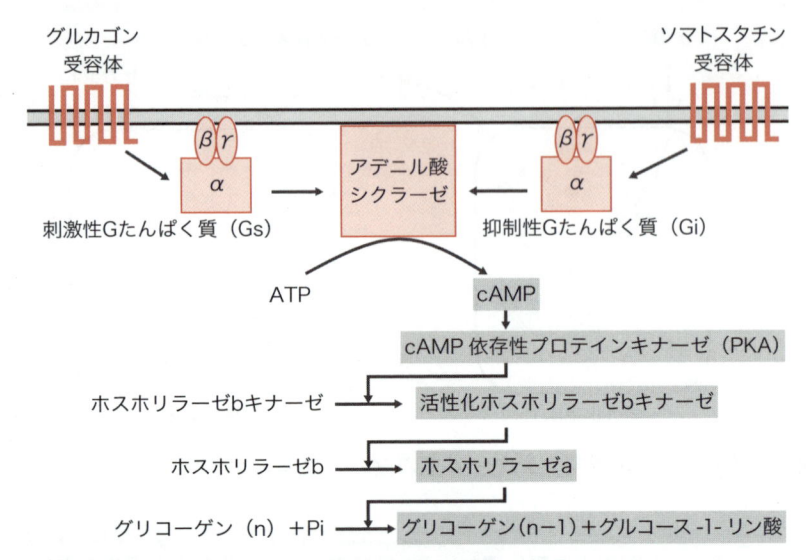

図3 cAMPによりグリコーゲン分解の調節

受容体の細胞外部分にホルモンが結合すると，Gたんぱく質は受容体の細胞内部分に結合し，αサブユニットが遊離する．αサブユニットは，アデニル酸シクラーゼに結合し活性化する．活性化したアデニル酸シクラーゼは，ATPを加水分解してcAMPを生成する．cAMPは，cAMP依存性プロテインキナーゼ（PKA）の調節サブユニットに結合し，PKAを活性化する．PKAは，ホスホリラーゼbキナーゼをリン酸化することにより活性化する．活性化したホスホリラーゼbキナーゼは，ホスホリラーゼbをリン酸化することにより，活性型のホスホリラーゼaにする．ホスホリラーゼaは，グリコーゲンを加リン酸分解して，グルコース-1-リン酸を生成する．

合格のコツ

cAMPの役割を理解しよう！

◆ 情報伝達では，cAMPが重要である．cAMPをセカンドメッセンジャーとするホルモンと受容体の特徴，Gたんぱく質の役割についてまとめておこう．

第4章 個体の調節，恒常性

2 酸塩基平衡

問題　アシドーシスとアルカローシス

アシドーシス・アルカローシスとその原因に関する組合せである．正しいのはどれか．

(1) 呼吸性アシドーシス　－　過呼吸（過換気）
(2) 呼吸性アルカローシス　－　肺気腫
(3) 代謝性アシドーシス　－　嘔吐
(4) 代謝性アシドーシス　－　飢餓
(5) 代謝性アルカローシス　－　腎不全

(24-42)

解説

　酸塩基平衡の問題では，①血中二酸化炭素（CO_2）濃度が上昇するのか低下するのか，②血中重炭酸イオン（HCO_3^-）濃度が上昇するのか低下するのか，の2点を考えればよい．CO_2が上昇するか，HCO_3^-が低下すれば，血液は酸性（acid）になるので**アシドーシス**（acidosis）である．逆に，CO_2が低下するか，HCO_3^-が上昇すれば，血液はアルカリ性（alkali）になるので**アルカローシス**（alkalosis）である．先にCO_2の変化が起こるものを**呼吸性**，先にHCO_3^-の変化が起こるものを**代謝性**という．

(1)→×　過呼吸（過換気）では，呼吸性アルカローシスになる．
　　📖　過呼吸（過換気）では，体内から大気中に出て行くCO_2量が増加する．その結果，血液中の**CO_2濃度は低下する**．よって，過呼吸（過換気）では，呼吸性アルカローシスになる．

(2)→×　肺気腫では，呼吸性アシドーシスになる．

📖　細かく枝分かれした気管支の末端には，小さな袋状の**肺胞**がブドウの房のようにくっついている（図a）．肺胞の周りには毛細血管が包み込むように分布していて，肺胞内の空気と血液との間で**ガス交換**が行われる．気管支が閉塞すると，息を吐き出すときに，肺胞の中に多量に空気が残り肺胞内の圧力が上昇する．その結果，ブドウの房のような肺胞の構造が破壊され，広い部屋のようになる（図b）．この状態を**肺気腫**という．肺気腫では，肺胞の換気が障害されるのに加えて，ガス交換を行うことができる面積が減少するので，CO_2 の排泄が減少し，血液中の **CO_2 濃度は上昇する**．よって，肺気腫では，呼吸性アシドーシスになる．

(3) ➡× 嘔吐では代謝性アルカローシスになる．

📖　嘔吐により，胃液は体外に失われる．胃液に含まれる H^+ は，H_2CO_3 が H^+ と HCO_3^- に解離することによりつくられる．HCO_3^- は体内に残るので，嘔吐をくり返すと，血液中の **HCO_3^- 濃度が上昇する**．よって，嘔吐では代謝性アルカローシスになる．ちなみに，下痢では腸液に含まれる HCO_3^- が体外に失われるので，代謝性アシドーシスになる．

(4) ➡○ 正しい．

📖　飢餓では，エネルギー不足のために体内の代謝が異化に傾く．その結果，多量の酸が産生される．その酸を中和するために，HCO_3^- が消費されるので，血液中の **HCO_3^- 濃度は低下する**．よって，飢餓では，代謝性アシドーシスになる．

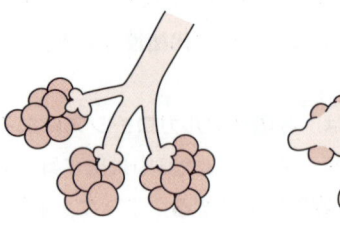

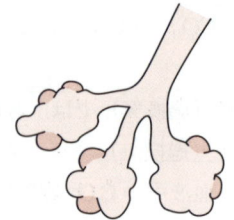

a) 正常な肺胞　　　b) 肺気腫

図　肺気腫

(5) → × 腎不全では，代謝性アシドーシスになる．

📖 腎不全では，腎臓からのH$^+$の排泄が障害される．そのH$^+$を中和するために，HCO$_3^-$が消費されるので，血液中の**HCO$_3^-$濃度は低下する**．よって，腎不全では，代謝性アシドーシスになる．

正解 → (4)

🔑 キーワード

◆ 炭酸重炭酸緩衝系

体内の緩衝系には，炭酸重炭酸緩衝系，リン酸緩衝系，たんぱく質緩衝系などがあるが，量的に最も重要な緩衝系は，炭酸重炭酸緩衝系である．

$$H_2CO_3 \rightleftarrows H^+ + HCO_3^- \quad (pK\ 6.1)$$
$$pH = 6.1 + (\log\ [HCO_3^-]\ /\ [H_2CO_3])$$

$[H_2CO_3]$は，血液中のCO$_2$分圧によって決まることから，主に呼吸によって調節される．$[HCO_3^-]$は，主に腎臓での排泄と再吸収によって調節される．

◆ 一次性変化と代償性変化

体内で産生された酸または塩基を処理するために変化する炭酸重炭酸緩衝系を一次性変化という．一次性変化によるpHの変動を最小限に抑えるために肺または腎臓による代償を代償性変化という（表）．

◆ 呼吸性アシドーシス

肺からのCO$_2$排泄が障害されると，血液のCO$_2$分圧が上昇してH$_2$CO$_3$濃度

表 炭酸重炭酸緩衝系における一次性変化と代償性変化

	一次性変化	→ pH →	代償性変化
呼吸性アシドーシス	PaCO$_2$ ↑	↓	[HCO$_3^-$] ↑
呼吸性アルカローシス	PaCO$_2$ ↓	↑	[HCO$_3^-$] ↓
代謝性アシドーシス	[HCO$_3^-$] ↓	↓	PaCO$_2$ ↓
代謝性アルカローシス	[HCO$_3^-$] ↑	↑	PaCO$_2$ ↑

[HCO$_3^-$]：炭酸水素（重炭酸）イオン濃度
PaCO$_2$：二酸化炭素分圧

が増加するのでpHは低下する．通常はpHが一時的に低下すると，代償性変化として腎臓ではH^+の排泄，HCO_3^-の再吸収が亢進するのでpHは元に戻る．主な原因は，呼吸を抑制する薬物使用，睡眠時無呼吸症候群，重症筋無力症，慢性閉塞性肺疾患，重症肺炎などである．

◆ **呼吸性アルカローシス**

換気の亢進など肺からのCO_2排泄が増加すると，血液のCO_2分圧が低下してH_2CO_3濃度が低下するのでpHは上昇する．通常はpHが一時的に上昇すると，代償性変化として腎臓ではH^+の排泄，HCO_3^-の再吸収が抑制されるのでpHは元に戻る．主な原因は，低酸素血症，過換気症候群などである．

◆ **代謝性アシドーシス**

体内で酸の産生が増加すると，HCO_3^-が緩衝塩基として消費されてH_2CO_3が生成されるのでpHは低下する．H_2CO_3濃度が増加するとCO_2分圧が上昇する．通常，一時的なpHの低下，CO_2分圧の上昇が起こると代償性変化として呼吸中枢を刺激し，大気中へのCO_2排泄が増加する．その結果，H_2CO_3濃度が低下するのでpHは元に戻る．主な原因は，下痢，乳酸アシドーシス，尿細管アシドーシスなどである．

◆ **代謝性アルカローシス**

血液中のHCO_3^-濃度が増加するとpHは上昇する．通常は一時的なpHが上昇すると代償性変化として，呼吸を抑制するのでCO_2の排泄が抑制される．その結果，CO_2分圧は上昇し，H_2CO_3濃度が上昇するのでpHは元に戻る．しかし，呼吸自体を抑制することは難しく，CO_2分圧の上昇も多くは望めないため，代償は不完全であることが多い．主な原因は，嘔吐，低カリウム血症，利尿薬の使用，ミルクアルカリ症候群などである．

重要ポイント

ブレンステッド・ローリーの定義

酸とはプロトン（H^+）を与えるものであり，塩基とはプロトンを受け入れるものである．

$$HA\,(酸) \leftrightarrows H^+ + A^-\,(共役塩基)$$
$$解離定数 K = [H^+] \times [A^-] / [HA]$$
$$[H^+] = K \times [HA] / [A^-] \quad \cdots ①$$

pK＝－logKと定義されるが，$[A^-]=[HA]$のとき，$-\log K = -\log[H^+] = pH$となることから，pKは$[A^-]=[HA]$となるpHを表しているといえる．

ヘンダーソン・ハッセルバルヒの式

pHは，水溶液中のH^+の濃度$[H^+]$の逆数の対数である．pHを求める式に①を代入した式をヘンダーソン・ハッセルバルヒの式という．

$$\begin{aligned}pH &= -\log[H^+]\\ &= -\log(K \times [HA]/[A^-])\\ &= -\log K - \log([HA]/[A])\\ &= pK + \log[A^-]/[HA]\end{aligned}$$

この式から，以下のことがいえる．
- pHは，酸とその共役塩基の濃度の比によって決まる
- 酸が増加するか，その共役塩基が減少するとpHは低下する
- 酸が減少するか，その共役塩基が増加するとpHは上昇する
- 溶液に酸または塩基を加えたときは，$[A^-] ≒ [HA]$のときがpHの変化が最も小さい

溶液中の$[H^+]$が増加すると$[A^-]$が結合して$[HA]$を生成する．$[H^+]$が減少すると$[HA]$が解離して$[H^+]$を供給する．よって$[A^-]$と$[HA]$の両方が溶液中に等しく存在するときが最も緩衝作用が強い．炭酸のpKは6.1であることから，炭酸重炭酸緩衝系はpH6.1付近で最も強い緩衝作用を示す．

合格のコツ

酸塩基平衡異常はなぜ起こるか理解しよう

◆ 4種類の酸塩基平衡異常（呼吸性アシドーシス，呼吸性アルカローシス，代謝性アシドーシス，代謝性アルカローシス）と主な原因の組合せについて，メカニズムも含めて覚えておこう．加えて，pHが変化したときに，それを最小限にするために働く呼吸と腎臓の代償作用を整理しておこう．

第4章 個体の調節，恒常性

3 体温調節

問題　体温調節

体温に関する記述である．正しいのはどれか．

(1) 体温調節の中枢は，中脳にある．
(2) 健常女性の基礎体温は，卵胞期より黄体期が低い．
(3) 体温の日内変動をみると，午前10時ころに最高値を示す．
(4) 直腸温は，腋窩（腋下）温よりも高い．
(5) 発熱時には，エネルギー代謝は低下している．

(25追加-31)

解説

(1)→× 体温調節の中枢は視床下部にある．

体温は，皮膚温度受容器と深部温度受容器（腹部内蔵，骨，視床下部）で感知され，**視床下部**に存在する**体温調節中枢**に伝達される．体温調節中枢には，**発熱中枢**と**放熱中枢**があり，それぞれ自律神経系，内分泌系，体性神経系を介して，熱の産生と放散を調節することにより正常体温を維持する．

(2)→× 基礎体温は卵胞期より黄体期が高い．

下垂体から分泌される**卵胞刺激ホルモン（FSH）**の作用で，卵胞が成熟する期間を**卵胞期**という．成熟した卵胞からは，**卵胞ホルモン（エストロゲン）**が分泌される（p.263 参照）．血液中のエストロゲン濃度が一定以上に上昇すると，下垂体に対して**正のフィードバック調節**が働き，**黄体形成ホルモン（LH）**が大量に分泌される**LHサージ**が起こる．LHサージをきっかけに排卵が起こったのち，卵胞から黄体ができる期間を**黄体期**という．黄体から分泌される黄体ホルモン（プロゲステロン）には，体温上昇作用があるので，卵胞期より黄体期の方が0.2〜0.4℃高くなる．なお，排卵日には一過性の

体温低下が起こる．

(3) ➡ ✕　体温は午後3～6時頃最高となる．

📖　体温は，体が活動しているときに上昇し，安静にしていると低下する．そのため体温の日内変動では，日中に上昇し，夜間に低下する．一般に，体温は，午後3～6時頃最高となり，午前3～6時頃最低となる．日内変動の最高体温と最低体温の差は，1℃以内である．

(4) ➡ ○　正しい．

📖　身体の表面（殻）の温度は，環境温に影響されて30～37℃で変化するが，身体の深部（芯）の温度は，環境温の影響を受けにくく，通常37℃程度の狭い範囲に保たれている（図）．体温の測定値は，測定部位に影響され，芯に近いほど高くなる．通常，腋窩温（えきかおん）の平均値は36.6℃であるが，口腔温は腋窩温より0.2～0.5℃高く，直腸温は腋窩温より0.5～1.0℃高い．

(5) ➡ ✕　発熱時には，エネルギー代謝は亢進している．

📖　体温は，熱の産生と放散のバランスにより調節される．発熱時には，熱の産生が増加し，放散が減少している．体内で産生される熱は，体内のエネルギー源を分解することによって供給される．すなわち，熱の産生が増加しているときは，エネルギー代謝は亢進している．

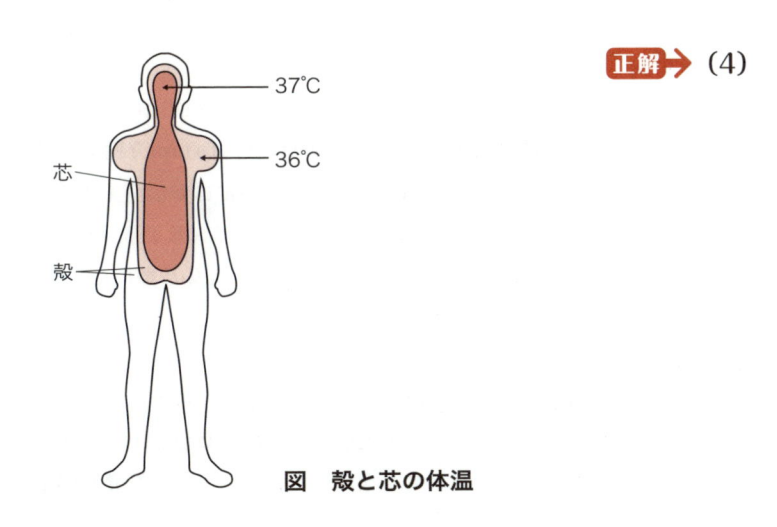

正解 ➡ (4)

図　殻と芯の体温

🔑 キーワード

◆ ふるえ産熱と非ふるえ産熱

　　基礎代謝による産熱の組織分布は，脳20％，肝臓21％，心臓9％，腎臓8％，筋肉22％，脂肪組織4％，その他16％である．筋肉のふるえによる熱の産生を**ふるえ産熱**といい，安静時の約5倍に増加する．首や腋下などに存在する褐色脂肪細胞による熱産生の増加を，**非ふるえ産熱**という．寒さに慣れることにより筋肉のふるえによる熱産生が減少し，非ふるえ熱産生が増加することを**寒冷順化**という．甲状腺ホルモン，副腎皮質ホルモン，副腎髄質ホルモンは，熱産生を増加させる．

◆ 輻射（ふくしゃ）

　　輻射（または**放射**）は，**熱輻射**（または**熱放射**）ともいい，物体から熱エネルギーが電磁波として放出される現象をいう．輻射により，距離が離れていても温度の高い物質から低い物質へ熱が移動する．安静時には，輻射による熱の放散が最も大きく，約60％を占めている．蒸発〔皮膚，呼気からの水蒸気の放散（不感蒸泄）や発汗による気化熱〕は約25％，空気への伝導が約12％，水，食物など直接触れている物質への伝導は約3％を占めている．皮膚からの熱の放散は，立毛筋の収縮や皮膚表層を走行する血管の収縮により抑制される．

◆ 不感蒸泄（ふかんじょうせつ）

　　皮膚表面に滲出してくる水分の蒸発と呼吸（しんしゅつ）により排出される水分の蒸発を合わせて**不感蒸泄**という．不感蒸泄は約900 mL／日であるが，そのうち約30％を呼吸による蒸発が占める．運動時には熱の産生は最大20〜25倍に増加し，その大部分は発汗による蒸発によって放散する．大量に汗をかいた場合，汗は蒸発する前に流れ落ちてしまうため，熱の放散に対する貢献度は低い．

◆ 発熱

　　体温は熱の産生と放散のバランスで維持されており，その調節は**視床下部**で行われている．発熱するということは，体温のセットポイントを上げることである．このような変化を起こさせる液性因子を**発熱因子**という．発熱因

子には細菌毒素など微生物が持ち込む**外因性発熱因子**と，炎症が起こった場所に集まった単球やマクロファージが分泌する**内因性発熱因子**（IL-1, IL-6, インターフェロンなどのサイトカイン）がある．発熱因子は，視床下部の体温調節中枢に作用して**プロスタグランジン**の産生を促して，体温のセットポイントを上げる．アスピリンなどの解熱剤は，プロスタグランジンの産生を抑制することで体温の上昇を抑える．

◆ エクリン腺とアポクリン腺

汗を分泌する汗腺には**エクリン腺**と**アポクリン腺**の2種類がある．エクリン腺は，全身の皮膚に分布し，運動や発熱により水分の多い薄い汗を分泌する．分泌される汗は酸性で，皮膚の細菌増殖を抑制する．高温環境で全身のエクリン腺から汗が出ることを**温熱性発汗**という．エクリン腺に分布する交感神経の伝達物質はアセチルコリン（コリン作動性）である．精神的に緊張したときに手掌や足底に分布するエクリン腺から汗が出ることを**精神性発汗**という．

アポクリン腺は，乳輪，外耳道，肛門，眼瞼のまつげ付近，鼻，腋窩などに分布し，皮膚表面に開くものと毛包に開くものがある．分泌物はたんぱく質や脂質を多く含み，皮膚に存在する細菌が分解して特有なにおいを発生する．思春期に分泌が増加する．

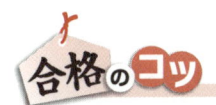

合格のコツ

熱の産生と放散のバランスが大事！
- ◆熱の産生では，関連するホルモンの役割，ふるえ産熱と非ふるえ産熱が起こる臓器をまとめておこう．
- ◆熱の放散では，輻射，蒸発，伝導が，それぞれどれくらいの割合を占めているのか覚えておこう．

第5章 加齢・疾患に伴う変化

1 老化

問題　老年症候群

老年症候群に関する記述である．誤っているのはどれか．

(1) 誤嚥性肺炎の対策として，口腔ケアが実施される．
(2) 転倒による骨折は，寝たきりの原因となる．
(3) 食事摂取量の減少は，脱水症の要因となる．
(4) 失禁がある場合は，水分制限が必要である．
(5) 糖尿病は，褥瘡の内的因子となる．

(24-150)

解説

(1) ⇒ ○　正しい．
　誤嚥とは，食道に入るべき食物や唾液が，誤って気管に入ることをいう．誤嚥が起こると通常は激しくむせるが，気管の感覚に障害があるとむせが生じない場合があり，これを**不顕性誤嚥**という．不顕性誤嚥は食べ物を飲みこむときだけでなく，睡眠中や通常時にも起こる．高齢者では，不顕性誤嚥が多い．口腔内が不潔になり雑菌が繁殖すると，唾液の不顕性誤嚥により**誤嚥性肺炎**を起こすことがある．よって，誤嚥性肺炎を予防するためには，**口腔ケア**により，口腔内を清潔にしておくことは大事である．

(2) ⇒ ○　正しい．
　転倒は，脳血管疾患・認知症・パーキンソン病・関節リウマチ・骨粗鬆症や加齢に伴う身体機能の低下など**身体的要因（内的要因）**によるものと，段差など**生活環境要因（外的要因）**によるものがある．転倒により骨折を起こすと，しばらくベッド上で安静にする必要が生じる．その結果，骨格筋の**廃用性萎縮**が起こり（p.99 表1参照），立ち上がる筋力が失われ，寝たきり

になる可能性がある．運動器の障害により，要介護になるリスクが高い状態を**ロコモティブシンドローム**という．転倒を予防するためには，内的要因となる疾患の治療，外的要因の排除に加えて，筋肉をつける訓練を行うことが有効である．

(3) ➡ ○　正しい．

📖　**脱水**とは，体液量が減少した状態をいう（p.113 参照）．高齢者では，細胞内水分量の減少，水分含量の少ない脂肪組織の増加，基礎代謝の低下による代謝水の減少，尿細管機能の低下に伴う浸透圧利尿による水分喪失増加，食事摂取量の減少による水分摂取の減少，**褥瘡**による水分喪失，のどの渇きの感覚低下による飲水量の減少などの要因により，若年者より脱水症になりやすい．

(4) ➡ ×　水分制限は脱水症の要因となるので，行わない．

📖　意志に反して尿漏れが生じ，それが社会的，衛生的に障害を生じる状態を**失禁**という．失禁は，排尿反射や蓄尿反射の障害によって起こる．急に尿意が起こって，トイレに間に合わない状態を**切迫性尿失禁**といい，男性に多い．一方，咳やくしゃみにより腹圧が上昇したときに尿漏れが起こるものを**腹圧性尿失禁**といい，女性に多い．失禁を予防するために，水分制限により尿量を減らそうとすると脱水症になる可能性がある．失禁は，2～3時間ごとの規則的な排尿習慣や薬物を使用して予防する．

(5) ➡ ○　正しい．

📖　**褥瘡**とは，皮膚の持続的な圧迫により，皮膚および皮下組織が壊死を起こすことをいう．褥瘡の原因は，皮膚を圧迫する**外的因子**と，栄養不良，循環不全，貧血，糖尿病などの**内的因子**が関与している．褥瘡の治療は，体位変換，体圧分散寝具の使用など外的因子の除去に加えて，栄養状態の改善など内的因子の改善を行うことが大事である．そのうえで局所ケアを行わなければ，治癒しにくい．必要エネルギー量を算定する場合は，褥瘡の重症度に応じて**ストレス係数**を 1.1～1.3 にする．創傷治癒を促進するためには，十分なたんぱく質に加えて，**カルシウム**，**鉄**，**亜鉛**の補給が必要である．

正解 ➡ (4)

🗝 キーワード

◆ 老化

老化とは，成熟期・生殖期以後，加齢とともに不可逆的に進む形態的，生理的，分子的な衰退現象（**老衰**）をいう．老化期において，恒常性を崩壊させ，死亡率を増加させることにより，種の寿命を制限している．若年の死亡が多い社会では，生存曲線は年齢とともに徐々に低下するが，現在の日本のように平均寿命が延長すると，生存曲線は85歳前後から急速に低下する形になる．このことを"**生存曲線の直角化**"という（図）．栄養や環境の変化により平均寿命は変化するが，最大寿命は変化しない．

◆ 老年症候群

加齢に伴う心身の機能低下により，生活能力が低下して，さまざまな症状が出現することを**老年症候群**という．老年症候群には，誤嚥，転倒，失禁，褥瘡，低栄養，認知症，骨粗鬆症，便秘，脱水症などが含まれる．

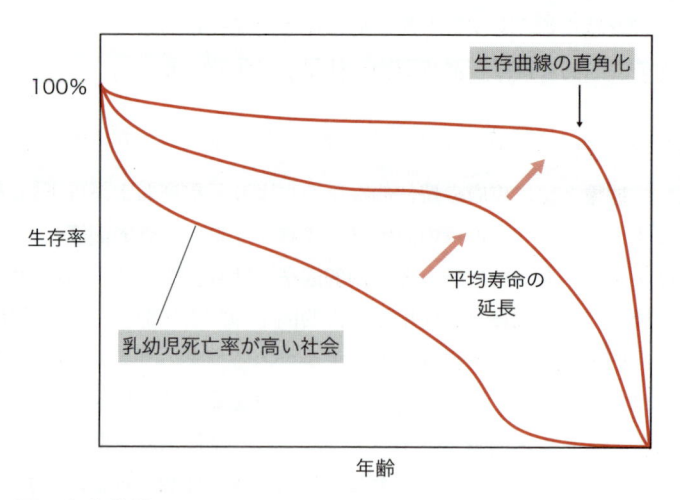

図　生存曲線

◆ ロコモティブシンドローム

　ロコモティブ（locomotive）には，機関車という意味があり，能動的な運動というイメージがある．ロコモティブシンドロームとは，2007年に日本整形外科学会により提唱された概念で，運動器の障害による要介護状態や要介護リスクの高い状態のことをいう．高齢者に多い，代表的な運動器の疾患は，骨粗鬆症，変形性脊椎症，変形性膝関節症，大腿骨頸部骨折である．

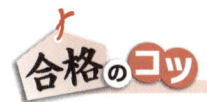

合格のコツ

褥瘡のメカニズムと治療法は要チェック！
- 老化では，褥瘡の問題がよく出題される．褥瘡の定義，褥瘡が起こる内的要因と外的要因，局所ケア，栄養療法についてまとめておこう．

コラム

カロリー制限による老化制御の可能性

　マッケイらは，自由摂食群のラットはすべて965日までに死亡したが，エネルギー制限食群のラットは最長1,320日まで生存したことを観察し，エネルギー制限が，加齢に伴う病気の発症を予防し，生理的老化の過程による衰退を遅延または軽減する可能性を示した．コールマンらは，自由摂食量の30％にカロリー制限したサルを20年間飼育し，対照群が50％死亡した時点で，カロリー制限群は80％生存していたことを観察した．さらに，カロリー制限群は，糖尿病，がん，心血管病，脳萎縮の頻度も少ないことがわかった．カロリー制限が老化を遅らせるメカニズムとして，**サーチュイン**というたんぱく質（脱アセチル化酵素活性を有する）が注目されている．サーチュインは，転写因子FOXOを活性化し，酸化ストレス耐性，細胞死抑制などをもたらす．カロリー制限は，サーチュインの発現を増加させる．また，ポリフェノールの1種である**レスベラトロール**は，サーチュインを活性化することが知られている．

第5章 加齢・疾患に伴う変化

2 病理学

問題　炎症

出題頻度 ★★☆

炎症についての記述である．正しいのはどれか．

(1) 慢性炎症の浸潤細胞は，主に好中球である．
(2) 急性炎症では，血管透過性が低下する．
(3) 炎症性サイトカインは，赤血球に由来する．
(4) 急性炎症では，乾酪壊死がみられる．
(5) 炎症では，血中にC反応性たんぱく質（CRP）が増加する．

(24-33)

解説

(1)→✕　慢性炎症では主にリンパ球が浸潤する．

📖 **浸潤**とは，一般的には水が布に染み込みながら広がることをいう．"細胞が浸潤する"とは，細胞が組織の中を染み込むように移動することをいう．炎症が起こっている場所には，白血球が浸潤している（p.269 参照）．**急性炎症**では，主に**好中球**が浸潤し，**慢性炎症**では主に**リンパ球**が浸潤する．好中球は，白血球のなかで最も数が多く，**化学走性**と**貪食作用**（食作用）により病原細菌などの異物をとり込んで消化・分解する．膿は，病原細菌などの異物を処理して死滅した好中球の残骸である．リンパ球には，T細胞，B細胞，NK（natural killer）細胞などがあり，免疫応答に関与している．

(2)→✕　急性炎症では，血管透過性が亢進し，腫脹が起こる．

📖 ケルスス（Celsus，1世紀）は，急性炎症では**発赤**，**腫脹**，**熱感**，**疼痛**の四徴候が起こることを記載している．ガレノス（Galenos，2世紀）は，これに**機能障害**を加えて**五徴候**とした．発赤とは，毛細血管の拡張により，血液が集まり赤く見えることである．腫脹とは，病巣の毛細血管の透過性が亢

進して，滲出液が出てくるために，間質に浮腫が起こることである（p.113参照）．熱感とは，血流増加による局所の温度上昇および全身の体温上昇のことである．疼痛とは，痛覚をつかさどる神経が物理的，化学的に刺激を受けて痛みを感じることである．

(3) ➡× **炎症性サイトカインは白血球やマクロファージに由来する**．

📖 **サイトカイン**とは，細胞が分泌するたんぱく質で，特定の情報伝達にかかわっている．**炎症性サイトカイン**は，白血球やマクロファージから分泌される．赤血球には，核もリボソームもないので，たんぱく質を合成することができない．サイトカインの定義は，"多数の異なる細胞から産生され，多数の異なる細胞に働きかけるたんぱく質"である．つまりAというサイトカインを分泌する細胞はB，C，Dと複数あり，またサイトカインAは細胞E，F，Gと複数の細胞に多様な作用を及ぼす．サイトカインは主に免疫担当細胞から分泌され，近くの細胞に作用して，免疫応答や炎症を引き起こす．免疫担当細胞以外では，脂肪細胞（アディポサイト）から分泌されるサイトカイン（**アディポサイトカイン**）がある（p.145参照）．内分泌細胞から分泌されるホルモンとの違いは，①局所で作用し，全身作用は強くない，②ホルモンに比べて，ペプチドの分子量が大きいこと（1万以上）である．

(4) ➡× **乾酪壊死がみられるのは慢性炎症である**．

📖 **乾酪壊死**とは，慢性炎症で形成された**肉芽腫**に壊死が起こってチーズのような外観を呈することをいう．壊死組織の脂肪成分が多いために黄白色で乾燥したチーズのように見えるのである．結核，梅毒，悪性腫瘍などの病変で壊死が起こったときにみられる．

(5) ➡○ 正しい．

📖 **CRP**（C-reactive protein, C反応性たんぱく）は，炎症の場で活性化されたマクロファージから分泌されたサイトカインが肝細胞に働いて生成される**急性期反応たんぱく質**の一種である．血中CRP濃度の上昇は，体内に炎症が存在することを示している（p.117参照）．

正解 ➡ (5)

🗝 キーワード

◆ 炎症

　　　局所の組織細胞障害や作用した障害因子に対する生体の局所的防御修復反応を炎症という．病原菌の侵入や心筋梗塞など体の一部に何かよくないことが起こったときに，被害が拡大するのを防いだり，被害にあった部分を治したりする反応である．炎症を起こす主役は，リンパ球，マクロファージ，好中球，好塩基球由来の肥満細胞などの**免疫担当細胞**である（p.278 参照）．

◆ 創傷治癒

　　　組織が傷つけられたり，欠損したりした後，それが治っていく過程を**創傷治癒**という．組織に障害が起きると，まず，血管透過性が亢進し，血漿たんぱくや白血球が集まり急性炎症が起こる．続いて欠損した組織を埋めるための**肉芽組織**が増生し，最後に肉芽組織が線維組織に置き換わって**瘢痕**になる．鋭い刃物で傷つけられたときのように，創傷部位に肉芽組織が少なく，ほとんど瘢痕を残さないものを**一次治癒**という．組織の欠損が大きく，多量の肉芽組織を形成して瘢痕を残すものを**二次治癒**という．

◆ 変性

　　　細胞に外界から刺激が加わったときに，それに反応して細胞の形態が変化し，本来の機能が低下することを**変性**という．刺激が除かれると，細胞は元に戻る可逆的変化であるが，刺激が長期間続くと，細胞死に陥ることもある．
　　　細胞・組織のレベルで使用する用語であり，たんぱく質や核酸など分子レベルで使用される変性とは区別する．

◆ 萎縮

　　　いったん正常に発達・分化した臓器や組織が，何らかの原因で小さくなることを萎縮という（表1）．

◆ 肥大

　　　臓器や組織が，正常な構造や形を損なうことなく，正常以上に大きくなることを**肥大**という（表2）．狭義の肥大は，細胞数は増加せず，細胞の容積が

表1　萎縮の分類と仮性肥大

廃用性萎縮（無為萎縮）	長い間寝たきりになっていたために骨格筋が萎縮するなど，長期間使わないことによって生じる
圧迫萎縮	体の一部が圧迫されることにより，血流が悪くなり，栄養不足になって萎縮が生じる
貧血性萎縮	局所の循環障害が原因で萎縮が生じる
神経性萎縮	神経の障害により，その神経が支配している臓器や組織に萎縮が生じる 例）運動神経の障害によりその神経が支配する骨格筋が萎縮する
筋原性筋委縮	骨格筋の変性・崩壊により筋肉が萎縮する 例）進行性筋ジストロフィー
内分泌性萎縮	ホルモンの刺激を受けている臓器において，何らかの理由によりホルモンの刺激が減少したときに，その臓器に萎縮が生じる 例）甲状腺や副腎皮質は下垂体ホルモンの刺激を受けているが，下垂体に腫瘍ができて下垂体ホルモンの分泌が低下すると，甲状腺や副腎皮質は萎縮する
生理的萎縮	過齢など生理的な要因により萎縮が生じる．正常な過程で，退縮とも呼ばれる 例）胸腺は乳幼児期にはよく発達しているが，その後加齢とともに小さくなる （胸腺は胸骨の裏側にある臓器で，T細胞が自己と非自己を見分けることができるように教育するところ）
飢餓萎縮	飢餓や消化管の障害により栄養不足となって，全身性に萎縮が生じる
仮性肥大	仮性肥大とは，実質細胞は萎縮しているのに，その間を埋める結合組織や脂肪組織が増加して，一見肥大しているように見える状態をいう 例）代表例は，進行性筋ジストロフィーで，横紋筋の萎縮を脂肪組織が補填するため，筋肉が肥大しているように見える

増大するものをいう．細胞数の増加を伴う臓器・組織の肥大は**過形成**という．

◆ 化生

化生とは，分化した細胞が，形態的にも機能的にも，本来別の場所にあるべき性質をもつようになることをいう．例えば，扁平上皮化生としては，子宮頸部の円柱上皮や気管の多列線毛上皮が扁平上皮に置き換わることなどが挙げられる．腸上皮化生としては，胃の上皮が小腸の上皮に置き換わることなどが挙げられる．もともと扁平上皮でできている食道には，扁平上皮化生は起きないし，小腸に腸上皮化生も起きない．化生は，発がんと関連があると考えられている．

表2 肥大の分類

作業性肥大 労作性肥大	組織が作業をしようとしたとき，負担がかかり，それを克服するために組織が大きくなること 例）腕立て伏せをして腕の筋肉に負荷を与えると，腕の骨格筋が太くなるなど
代償性肥大	欠けた機能を，残った組織が一生懸命補うために，残った組織が大きくなること 例）肝臓，腎臓，甲状腺などで起こる
内分泌性肥大	ホルモンがその標的臓器に作用して臓器が肥大すること 例）● 妊娠・授乳中の女性の乳房の肥大（生理的肥大） ● 下垂体の腫瘍などで成長ホルモンが過剰に分泌されて生じる巨人症（病的肥大） ● 加齢に伴い精巣から分泌されるアンドロゲンが減少して，相対的にエストロゲン優位の状態になることで生じる前立腺肥大
慢性刺激による肥大	慢性的に機械的刺激が加わることにより肥大すること 例）ペンダコなど
特発性肥大	原因が不明な病的肥大が生じることを特発性肥大という 例）心臓の筋肉が病的に肥大する特発性心筋症など

◆ 循環障害

循環障害とは血液やリンパ液の循環が何らかの原因により阻害されて起こる病態である（表3）．

◆ 壊死

壊死とは，①酸素や栄養素の供給不足，②細菌やウイルスの感染による障害，③酸やアルカリなど化学物質による障害，③強い圧迫など物理的な障害などが原因となって，細胞に不可逆的な変化が起こり，細胞死に至ることである．壊死では細胞膜が崩壊するために内容物が周囲の組織に撒き散らされて炎症が起きるので，何らかの障害やその痕跡が組織に残る（表4）．

◆ アポトーシス

アポトーシス（apoptosis）は，"apo-（離れて）" + "ptosis（下降）"の合成語である．アポトーシスとは，細胞が障害を受けて死ぬのではなく，遺伝子によって調節された死である．壊死が殺人事件だとすると，アポトーシスは覚悟の自殺である．障害を受けた病的な細胞だけでなく，私たちの体の発生の段階では，不必要になった組織の細胞はアポトーシスによって消失する．

表3　循環障害

充血	● 小動脈と毛細血管の拡張によって起こる ● 局所の動脈血が増加する ● 炎症などが原因となる
うっ血	● 静脈血のうっ滞によって起こる ● うっ血性心不全，肺うっ血などの原因となる
ショック	● 各臓器に十分な血液を送り出せない状態 ● 多臓器不全を引き起こす
虚血	● 局所を流れる血液の量が減少し，細胞・組織が低酸素状態になった状態 ● 動脈硬化症による閉塞，圧迫による動脈の閉塞，血栓，塞栓，攣縮が原因となる ● ミトコンドリアによる酸化的リン酸化が障害され，ATP産生が十分にできなくなり，細胞の形態を維持できず壊死に陥る場合もある ● 低酸素状態の改善により回復（可逆的状態）する場合もあるが，ある時点（point of no return）を超えると，いくら酸素を送り込んでも壊死を免れることはできない不可逆的状態になる ● 可逆的状態の代表例が狭心症や一過性脳虚血発作であり，不可逆的状態の代表例が心筋梗塞や脳梗塞である
塞栓	● 閉塞させる因子（栓子）が発生した部位を離れて，血流によって運ばれた血管を閉塞することを塞栓症という ● 栓子には，血栓，細胞，組織，羊水，脂肪，空気，細菌，寄生虫などがある ● 血栓により塞栓症が出現することを，血栓塞栓症という
梗塞	● 血管の閉塞により，その支配領域の組織に壊死が起こることを梗塞という ● 心筋梗塞では凝固壊死になり，脳梗塞では融解壊死になる ● **貧血性梗塞**：充実性の臓器では，梗塞が起こった後の出血量が少なく，蒼白に見える．例）心筋，腎臓，脾臓 ● **出血性梗塞**：軟らかい非充実性の臓器では，梗塞が起こった後の出血量が多く，赤色に見える．例）肺，腸間膜

表4　壊死の種類

凝固壊死	壊死組織が凝固して硬くなるものを凝固壊死という． 例）心筋梗塞
乾酪壊死	凝固壊死の一種であるが，壊死組織の脂肪成分が多いために黄白色で乾燥したチーズのように見えるものを乾酪壊死という． 例）結核，梅毒，悪性腫瘍などの病変
融解壊死	壊死組織のたんぱく質含有量が少なく，たんぱく質分解酵素の作用で壊死組織が液化するものを融解壊死という． 例）脳梗塞

表5　滲出液と濾出液

濾出液 (比重＜1.015)	● 生理的条件下において出る液体．血管内外の静水圧の差と膠質浸透圧により血管の中から外へ出てくる液体を濾出液（または漏出液）という ● 濾出液は，たんぱく質の含有量が少ないため比重が小さい ● フィブリノーゲン（線維素）などの凝固タンパクも少ないので凝固しにくい ● 濾出液は，正常な組織の間質液として存在する
滲出液 (比重＞1.018)	● 組織で炎症が起こったときに出る液体．細静脈の部位で血管内皮細胞の接合部に開裂が起こり，そこから血漿に含まれるたんぱく質や各種白血球や血小板が血管外に出てくることによってできた間質液を滲出液という ● 濾出液に比べるとたんぱく質含有量が高く，比重が大きい．フィブリノーゲン（線維素）などの凝固たんぱくが含まれているので凝固しやすい性質がある ● 濾出液は透明だが，滲出液は細胞成分が多く，また組織に由来する細胞や組織の崩壊物質を含むことから混濁していることが多い

　これは正常な生命現象であることから，プログラム細胞死と呼ばれる．
　アポトーシスでは，細胞内でDNAやタンパク質の分解が起こり，細胞自体も小さく断片化するが，細胞膜は最後まで保たれているので周囲の組織に炎症が起こることはない．断片化した細胞は，マクロファージによりきれいに処理されるので，アポトーシスを起こした細胞は跡形もなく消えてしまう．

◆ 濾出液と滲出液

　いずれも血液成分が血管外へ出てきた液体であるが，その原因や仕組み，成分により区別される（表5）．

問題　悪性腫瘍

悪性腫瘍に関する記述である．誤っているのはどれか．

(1) 組織学的に異型性が強い．
(2) 細胞の核細胞質比（N/C比）が小さい．
(3) 転移がみられる．
(4) 浸潤性に発育（進展）する．
(5) 細胞の増殖が速い．

(22－31)

解説

(1)→○　正しい．
　ある正常な組織を構成する細胞は，大きさや核の状態がそろっていて，規則正しく並んでいる．しかし，細胞の大きさや核の大きさ・位置がそろっていないことがある．また細胞の並び方が乱れていたり，単層となるはずのものが重層していたりすることがある．このような正常な組織構造と異なる状態を異形成と呼ぶ．"異形成＝腫瘍"というわけではないが，悪性腫瘍の組織では，異型性（正常な組織構造とどれだけ異なるかという度合い）が強いというのは正しい．

(2)→×　核細胞質比（N/C比）は**大きい**．
　核の容積と細胞質の容積の比率を，**核細胞質比**（N/C比）という．Nは核（nucleus），Cは細胞質（cytoplasm）のことである．悪性腫瘍の細胞では，核内で多量のDNAが合成され，核の容積が大きくなる．一方，DNAの情報にもとづく適切なたんぱく質の合成が行われず，細胞の分化は障害されるので細胞質の容積は小さくなる．この結果，N/C比は大きくなる．一般に，N/C比が大きいほど，未分化で，悪性度が高い腫瘍である．

(3)→○　正しい．
　悪性腫瘍は周囲の組織に浸潤して増殖し，血管内やリンパ管内に浸潤し

た腫瘍細胞が血液やリンパ液の流れにのって遠隔臓器に**転移**する（p.105 図 b 参照）．転移があることは，悪性腫瘍の特徴である．

(4) ➡ ○　正しい．

📖　"浸潤性"というのは，腫瘍組織と周りの正常組織の境界が明瞭ではなく，1個または数個の腫瘍細胞が周囲の正常組織の中に浸み込んでいくように増殖することをいう．浸潤性増殖は，悪性腫瘍の特徴である．

(5) ➡ ○　正しい．

📖　悪性腫瘍は短期間で大きくなり，全身に転移し，そこでまた増殖することから，"細胞の増殖が速い"というのは正しい．しかし，がん細胞の細胞周期が，正常細胞より短いとは限らない．例えば，白血病の治療で抗がん剤を使用すると，白血病細胞と正常な白血球どちらも減少するが，治療後，先に回復するのは正常白血球である．白血病細胞が増える前に，正常白血球が回復した段階で抗がん剤を使用すると白血病細胞をさらに少なくすることができる．これは，白血病細胞の細胞周期が正常白血球より長いことを利用した治療法である．では，なぜ腫瘍細胞は正常組織を押しのけて増殖するのか．この理由は，分裂周期に入っている腫瘍細胞が多いからである．1つ1つの細胞周期は長くても，分裂周期に入っている細胞が多いので，全体として増殖が速くなる．

正解 ➡ (2)

🗝️ キーワード

◆ 良性腫瘍と悪性腫瘍

　腫瘍とは，正常な体を構成する細胞から発生する組織の異常増殖である．異常増殖の特徴は周囲の正常な組織との間に調和が保たれないこと（**自律性**）であり，事情が許す限り際限なく増殖することである．腫瘍は実質（腫瘍細胞）と間質（腫瘍細胞が増殖するのに必要な足場，栄養，酸素などを供給する）からできている．間質は正常な細胞からできていて，腫瘍の増殖は間質を介して宿主に完全に依存している．つまり，宿主が死亡すれば，腫瘍も死亡する．

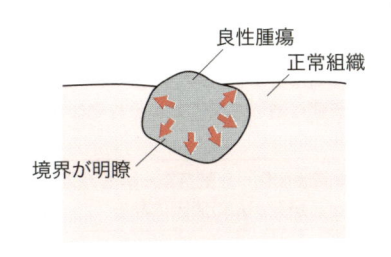

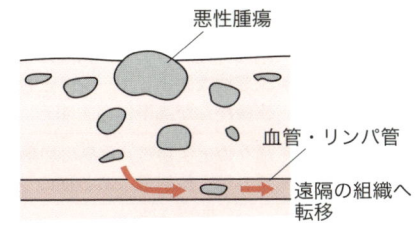

図 圧排性増殖と浸潤性増殖
a：腫瘍は大きくなり周囲の組織を圧迫するが，こぼれ出ることはない
b：腫瘍は増殖し周囲の組織へこぼれ出る（浸潤する）

一般に"**がん**"は悪性腫瘍全般を指し，"**がん腫（cancer）**"は**上皮性悪性腫瘍**を，"**肉腫（sarcoma）**"は**非上皮性悪性腫瘍**を指す．臨床的には予後が良好なものを"良性"，不良なものを"悪性"とする．病理組織学的には増殖様式により**圧排性増殖**のみを示すものを"良性"，**浸潤性増殖**を示すものを"悪性"とする（図）．悪性であっても圧排性増殖を伴うことがある．圧排性増殖では腫瘍組織と正常組織の境界が明瞭で，腫瘍細胞が周囲にこぼれ出ることはない．一方，浸潤性増殖は腫瘍細胞が転移する．

◆ 転移

悪性腫瘍は周囲の組織に浸潤して増殖する．腫瘍細胞が血管内やリンパ管内に浸潤すると，血液やリンパ液の流れにのって遠隔臓器に移動し，そこで増殖する．これを転移という．血流にのって転移することを**血行性転移**といい，リンパ管に沿って転移することを**リンパ行性転移**という．一般に，がん腫はリンパ行性転移をしやすく，肉腫は血行性転移しやすい．悪性腫瘍が胸腔や腹腔などの体腔の表層に達して体腔内に飛び散ってがん病巣をつくることを播種という．

◆ 発がん

● 発生の要因
発がんの要因には遺伝的なものと環境的なものがある（表6）．

● 発がん二段階説
発がん物質をマウスの皮膚に1回塗り，その後非発がん物質であるクロト

表6　発生の要因

遺伝要因	● 網膜芽種，ウィルムス腫は常染色体優勢遺伝するがんである ● 家族性大腸ポリポーシスと色素性乾皮症は遺伝性疾患で，それぞれ大腸がん，皮膚がんが高率に発生する
環境要因	● 種々の化学物質，食品の加熱産物，食品添加物，大気汚染，排気ガス，タバコ，紫外線，放射線，ある種のウイルスなどが発がんの原因になる

ン油（食物油の一種）をくり返し塗ると腫瘍が発生するが，発がん物質単独またはクロトン油単独では，腫瘍は発生しない．このことは，発がんの過程には発がんのきっかけをつくる**イニシエーション**の段階と，がんの発生にいたる過程を促進する**プロモーション**の段階が必要であることを示している．

◆ がん遺伝子とがん抑制遺伝子

　がんを発生させるウイルスの研究から，がんを発生させる**がん遺伝子**が発見されたが，このがん遺伝子はウイルスの増殖には不必要なものであった．その後，多くのがん遺伝子が発見されたが，その多くは正常な細胞の増殖を調節する細胞内情報伝達にかかわるたんぱく質をコードしている遺伝子が変異したものであることがわかった．さらに，発がん物質は，これらの遺伝子に変異をもたらしてがんを発生させることがわかった．正常な細胞では，**がん抑制遺伝子**が働き，増殖を抑制する．しかしがん抑制遺伝子が変異すると，その作用が障害され，増殖を抑制できなくなる．

合格のコツ

病理学では，炎症，萎縮，肥大，壊死が頻出！

◆ 炎症では，ケルススの四兆候が起こる仕組みを理解しておこう．萎縮，肥大，壊死では，それぞれの分類と疾患名の組合せを整理して覚えておこう．

第5章 加齢・疾患に伴う変化

3 死の判定

問題　死の判定

死の判定に関する記述である．正しいのはどれか．

(1) 脳死では，心臓は停止している．
(2) 脳死では，自発呼吸は消失している．
(3) 植物状態では，対光反射は消失している．
(4) 心臓死では，脳波にα波が認められる．
(5) 心臓死では，対光反射がみられる．

(25追加-29)

解説

(1)→×　脳死では，心臓は拍動を続けている．

　　通常は，心臓の拍動，呼吸，中枢神経のうち，いずれか1つでも機能が停止すると，ほかの2つの機能も短時間のうちに停止することから，死と心臓死は同じ意味に用いられてきた．しかし，人工呼吸器や循環管理の技術の進歩により，中枢神経の機能が停止しても呼吸機能と循環機能を維持することが可能になったことから，呼吸機能と循環機能は保たれているが，中枢神経機能が不可逆的に停止した状態を，心臓死と区別して**脳死**というようになった．

(2)→○　正しい．

　　脳死については**全脳死**と**脳幹死**の2つの考え方があるが，わが国は全脳死を脳死としている．脳幹には呼吸中枢があるので，全脳死であっても脳幹死であっても，自発呼吸を行うことはできない．よって，脳死では呼吸機能は人工呼吸器によって維持されている．

(3)→✗　対光反射の中枢は脳幹にあるので，植物状態では，対光反射が認められる．
　📖 **植物状態**とは，脳の機能の著しい障害により意識がない状態をいう．脳死と違い，脳幹や小脳の機能は残っており，自発呼吸ができることが多い．稀に，長期間の昏睡ののちに，意識が回復することもあることから，可逆的な状態と考えられ，非可逆的な脳死とは区別されるものである．対光反射については下記の（5）を参照のこと．

(4)→✗　心臓死でも脳死でもα波は認められない．
　📖 脳波は，脳の律動的な電気的な活動を頭皮上に置いた電極で記録するものである．脳波検査は，脳の器質的，機能的疾患が疑われる場合に行われる．特にてんかんの診断には必須の検査である．脳波は周波数によりδ（デルタ）波，θ（シータ）波，α（アルファ）波，β（ベータ）波に分類される．覚醒状態の脳波は，α波とβ波で構成される．つまり，脳波検査でα波やβ波が認められれば，脳は活動しているということである．心臓死であっても，脳死であっても，中枢神経機能は不可逆的に活動を停止した状態であるので，脳波はα波に限らずすべて**平坦**となる．

(5)→✗　心臓死でも脳死でも対光反射は認められない．
　📖 目に光をあてると瞳孔が収縮することを**対光反射**という．光の刺激は網膜で受容され，視神経を通って中心神経に伝えられる．その一部が中脳の動眼神経の神経核に入り，動眼神経を介して瞳孔を収縮させる．心臓死であっても，脳死であっても，中枢神経機能は不可逆的に活動を停止した状態であり，当然中脳の動眼神経核の神経細胞も活動を停止しているので，対光反射は消失する．対光反射は脳幹の機能をみる検査である．

正解 ➡ (2)

🔑 キーワード

◆ **心臓死**
　死とは，呼吸機能，循環機能，中枢神経機能が不可逆的に停止した状態をいう．この状態で，体内のすべての細胞が活動を停止しているわけではない．

髪の毛や爪は，呼吸機能や循環機能が停止した後も数日間伸び続ける．しかし，それは，細胞の種類により，細胞死に至るまでの時間が異なるだけで，やがてすべての細胞が死に至る不可逆的な過程である．何らかの理由で呼吸機能，循環機能，中枢神経機能が一時的に停止したとしても，可逆的な状態であれば死とはいわない．①**呼吸の停止**，②**心拍動の停止**，③**瞳孔散大**を**死の三徴候**という．死の三徴候によって判定される死を**心臓死**という．

◆ 脳死

脳死の判定は1985年の厚生省基準（**竹内基準**）をもとに，'99年に「**法的脳死判定マニュアル**」が厚生労働省から公表されている．脳死は，竹内基準に基づいて6つの項目によって脳死判定が行われ判断されている（p.110 表1）．特に，移植を前提とした脳死判定は，脳外科医など移植医療と無関係な2人以上の医師が6時間をおいて2回行う．2回目の脳死判定が終了した時刻が死亡時刻となる．脳死を経て死亡とされる人は，全死亡者の1％未満といわれている．

大脳と脳幹の両方が不可逆的に機能低下した状態を**全脳死**という．これに対し，脳幹のみの機能低下を**脳幹死**という．わが国では全脳死を脳死としている．

- **臓器移植**

1997年"**臓器の移植に関する法律**"が制定され，「臓器移植の意思とそのために脳死判定に従う意思をあらかじめ書面で提示している15歳以上の人で，それを家族が拒まない場合」において**脳死を人の死とする**ことが明記された．2010年の改正臓器移植法により，生前に書面で臓器を提供する意思を表示している場合に加え，本人の臓器提供の意思が不明な場合も，家族の承諾があれば臓器提供できるようになった．これにより，15歳未満の人からの脳死後の臓器提供も可能になった．

第5章 ❸ 死の判定

合格のコツ

脳死と植物状態の違いを明確に！
- ◆死の判定では，脳死と植物状態の見分け方を確認しておこう（p.110 表2）．

表1　脳死判定基準（1999年）

法的脳死判定の項目	具体的検査方法	脳内における検査部位と結果
1．深い昏睡	顔面への疼痛刺激（ピンで刺激を与えるか，まゆげの下あたりを強く押す）	脳幹（三叉神経）：痛みに対して反応しない 大脳：痛みを感じない
2．瞳孔の散大と固定	瞳孔に光をあてて観察	脳幹：瞳孔が直径4mm以上で，外からの刺激に変化がない
3．脳幹反射の消失	のどの刺激（気管内チューブにカテーテルを入れる	脳幹：咳こまない＝咳反射がない
	角膜を綿で刺激	脳幹：まばたきしない＝角膜反射がない
	耳の中に冷たい水を入れる	脳幹：眼が動かない＝前庭反射がない
	瞳孔に光をあてる	脳幹：瞳孔が小さくならない＝対光反射がない
	のどの奥を刺激する	脳幹：吐き出すような反応がない＝咽頭反射がない
	顔を左右に振る	脳幹：眼球が動かない＝眼球頭反射がない（人形の目現象）
	痛みを与える	脳幹：瞳孔が大きくならない＝毛様脊髄反射がない
4．平坦な脳波	脳波の検出	大脳：機能を電気的に最も精度を高く測定しても脳波が検出されない
5．自発呼吸の停止	無呼吸テスト（人工呼吸器をはずして一定時間経過観察）	脳幹（呼吸中枢）：自力で呼吸できない
6．6時間以上経過した後の同じ一連の検査（2回目）	上記5種類の検査	状態が変化せず不可逆的（二度と戻らない状態）であることの確認

表2　脳死と植物状態の違い

	脳幹の機能	見分け方	
		自力での呼吸	対光反射
脳死	失われている	不可能	認められない
植物状態	全部または一部が保たれている	多くの場合，可能	認められる

第6章 疾患診断の概要

1 症候学

問題 症候と疾患

出題頻度 ★★★

疾病・病態と症候に関する組合せである．正しいのはどれか．

(1) 直腸がん － タール便
(2) 過敏性腸症候群 － 器質性便秘
(3) 鉄欠乏性貧血 － 黄疸
(4) 十二指腸潰瘍 － 喀血
(5) 右心不全 － 腹水

(25－31)

解説

(1)→× 直腸がんでは鮮血が混じった血便がみられる．

消化管で出血があり，その血液が便と一緒に排泄されることを**下血**という．血液に含まれるヘモグロビンは赤い色をしているが，胃酸によりヘモグロビンに含まれる鉄が酸化されると**黒色**になる．コールタールのような黒くてドロッとした下血を**タール便**という．胃・十二指腸など上部消化管からの出血でみられる．下部消化管からの出血で，肉眼的に血液を確認できるものを**血便**という．肛門に近い部位からの出血では，鮮紅色の血液が認められる．肛門から離れている部位からの出血では，黒ずんだ便になり，これをメレナという．**新生児メレナ**は，ビタミンK不足により凝固因子の合成が障害されて，消化管出血を引き起こし，黒い便が排泄されることをいう．

(2)→× 過敏性腸症候群では機能的便秘が認められる．

便秘には，**器質的便秘**と**機能的便秘**がある．器質的便秘は，炎症などによる消化管の狭窄，腸閉塞（イレウス），腫瘍などが原因で便の通過障害が起こるものである．器質とは，臓器や器官に認められる形態的・解剖学的性質

という意味である．機能的便秘は，腸に形態的な異常所見は認められない便秘で，安静・食物繊維過剰摂取・止痢薬による一過性の便秘などが含まれる．**過敏性腸症候群**は，腸管の機能的な過敏性を特徴とし，腸管の運動・緊張・分泌が亢進する結果，大腸内容物を移動させるための蠕動運動，協調運動がうまくできなくなり，便秘や下痢をきたす疾患で，器質的な病変を同定できないものいう．

(3) → ×　黄疸がみられるのは溶血性貧血である．

📖 **黄疸**は，血液中のビリルビン濃度が上昇して，皮膚や粘膜が黄色くなる状態である．ビリルビンは，古くなった赤血球のヘモグロビンが分解されてできる（p.116参照）．多量の赤血球が壊される溶血性貧血では，多量のビリルビンが産生されるので黄疸が出現する．鉄欠乏性貧血では，ヘモグロビンの合成は低下しており，溶血も起こらないので黄疸が起こることはない．

(4) → ×　十二指腸潰瘍では吐血がみられる．

📖 消化管から出血した血液を口から排出することを**吐血**という．**トライツ靭帯**（十二指腸と空腸の移行部）より口側からの出血は，吐血または下血になるが，トライツ靭帯より肛門側では下血になる．大量の出血により新鮮血を吐血する場合もあるが，血液が一定時間胃内に停滞するとヘモグロビンが胃酸により酸化され，黒褐色（**コーヒー残渣様**）の吐血になる．

　喀血とは呼吸器（肺，気管支，気管）からの出血した血液を，口から吐き出すことをいう．

(5) → ○　正しい．

📖 右心不全では，全身の静脈に血液がうっ滞する．すると，静脈圧が上昇し，毛細血管において，血液の**静水圧**（毛細血管の血圧）と**膠質浸透圧**（血清たんぱくによる浸透圧）のバランスが崩れる．その結果，組織液（間質液）が増加する．これが**浮腫**である．このような状態では，**腹水**が貯留しやすい．

正解 → (5)

🔑 キーワード

◆ 浮腫

　皮下組織に組織液（間質液）が異常に貯留した状態を浮腫という．いわゆる"むくみ"である浮腫による腫脹は，指で押すとへこむこと（**圧痕**）が特徴である．間質液は，動脈に近い毛細血管から各組織に供給され，静脈に近い毛細血管とリンパ管に吸い上げられる（図）．血液中の膠質浸透圧（血清たんぱく濃度）が低下すると，毛細血管内へ水を吸い上げる量が減少して浮腫になる．そのほか，静脈圧の上昇（心不全），体液量の増加，リンパ管の閉塞などが，浮腫の原因となる．

・膠質浸透圧

　半透膜を隔てて一方の溶液に，半透膜を通過しない溶質を溶解させると，水は溶質がない方から溶質がある方向へ移動し，半透膜の両側で水圧の差が生じる．これを**浸透圧**という．アルブミンなどのたんぱく質は毛細血管の壁を自由に通過することができず，間質液に対して血漿中のたんぱく質濃度は高くなっている．このたんぱく質の濃度差によって毛細血管壁の両側で生じる圧力差を**膠質浸透圧**という．膠質浸透圧は，間質液を血管内に移動させる圧力として働く．

◆ 脱水

　脱水とは，体内の水分が不足することである．体内の水分にはナトリウムなどの電解質が含まれている．体外に水分が失われていくとき，失われる水

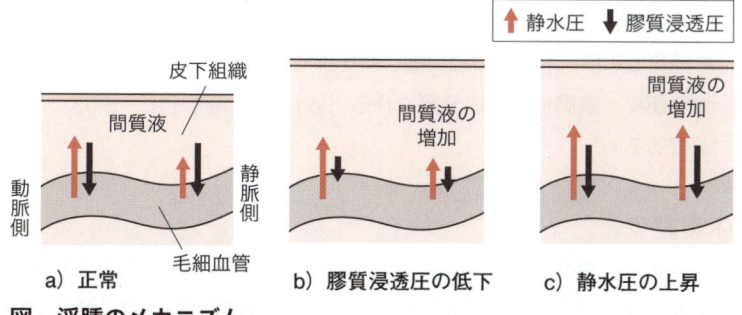

図　浮腫のメカニズム
静脈側において，静水圧が膠質浸透圧より大きくなると間質液を毛細血管内へ戻せなくなり，間質液が増加する．

a）正常
b）膠質浸透圧の低下
c）静水圧の上昇

↑静水圧　↓膠質浸透圧

第6章　1 症候学

表　便秘の分類

弛緩性便秘	● 蠕動運動の低下により，便の移送が遅れる．高齢者に多い ● 太くて硬い便の排泄．腹痛などの自覚症状は少ない
痙攣性便秘	● 腸管の過緊張により便の移送が遅れる．若年者に多い ● 少量の兎糞様便の排泄．腹痛，腹部膨満感，腹鳴など自覚症状が強い
直腸性便秘	● 直腸での排便運動を習慣的に抑制することによる．若年女性に多い

分と電解質の割合によって，脱水は3つに分類できる．電解質の喪失に比べて，水分の喪失が著しく多い場合を**高張性脱水（水分欠乏型）**という．血漿浸透圧が上昇している状態である．一方，水分の喪失に比べて，電解質の喪失が著しく多い場合は，**低張性脱水（食塩欠乏型）**になる．血漿浸透圧が低下するので，体内の水分は細胞外から細胞内へ移動し，血液濃縮，循環障害を起こしやすい．また水分と電解質が同じ比率で喪失した場合は浸透圧が変わらないので**等張性脱水**という．脱水の80％は，等張性脱水である．

◆ 下痢

糞便中の水分が増えて（全体の80％以上または便の水分量が200 mL/日以上），液状・泥状便が排泄される状態を下痢という．便の性状により下痢かどうかが決まり，回数は問わない（1日1回でも下痢．また1日3回でも通常の水分量なら下痢ではない）．3週間以内に軽快する下痢を急性下痢，3週間以上持続する下痢を慢性下痢という．

◆ 便秘

排便回数が減少し，1回の排便量も減少（便重量35 g/日以下）した状態を便秘という．水分が少ない固い便を排泄する．原因により，弛緩性便秘，痙攣性便秘，直腸性便秘に分類される（表）．健常者の排便回数は3回/日〜〜週である．

◆ 体重減少

体重は，栄養状態を知る最も簡便な方法である．全身のエネルギー貯蔵状態を反映しており，その変化は，エネルギー代謝，たんぱく質代謝の不均衡を示す．体重を評価する指標として，体重変化率，理想体重比，BMI（body mass index）などが使われる．体重が，1週間で2％以上，1カ月で5％以上，3カ月で7.5％以上低下した場合，体重減少がみられると判定される．

◆ ショック

血液が重要臓器に十分に供給されず（組織の循環不全），組織が栄養・酸素不足に陥り，放置すれば重篤な組織障害や死に至る病態をショックという．血圧低下（収縮期血圧90 mmHg未満），頻脈，意識障害，乏尿（1時間20 mL未満），皮膚蒼白，冷汗，末梢性チアノーゼなどの症状が出現する．

◆ 黄疸

血液中のビリルビンが増加し，皮膚，粘膜が黄染した状態を黄疸という．血中総ビリルビン濃度の基準値は0.3～1.2 mg/dL以下である．2～3 mg/dL以上で皮膚が黄染する（**顕性黄疸**）．1.2～1.9 mg/dLでは皮膚の黄染はないので**潜在性黄疸**という．なお，ビリルビンは，脾臓においてヘモグロビンの構成成分であるポルフィリンから産生される．ビリルビンは肝臓に運ばれて，グルクロン酸抱合により可溶性となって胆汁中に排泄される（p.116参照）．

◆ チアノーゼ

呼吸不全や循環不全のために，毛細血管内で還元ヘモグロビンが5 g/dL以上に増加して，皮膚と粘膜が青～青紫色をおびる状態をチアノーゼという．ただしヘモグロビン濃度が低下した貧血の状態では，**還元ヘモグロビン**の絶対量が5 g/dL以上になりにくいので，チアノーゼが出現しにくい．

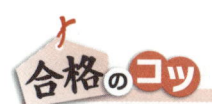

合格のコツ

症候と疾患名の組合せに注目！
- ◆ 症候学では，主な症候（身体にあらわれた病的変化）と代表的な疾患名の組合せがよく出題される．
- ◆ 浮腫，脱水，下痢，黄疸，チアノーゼについては，疾患名との組合せに加えて，それぞれの症候が出現するメカニズムについても理解しておこう．

第6章 疾患診断の概要

2 臨床検査

問題　症状と臨床検査

出題頻度 ★★★

症状と臨床検査に関する記述である．正しいものの組合せはどれか．

a　低張性脱水では，血清ナトリウム値が高くなる．
b　溶血性黄疸では，血清間接ビリルビン値が高くなる．
c　感染による発熱では，血清C反応性たんぱく（CRP）値が高くなる．
d　頻回嘔吐では，血清クロール値が高くなる．

(1) aとb　　(2) aとc　　(3) aとd　　(4) bとc　　(5) cとd

(25－122)

解説

(a) → ×　低張性脱水では血清ナトリウム値が低くなる．

　低張性脱水は水分の喪失に比べナトリウムの喪失が多い状態である（詳細はp.113参照）．嘔吐や下痢が続いたときに，電解質を含まない輸液をくり返した場合は，低張性脱水になる．汗は，血液よりナトリウム濃度が低いので，大量の汗をかいたときは，高張性脱水になる．

(b) → ○　正しい．

　赤血球に含まれるヘモグロビンは，酸素と結合する**ヘム**とたんぱく質部分である**グロビン**からなる．グロビンは分解され，アミノ酸としてたんぱく質合成に再利用される．ヘムに含まれる鉄は，**トランスフェリン**と結合して骨髄に運ばれ，ヘモグロビンの合成に再利用される．鉄が取れたヘムをポルフィリンという．**ポルフィリンは，開環して間接ビリルビン**となる（図1）．間接ビリルビンは**非抱合型ビリルビン**とも呼ばれ，不溶性のためアルブミンと結合して肝臓に運ばれる．非抱合型ビリルビンは，不溶性なので糸球体で濾過されず，肝臓に取り込まれ，グルクロン酸との抱合反応により，可溶性

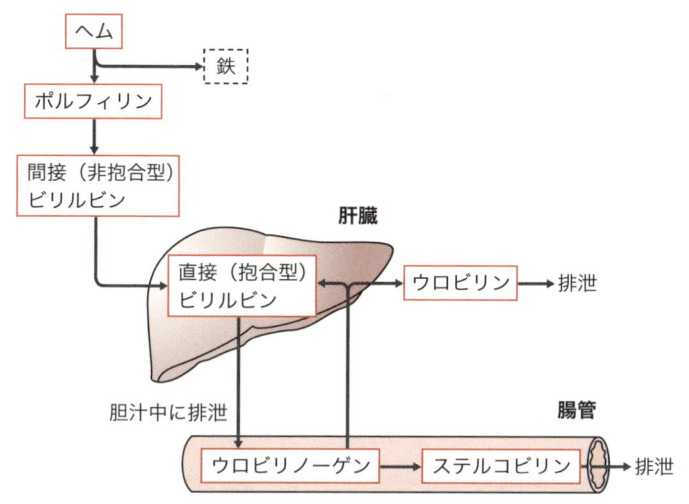

```
ヘム ──→ 鉄
 │
 ↓
ポルフィリン
 │
 ↓
間接（非抱合型）
ビリルビン
```

図1　ビリルビンの代謝

の**抱合型ビリルビン（直接ビリルビン）**となり胆汁中に排泄される．腸管内のビリルビンは，腸内細菌により**ウロビリノーゲン**（無色）になる．ウロビリノーゲンの大部分は，腸内細菌により還元されて黄褐色の**ステルコビリン**（茶色）となり，糞便中に排泄される．ウロビリノーゲンの一部は，再吸収されて肝臓に取り込まれ（**胆汁色素の腸肝循環**），再びビリルビンとなって胆汁中に排泄される．再吸収されたウロビリノーゲンの一部は，ウロビリノーゲンまたは**ウロビリン**（黄色）となって尿中に排泄される．溶血性ということは，赤血球が大量に破壊されているということである．**溶血性黄疸**とは，肝臓の処理能力を超えて，多量の間接ビリルビンが産生される状態をいうので，血清間接ビリルビン値は上昇する（黄疸については，p.115 参照）．

(c)➡○　正しい．

　　CRP（C-reactive protein, C反応性たんぱく）とは，炎症組織に集まったマクロファージから分泌されたサイトカインが肝細胞に働いて産生される一連の急性期反応たんぱく質の代表的成分である．**感染症，各種炎症性疾患，自己免疫疾患，膠原病，悪性腫瘍，心筋梗塞などで増加**する．肺炎双球菌の細胞壁のC多糖体と沈降反応を起こすので，このような名前がついている．

(d) ➡ ✕ 　頻回嘔吐により血清クロール値は低下する．

📖 　嘔吐とは，胃の内容物を口から吐き出すことである．胃の内容物には胃液が含まれている．胃液には胃酸（塩酸，HCl）が含まれている．よって頻回に嘔吐すると塩酸が体外に大量に失われる．その結果，体内のクロール（塩素，Cl）は減少し，血清クロール値は低下する．

正解 ➡ （4）

🗝 キーワード

◆ 基準値

　健常者集団を対象とした測定値の分布において，中央の95％を含む範囲を**基準範囲**，その両端をそれぞれ**基準上限値**，**基準下限値**という（図2）．このことは，健常者であっても5％の人は，基準範囲外の検査値になることを示している．検査値の分布が正規分布するのであれば，"平均値±2×標準偏差"が基準範囲として用いられるが，すべて臨床検査が正規分布するとは限らない．

◆ 感度と特異度

　感度は，疾病がある患者に行った検査の結果が陽性に出る割合であり，疾病があることを検出する能力の高さを示す．感度が高い検査は，偽陰性が少ないので，疾病の見逃しが少なく，**スクリーニング検査に適している**（表1）．

　特異度は，疾病がない患者に行った検査の結果が陰性に出る割合であり，疾病がないことを検出する能力の高さを示す．特異度が高い検査は，偽陽性が

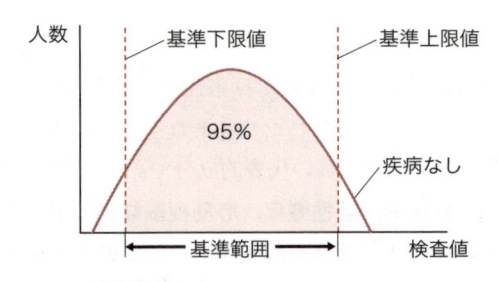

図2　基準範囲

少ないので，陽性であれば疾病が存在する確率が高く，**確定診断のための検査に適している**．

一般に，健常者の検査値の分布と患者の検査値の分布は重なっている部分があることから，カットオフ値をどのように設定するかによって，感度が高い検査になったり，特異度が高い検査になったりする（図3）．

◆ 腎機能検査

腎機能検査には，**血清尿素窒素（BUN）**と**血清クレアチニン**の測定がある．尿素はたんぱく質の分解により肝臓で生成されて尿中に排泄される．尿素窒素は，尿素分子に含まれる窒素の量のことである．尿素（分子量60）には2個の窒素（原子量14）が含まれるので，"尿素窒素（mg/dL）＝尿素（mg/dL）×14×2÷60"で求められる．クレアチニンは，非酵素的にクレアチン

表1 感度と特異性

検査結果		疾病	
		あり	なし
検査結果	陽性	真の陽性（a）	偽陽性（b）
	陰性	偽陰性（c）	真の陰性（d）
計		a＋c	b＋d

感度＝a÷（a＋c）
特異度＝d÷（b＋d）
偽陽性率＝b÷（b＋d）＝1－特異度
偽陰性率＝c÷（a＋c）＝1－感度

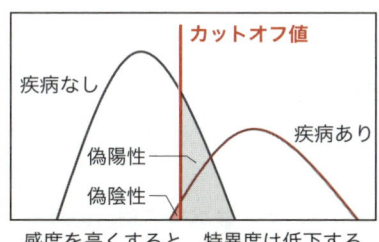

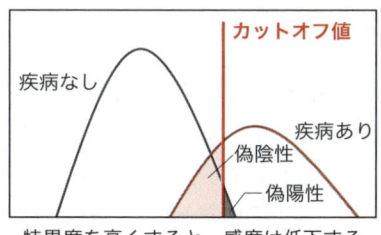

図3 感度と特異度の関係
カットオフ値の設定を変更することで，感度，特異度は変動する

表2 肝機能検査の目的と検査項目

検査の目的	主な検査項目
たんぱく質合成能をみる	アルブミン，コリンエステラーゼ，プロトロンビン時間
代謝機能をみる	ビリルビン，アンモニア
組織の炎症をみる	A/G比，血清膠質反応（チモール混濁反応，クンケル反応）
実質組織の障害をみる	AST（GOT），ALT（GPT），LDH
特定の酵素の誘導をみる	γ-GTP，コリンエステラーゼ
胆汁排泄障害をみる	γ-GTP，アルカリホスファターゼ

から水が放出されるか，ホスホクレアチンからリン酸が放出されて生成し，尿中に排泄される．腎臓の濾過機能が30％以下になると，BUN，クレアチニン共に血中濃度が上昇する．尿素の産生量は，食事たんぱく質の影響を受けることから，**BUN/クレアチニン比**が10以上の場合はたんぱく質の過剰摂取，10以下ではたんぱく質の不足が考えられる．

また腎機能検査にはクレアチニン・クリアランス（血清中および尿中のクレアチニン濃度を比較したもの）も有効である．クレアチニンは，糸球体で自由に濾過され，尿細管での分泌・再吸収はわずかなので，クレアチニン・クリアランスは，糸球体濾過値（glomerular filtration rate：GFR）を表す．

◆ **肝機能検査**

肝機能は主に血液検査によって評価される．検査の目的により検査項目はさまざまである（表2）．

合格のコツ

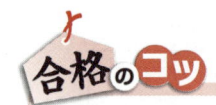

臨床検査値の上昇または低下の意味を理解しよう！

◆ 臨床検査では，臨床検査値の上昇または低下が，病態の改善または悪化どちらをあらわしているかを理解することが重要である．

◆ また，最近の傾向として，日常検査で用いられる主要な検査項目の基準値を問う問題が出題されている．各疾患の解説の項目で注意してみておこう．

第7章 疾患治療の概要

1 治療総論

問題　疾患治療

疾患治療に関する記述である．正しいのはどれか．

(1) 生存中に臓器移植を承諾することを，ターミナルケアという．
(2) 腹膜透析患者の管理を，周術期管理という．
(3) EBM（evidence-based medicine）では，ケーススタディーのエビデンスの質が最も高い．
(4) 成分栄養剤の窒素源は，カゼインである．
(5) 特殊な器具や薬品を用いて行う心肺蘇生を，二次救命処置という．

(20−34)

解説

(1)→✕　ターミナルケアとは終末期医療のことである．

📖 **ターミナル**とは"あらゆる集学的治療をしても治癒に導くことができない状態で，むしろ積極的な治療が患者にとって不適切と考えられる状態をさし，通常生命予後が6カ月以内と考えられる状態"と定義される．ターミナルケアとは死が迫っている人をできるだけ苦痛が少ない状態で死を迎えられるように援助することである．

(2)→✕　周術期管理とは術前・術中・術後の管理を示す．

📖 周術期の「術」は，手術の「術」である．よって，周術期とは，手術を行う周辺の期間という意味である．手術がうまくいくかどうかは，手術そのものが成功することだけでなく，手術前の栄養状態の改善や，手術後のケアが重要である．

(3) ➡× EBMでエビデンスの質が最も高いのは，**システマティック・レビューやメタ分析である**．

📖 EBMとは，"最新最良の証拠を把握したうえで，一人ひとりの患者に特有の症状や意向（個別性），医師の経験や医療施設などの環境（状況）を考慮した医療を行うための一連の行動指針"と定義される．最新最良の証拠としては，①複数のランダム化比較試験（RCT）のシステマティック・レビュー（データを統合し総合評価したもの），メタ分析が最もエビデンスの質が高く，以下，②1つのランダム化比較試験（RCT），③非ランダム化試験，④分析疫学的研究（コホート研究，症例対照研究など），④記述研究（症例報告など），⑤患者データにもとづかない，専門委員会や専門家個人の意見の順にエビデンスの質は低下する．ケーススタディーとは，ある症例に関する研究であり，④の記述研究に相当することから，エビデンスの質が高いとはいえない．

(4) ➡× 成分栄養剤の窒素源は**結晶アミノ酸である**．

📖 **成分栄養剤**とは人工的につくられる結腸栄養剤である．そのため，構成する栄養成分は化学的に明らかとなっている．カゼインは，**半消化態栄養剤**の窒素源として利用される（p.124 表 参照）．**天然濃厚流動食**は，天然の食品を原料としてつくられる．

(5) ➡○ 正しい．

📖 救命処置において特殊な器具や薬品を用いることなく，誰でも行うことができるものを一次救命処置という．救命器具や薬品を用いて医師あるいは医師の指示のもとで十分な訓練を受けた救急救命士などが行うものを二次救命処置という．**一次救命処置**には，気道確保，人工呼吸，心臓マッサージがある．**二次救命処置**には，電気的除細動，気管内挿管，人工呼吸器，薬品の使用などがある．自動体外式除細動器（automated external defibrillator：AED）を使った電気的除細動は，一次救命処置に含まれる．

正解 ➡ (5)

🔑 キーワード

◆ 原因療法

　病気を起こした原因を取り除くことを目的とした治療法を**原因療法**という．がんや結核に侵された組織や臓器を摘出することも原因療法の一種である．細菌感染症に対して抗生物質を使用する治療法などが含まれる．

◆ 対症療法

　病気の原因や病変部を取り除くのではなく，病苦を和らげたり，間接的に患者の回復力を増強したりするための治療法を**対症療法**という．症状は軽減されるが，元の病気の原因を取り除くものではない．高熱に対して解熱性鎮痛薬を使用したり，激しい痛みに対してモルヒネを使用したりする治療法が含まれる．

◆ 保存療法

　病気の原因や病変部を完全に取り除くことができなくても，何とか病気の勢いを抑え，日常生活が可能な状態まで回復させる治療法を**保存療法**という．がんの病巣を，手術的にすべて取り去ることができない場合に，一部病変を残しながら，抗がん剤，放射線療法などを組み合わせて，がんの進行をできるだけ抑制したり，がんによる疼痛を，麻薬を使って和らげたりする治療法が含まれる．保存期慢性腎不全の食事療法も保存療法の一種である．原因療法と対症療法の両方を含む．

◆ 根治療法

　病気の原因を完全に取り除いて治癒に導くことによって患者をその病気から解放する治療法を**根治療法**という．急性虫垂炎の患者の虫垂を外科的に取り除くことによって治癒すれば，その患者は二度と虫垂炎にかかることはなくなるので，根治療法である．根治療法は，原因療法に含まれる．

重要ポイント

　結腸栄養剤はその窒素源によって分類できる（表）．窒素源がアミノ酸のものを成分栄養剤，ペプチドのものを消化態栄養剤，たんぱく質のものを半消化態栄養剤，天然の食物のものを天然濃厚流動食という．臨床栄養学につながる知識として覚えておこう．

表　経腸栄養剤の種類と特徴

	成分栄養剤	消化態栄養剤	半消化態栄養剤	天然濃厚流動食
糖質	デキストリン	デキストリン	デキストリンなど	デンプン
たんぱく質	結晶アミノ酸	ペプチド　アミノ酸	大豆たんぱく質　カゼインなど	天然の食材を使用
脂肪	少ない	少ない	多い	多い
特徴	すべての構成成分が化学的に明らか	すべての構成成分が化学的に明らか	化学的に同定できない成分も含まれる	化学的に同定できない成分も含まれる
消化	不要	一部要	一部要	要
吸収	要	要	要	要
残渣	なし	少量	中等量	多量
チューブサイズ	1 mm	2〜3 mm	2〜3 mm	3〜4 mm
製剤	粉末製剤	粉末・液状製剤	粉末・液状製剤	液状製剤のみ
味	まずい	まずい	良いものが多い	良い
医薬品/食品	医薬品	医薬品	医薬品・食品	食品

合格のコツ

治療法と疾患名の組合せを整理！

◆ 治療法には，安静，食事・栄養療法，運動療法，薬物療法，輸液・輸血療法，手術療法，放射線療法，血液浄化療法，臓器移植療法，理学療法，作業療法，精神療法などがある．主な疾患とそれぞれの治療法の組合せを整理しておこう．

第7章 疾患治療の概要

2 治療法

問題　輸血と移植

出題頻度 ★★☆

輸血と移植についての記述である．正しいのはどれか．

(1) 不適合輸血で，重篤な副作用は生じない．
(2) 自己輸血で，移植片対宿主病（graft-versus-host disease：GVHD）を予防できる．
(3) 輸血では，B型肝炎ウイルス感染は起きない．
(4) 親子間の移植は，同系移植である．
(5) 腎臓移植は，心停止後のドナーからは行われない．

(20−33)

解説

(1)→×　不適合輸血では，免疫学的な副作用が生じ，重症となることもある．

　　輸血の副作用は大きく分けて，免疫学的な副作用と感染病原体の汚染された血液による副作用の2つに分類される．**不適合輸血**とは，例えば，血液型がA型の人に，B型の血液を輸血してしまうことである．A型の人の血清には抗B凝集素があるので，輸血したB型の赤血球が壊されてしまう．その結果，輸血している血管の疼痛，顔面紅潮，発熱，不穏感，胸や腰の痛みなどが出現し，重症の場合は，ショック，腎不全を起こし死亡する場合もある．

(2)→○　正しい．

　　移植片対宿主病（GVHD）とは，移植された組織に含まれる免疫系が，移植を受けた体を非自己として認識して攻撃することである．GVHDを起こす主役は，細胞傷害性T細胞である．輸血によってGVHDが起こることを，**輸血後移植片対宿主病**（post transfusion-graft-versus-host disease：PT-GVHD）という．これは，供血者のリンパ球が受血者の体内で増殖し，受血

者の組織を攻撃することである．近親者からの輸血は，ヒト白血球抗原（human leukocyte antigens：HLA）が類似しているので，受血者のリンパ球は供血者のリンパ球を異物と認識せずPT-GVHDが起きやすい．PT-GVHDを予防するために，自己輸血のほか輸血前の血液に放射線を照射して供血者の白血球を死滅させる方法がある．自己輸血では，あらかじめ採取していた自分の血液を輸血するのでGVHDは起きない．

(3) ➡× 輸血によりB型肝炎ウイルス感染を起こす可能性がある．
　　📖 病原微生物に汚染された血液を輸血することによって，感染が起こる．血液を介して伝染する代表的な感染症は，ウイルス肝炎，エイズ（HIV感染）である．現在の日本では，献血により提供された血液を輸血する前に，これらの病原体に汚染されていないか検査することになっているが，100％防止できるわけではない．現在でもB型肝炎ウイルスの感染は起こる可能性を完全に否定することはできない．

(4) ➡× 親子間の移植は同種異植である．
　　📖 移植とは，ある組織や臓器を別の場所に移し変えることをいう．**同系移植**とは，遺伝的に均一な個体間の移植であり，ヒトでは一卵性双生児の間での移植を指す．ヒト同士だが，遺伝的に異なる場合は**同種移植**という．親子間の移植は，遺伝的には半分だけが同じなので同種移植である．豚の皮膚をヒトに移植するようなことを**異種移植**という．自分の組織を自分の体の別の場所に移しかえることは，**自家移植**という．

(5) ➡× 腎臓は心臓死臓器移植が可能である．
　　📖 急性または慢性の臓器不全があって，移植以外に治療法がない患者に対して，提供者（ドナー）から臓器を移植することを**臓器移植**という．ドナーに対し，臓器を移植される患者をレシピエントという．臓器移植はドナーの種類により，**心臓死臓器移植（死体移植），脳死臓器移植，生体臓器移植**に分類される．角膜や腎臓は，心臓死の後に移植を行っても生着率が高いことから，心臓死臓器移植が可能である．心臓，肺，肝臓などは，心臓死により血流が途絶えると急速に機能が低下することから，脳死臓器移植が行われる．肝臓や骨髄など再生能力が高い臓器では，生体臓器移植を行うことができる．

腎臓移植は，末期腎不全患者の有効な治療法になっているが，米国では年間1万件以上行われているのに対し，わが国では年間100〜200件程度である．

正解→（2）

🔑 キーワード

◆ 食事・栄養療法

適正なカロリーと栄養素を摂取する食事・栄養療法は，健康の維持，病気の回復の基本である．経口摂取が不十分な場合は，**経腸栄養法**や**静脈栄養法**が行われる（表1）．

◆ 運動療法

生活習慣病など，適切なエネルギー消費が病態の改善に有効な場合は，運動療法が行われる．軽度〜中等度の持続性有酸素運動の効用として，運動能力・心肺機能の改善（筋肉の酸素消費能を増加，心拍出量の増加），心筋酸素消費量の減少（運動負荷に対する血圧と心拍数上昇率の減少），インスリン感受性の改善，脂質・糖質代謝の改善（中性脂肪減少，HDL-C増加），内臓脂肪の減少，骨粗鬆症の予防，精神的効果（うつ減少，自立増加）がある．ま

表1 結腸栄養法と静脈栄養法の特徴

経腸栄養法	● 生理的な投与法である（腸管粘膜の機能と生態防御機構の維持に重要） ● 重篤な副作用・合併症が比較的少ない ● 維持管理が容易（厳重な無菌管理を必要としない） ● 静脈栄養法に比べてコストが安い ● 治療効果は，静脈栄養法と同等である ● 組成変更は困難である．しかし，さまざまな組成の経腸栄養剤が商品化されている
静脈栄養法	● 非生理的投与法である（腸管粘膜の萎縮をきたす可能性がある） ● 重篤な合併症が多い ● 維持・管理が煩雑である（近年は使い捨ての製品が市販されており管理は容易になった） ● 経腸栄養法に比べてコストが高い ● 治療効果は，経腸栄養法と同等である ● 組成変更が自由である

た，ウエイトトレーニングの効用として，筋肉量の増加（筋力増加），基礎代謝増加，酸素消費量増加，骨塩増加などが期待できる．

◆ 薬物療法

薬物が，細胞・臓器・器官に働いて引き起こされる作用を薬理作用という．薬理作用には，**促進作用**，**抑制作用**，**直接作用**，**間接作用**，**局所作用**，**全身作用**などがある．治療のために利用される作用を主作用，治療に有害となる作用を**副作用**という．薬物の効果が得られる薬物血中濃度を**治療域**といい，有害作用が出現する薬物血中濃度を**中毒域**という．薬物の投与経路として，**経口投与**，**皮下注射**，**筋肉内注射**，**静脈内注射**，**点滴静注**，**吸入**，**外用**などがある．

重要ポイント

食物・栄養素のなかには薬効に影響を与えるものがある．表2に例を挙げる．

表2　食物と薬物の相互作用

タンニン酸	● 鉄とキレート化合物を生成するため，鉄剤の吸収を阻害する
フラノクマリン（グレープフルーツジュースに含まれる）	● 小腸の**薬物代謝酵素**（CYP3A4）活性を阻害する ● **カルシウム拮抗薬**（高血圧治療薬）などCYP3A4によって代謝される薬物の血中濃度が上昇し，作用を増強する
ビタミンK	● **ワルファリン**（抗凝固薬）の作用に拮抗する ● ワルファリンは，ビタミンKに類似した構造の薬物で，肝臓でのビタミンK依存性凝固因子（Ⅱ，Ⅶ，Ⅸ，Ⅹ）の合成を阻害することにより，血液凝固を抑制する．ワルファリンは脳梗塞や心筋梗塞の予防薬として使用される

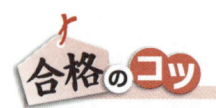

合格のコツ

食事・栄養療法では，経腸栄養剤と静脈栄養剤がポイント！

◆食事・栄養療法では，経腸栄養法と静脈栄養法に関する出題が増えている．それぞれの治療法の投与経路，栄養剤の種類，適応，禁忌，合併症の特徴や相違点をまとめておこう．

第8章 臓器・器官別の構造と機能及び疾病の成り立ち

1 栄養障害

問題　ビタミン・ミネラル欠乏症

出題頻度 ★★☆

栄養素の欠乏と神経疾患に関する組合せである．正しいのはどれか．

(1) 亜鉛　　　－　胎児の神経管閉鎖不全
(2) 葉酸　　　－　脊髄小脳変性症
(3) ニコチン酸　－　パーキンソン病
(4) ビタミンB_{12}　－　重症筋無力症
(5) ビタミンB_1　－　ウェルニッケ脳症

(21-44)

解説

(1)→✕　神経管閉鎖不全は，**葉酸欠乏**によって起こる．

受精卵は細胞分裂をくり返し，発生の過程で**神経管**と呼ばれる部分がつくられる．神経管は，後に脳と脊髄になる．胎児の**神経管閉鎖不全**では，脊椎の癒合不全が起こる．その結果，**二分脊椎**（腰部の中央に腫瘤があるものが多い），**脳瘤**（脳に腫瘤ができる），**無脳症**（脳が発育しない）などが出現する．**葉酸**の摂取は，神経管閉鎖不全のリスクを低下させる．

亜鉛欠乏症は，**味覚異常**が有名であるが，そのほか，成長障害，免疫異常，脱毛，皮膚炎，精子形成異常などを起こす（p.136 参照）．

(2)→✕　脊髄小脳変性症は神経変性疾患であり，特定の栄養素欠乏との関連はない．

脊髄小脳変性症とは，運動失調が主な症状である神経変性疾患である．原因は不明であるが，遺伝するものがあるため，遺伝子の異常が関係すると考えられている．

葉酸の欠乏症としては，神経管閉鎖不全のほかに巨赤芽球性貧血（p.272 参照），下痢，舌炎，神経管閉鎖不全などがある．

(3)→×　パーキンソン病は神経変性疾患であり，特定の栄養素欠乏との関連はない．
📖 **パーキンソン病**とは，**中脳黒質**の**ドーパミン神経細胞**の変性・消失が原因となり，さまざまな神経症状が出現するものをいう（詳細は p.234 参照）．原因は不明であるが，何らかの遺伝因子，環境因子が，中脳黒質の神経細胞のアポトーシスを引き起こすと考えられている．

　　ニコチン酸欠乏症（ナイアシン欠乏症）は，**ペラグラ**（皮膚炎・下痢・痴呆が三主徴）が有名である．

(4)→×　重症筋無力症は自己免疫疾患の一種で，特定の栄養素欠乏との関連はない．
📖 **重症筋無力症**とは，神経伝達物質である**アセチルコリンの受容体**に対する**自己抗体**ができるために，運動神経からの刺激が骨格筋に伝わらず，筋肉を収縮させることができなくなったものをいう（詳細は p.233 参照）．

　　ビタミン B_{12} 欠乏症では，**悪性貧血**が出現する（p.272 参照）．悪性貧血とは，胃の壁細胞から分泌される**内因子**の欠乏によってビタミン B_{12} 吸収障害が起こり，**巨赤芽球性貧血**をきたす疾患である．ビタミン B_{12} は，**メチオニン合成酵素**の補酵素として働くので（p.272 図参照），放置するとメチオニン不足による**神経障害**が出現して死にいたる．葉酸欠乏による巨赤芽球性貧血では，神経障害は出現しない．

(5)→○　正しい．
📖 **ウェルニッケ脳症**とは，**ビタミン B_1** の欠乏が原因で起こる，意識障害，眼振，眼筋麻痺，小脳失調など神経系の障害が出現するものである．これに，**コルサコフ症候群**（健忘，失見当識，作話などの精神障害）が加わったものを**ウェルニッケ・コルサコフ症候群**という．ビタミン B_1 欠乏症には，ほかに，**脚気**（多発性神経炎，脚気心，全身浮腫）がある．脚気は膝をゴムハンマーなどで打ったときに膝から下がはねあがるかどうか（膝蓋腱反射）で診断できる．

正解→ (5)

🗝 キーワード

◆ 脂溶性ビタミンと水溶性ビタミン

ビタミンには，脂溶性（A，D，E，K）のものと水溶性（B群，C）のものがある．脂溶性ビタミンは，水溶性ビタミンに比べて，体内に蓄積しやすく過剰症が出現しやすい．

◆ ビタミンAの代謝

レチノール（ビタミンA） の前駆体（プロビタミン）は，**βカロテン**である．βカロテンは，小腸や肝臓で開裂酵素の作用により2分子のレチノールを生じる．血液中ではレチノール結合たんぱく質と結合して運搬され，肝臓に貯蔵される．**レチノイン酸**（活性型ビタミンA）は，細胞内にある受容体に結合して，転写因子として特定の遺伝子の発現を調節する．シス型レチナールは，オプシンと結合して**ロドプシン**となる．杆体にあるロドプシンは，光を受容して視細胞に興奮を引き起こす．

◆ ビタミンDの代謝

ビタミンDには，植物由来のエルゴカルシフェロール（D_2）と動物由来のコレカルシフェロール（D_3）の2種類がある．動物では，皮膚において7-デヒドロコレステロールに紫外線があたってD_3ができる．D_2とD_3は，肝臓で25位に，腎臓で1α位に水酸基がついて活性型ビタミンD［$1\alpha,25(OH)_2D$］となる．活性型ビタミンDは，細胞内にある受容体に結合して，転写因子として特定の遺伝子の発現を調節する．

◆ ビタミンKの作用

ビタミンKには，緑黄色野菜に多く含まれるビタミンK_1（フィロキノン）と腸内細菌が産生するビタミンK_2（メナキノン）がある．ビタミンKは，**γ-グルタミルカルボキシラーゼ**の補酵素として働く．γ-グルタミルカルボキシラーゼは，たんぱく質（凝固因子Ⅱ，Ⅶ，Ⅸ，Ⅹとオステオカルシン）のグルタミン酸残基に，カルボキシル基（COOH）を付加して，γ-カルボキシグルタミン酸残基に変換する酵素である．γ-カルボキシグルタミン酸残基には，Caが結合する．ビタミンKの名称は，ドイツ語のKoagulation（凝固という意味）に由来する．

重要ポイント

主なビタミンの機能と欠乏症・過剰症を表1にまとめる

表1 主なビタミンの機能と欠乏症・過剰症

		機能	欠乏症	過剰症
脂溶性ビタミン	ビタミンA	網膜における光受容反応，上皮組織の成長分化，精子形成，発がんの抑制，免疫機構の維持など	**夜盲症**（暗順応不良），眼球乾燥，皮膚乾燥，成長停止など	急性では，嘔吐，頭痛，脳水腫など 慢性では，骨痛，高カルシウム血症，皮膚乾燥，舌炎，脱毛など
	ビタミンD	腸管からのカルシウム，リンの吸収促進，腎臓でのカルシウム，リンの再吸収促進，副甲状腺ホルモンの分泌抑制	**くる病**，骨軟化症など	体重減少，成長停止，腹痛，下痢，腎機能障害，腎不全など
	ビタミンE	抗酸化作用	溶血性貧血，皮膚硬化症，色素沈着，筋力低下，腱反射消失など	
	ビタミンK	肝臓において血液凝固因子Ⅱ，Ⅶ，Ⅸ，Ⅹの生成に関与，骨においてオステオカルシン合成に関与	**血液凝固障害**など	溶血性貧血，黄疸など
水溶性ビタミン	ビタミンB$_1$	TPPの形で補酵素，糖質，分枝アミノ酸の代謝に関与	**脚気**（多発性神経炎，脚気心，全身浮腫），**ウェルニッケ脳症**（意識障害，眼振，眼筋麻痺，小脳失調など神経系の障害），**コルサコフ症候群**（ウェルニッケ脳症の一部として健忘，失見当識，作話など精神障害）など	
	ビタミンB$_2$	FADまたはFMNの形で，エネルギー代謝や電子伝達系酵素など酸化還元反応の補酵素，正常発育に不可欠（発育ビタミン）	口角炎，脂漏性皮膚炎，結膜炎など	
	ナイアシン（ニコチン酸，ニコチンアミド）	補酵素NADの前駆体となる．ニコチン酸は，トリプトファンから体内で合成される	**ペラグラ**（皮膚炎，下痢，痴呆が三主徴）など	皮膚の潮紅，痒み，肝機能障害，黄疸など

（次ページへつづく）

(表1のつづき)

		機能	欠乏症	過剰症
水溶性ビタミン	ビタミンB$_6$	たんぱく質代謝に関する酵素（トランスアミナーゼ・アミノ酸脱水素酵素）の補酵素	ペラグラ様皮膚炎，舌炎，貧血など	知覚神経障害など
	葉酸	テトラヒドロ葉酸の形でギ酸やホルムアルデヒド由来のC1単位のキャリアとして働く．プリン，アミノ酸，たんぱく質の生合成に関与	**巨赤芽球性貧血**，下痢，舌炎，神経管閉鎖不全など	
	ビタミンB$_{12}$	メチルコバラミンの形でメチオニン合成酵素の補酵素	**悪性貧血**など	
	ビオチン	カルボキシラーゼの補酵素として糖新生，脂肪酸合成，アミノ酸代謝に関与	脂漏性皮膚炎，脱毛，神経障害など	
	パントテン酸	アセチル化を行う酵素の補酵素．CoAの構成成分	四肢のしびれ，起立性低血圧など	
	ビタミンC	コラーゲン合成，コレステロール代謝，薬物の水酸化反応，ドパミン代謝，カルニチン合成，非ヘム鉄の腸管吸収	**壊血病**（結合組織形成障害），カルニチン欠乏による筋力低下，倦怠，精神障害，小児成長障害，骨石灰化障害など	腹痛，下痢，腎結石など

チアミン二リン酸（thiamine pyrophosphate：TPP）
フラビンアデニンヌクレオチド（FAD）
フラビンモノヌクレオチド（FMN）
補酵素NAD（nicotinamide adenine dinucleotide）
補酵素A（CoA, coenzyme A）

問題　カルシウム欠乏症

出題頻度 ★☆☆

カルシウム欠乏症に関する記述である．正しいのはどれか．

(1) 血中アルカリホスファターゼ濃度の低下がみられる．
(2) 血中副甲状腺ホルモン濃度の低下がみられる．
(3) 血中カルシトニン濃度の増加がみられる．
(4) テタニーがみられる．
(5) 視力障害がみられる．

(20 − 126)

解説

　カルシウムは，体内に存在する最も多いミネラルであり，その99％は骨・歯に存在している．骨・歯へは**ヒドロキシアパタイト**の形で沈着している．残りの1％は細胞外液や細胞内に存在しているが，細胞外に対し，細胞内のカルシウム濃度はきわめて低く維持されている．細胞外液に存在するカルシウムは，神経の興奮，筋の収縮，内分泌腺および外分泌腺の分泌機能の調節，血液凝固など多くの機能にかかわっている．

(1)→×　カルシウム欠乏症では，アルカリホスファターゼ濃度は上昇する．

　ホスファターゼとは，リン酸化合物を加水分解する酵素のことである．ホスファターゼのうち，アルカリ性で活性が増強するものを**アルカリホスファターゼ**と呼ぶ．血中アルカリホスファターゼは，主に**肝臓**と**骨**で産生される．骨の場合，アルカリホスファターゼは骨芽細胞で産生されるので，**骨形成**（p.256参照）が亢進したときに血中アルカリホスファターゼ濃度は上昇する．カルシウム欠乏症では，副甲状腺ホルモン（パラトルモン）の分泌が増加し，破骨細胞の活性化による**骨吸収**が促進する（p.222参照）．骨吸収が起こっている周辺では，骨芽細胞も活性化して骨形成が起こる．つまり，骨吸収と骨形成の両方が亢進して，骨のカルシウム代謝が亢進した状態になる．このため，カルシウム欠乏症では，血中アルカリホスファターゼ濃度の上昇がみられる．ただし，骨形成より骨吸収の方が量的に多いので全体としては

骨塩量は減少する．

(2) ➡× カルシウム欠乏症では，副甲状腺ホルモン濃度は上昇する．

📖 細胞外液に存在するカルシウムがその機能を維持するためには，血中カルシウム濃度が一定の範囲内に維持されていなければならない．血中カルシウム濃度の維持にかかわるホルモンが3つある．副甲状腺（上皮小体）から分泌される**副甲状腺ホルモン（パラトルモン）**，甲状腺濾胞傍細胞から分泌される**カルシトニン**，そして**ビタミンD**の3つである．副甲状腺ホルモンは，血中カルシウム濃度が低下すると放出されて，骨も破骨細胞を活性化し，骨吸収を亢進させて，骨から血中へのカルシウム動員を促進する（p.222 参照）．腎臓に対しては，カルシウム再吸収を促進し，さらに腎臓でのビタミンD活性化を促進して，小腸からのカルシウム吸収を促進する．これらの作用は，すべて血中カルシウム濃度を上昇させる方向に働く．

(3) ➡× カルシウム欠乏症では，カルシトニン濃度は低下する．

📖 カルシトニンは，血中カルシウム濃度が上昇したときに分泌され，カルシウムの骨への沈着を促進する（p.222 参照）．

(4) ➡◯ 正しい．テタニーは，低カルシウム血症でみられる筋肉のけいれんである．

📖 細胞外のカルシウムは，細胞膜の分極（p.21 参照）を維持し，安定させる作用がある．血中カルシウム濃度が低下すると，末梢神経の興奮が亢進して，活動電位が起きやすくなる．その結果，ちょっとした刺激により，筋肉が必要以上に収縮してけいれんを起こすことを，**テタニー**という．テタニーでは，「助産師の手」や「産科医の手」などと呼ばれる特徴的な手の形が出現する．低カルシウム血症で，上腕を血圧計のマンシェットで圧迫すると，「助産師の手」が出現することを**トルソー徴候**という．

(5) ➡× カルシウム欠乏症では，視力障害はみられない．

📖 カルシウム欠乏症の主な症状はくる病，骨粗鬆症などである（p.256 参照）．

正解➡ （4）

🔑 キーワード

◆ 亜鉛欠乏症

　　亜鉛は，300種類以上の酵素の構成要素であることから，亜鉛欠乏では，さまざまな細胞機能が障害される．亜鉛欠乏症の症状では，**味覚異常**が有名であるが，経腸栄養や静脈栄養時の症状として皮膚炎，脱毛，口内炎，舌炎，成長障害などが出現することが知られている．また，免疫力も低下することから，近年，栄養管理上重要視されている．

◆ セレン欠乏症

　　セレン欠乏は，心筋障害を起こし，突然死の原因となる．わが国の微量元素製剤にはセレンは含まれていないことから，中心静脈栄養法で長期間管理が必要な患者では注意を要する．

重要ポイント

主なミネラルの機能と欠乏症・過剰症を表2にまとめる

表2　主なミネラルの機能と欠乏症・過剰症

	機能など	欠乏症	過剰症
カルシウム (Ca)	● 体内で最も多い無機質で，体重の2％を占める ● 99％は，骨の成分として存在する	**くる病**，**骨粗鬆症**など	便秘，尿路結石，**ミルクアルカリ症候群**
リン (P)	● カルシウムについで多い無機質 ● 骨の成分（ヒドロキシアパタイト），リン脂質，核酸，ATPなどの成分	食欲不振，体重減少，骨軟化症，くる病，筋萎縮，溶血性貧血など	低カルシウム血症（カルシウム吸収障害による），骨粗鬆症など
ナトリウム (Na)	● 細胞外液の主要成分 ● 血液の浸透圧，水分平衡の調節	低血圧，脱水，血液濃縮，食欲不振，吐き気，筋肉痛など．ナトリウム欠乏で，水分だけを補充すると**水中毒**を起こす	浮腫，高血圧など

（次ページへつづく）

（表2のつづき）

	機能など	欠乏症	過剰症
カリウム（K）	● 主に細胞内に存在し，静止膜電位に関与 ● 血圧低下作用（交感神経の抑制，ナトリウム利尿の促進，血管拡張作用，血管保護作用）	筋力低下，骨格筋の麻痺，低血圧，不整脈，心電図異常など	心電図異常，不整脈など
マグネシウム（Mg）	● 300以上の酵素の補助因子として，糖・脂質の代謝，核酸・たんぱく質の合成，ビタミンDの活性化などに関与 ● 体内のマグネシウムの60〜65％が，骨に貯蔵	低カリウム血症（カリウム再吸収の低下による），低カルシウム血症（副甲状腺ホルモン分泌低下による），筋力低下，テタニー，不整脈，心電図異常など	
鉄（Fe）	● ヘモグロビン鉄，組織鉄として存在	**鉄欠乏性貧血**，免疫能低下など	**ヘモクロマトーシス**（体内に鉄が沈着し，肝硬変や糖尿病をきたす）など
マンガン（Mn）	● 酵素反応に関与	成長障害，血液凝固異常，耐糖能異常など	疲労感，不眠，精神障害，歩行障害など
銅（Cu）	● 鉄代謝，ヘモグロビン合成，SODの酵素活性に関与	貧血（貯蔵鉄の動員が障害される），白血球減少など	**ウィルソン病**（体内に銅が沈着し，肝硬変や神経障害をきたす）など
ヨウ素（I）	● 甲状腺ホルモンの構成成分	甲状腺腫大，甲状腺機能低下症など	甲状腺腫大など
亜鉛（Zn）	● 種々の酵素の構成要素 ● DNA，RNA，たんぱく質合成に関与	**味覚異常**，成長障害，免疫異常，脱毛，皮膚炎，精子形成異常など	腹痛，下痢，発熱など
セレン（Se）	● 脂質の過酸化を抑制	**克山病**（心筋障害），カシンベック病（骨の異常，骨折）など	毛髪・つめの異常，腹痛，下痢，心筋梗塞，腎不全など
コバルト（Co）	● ビタミンB_{12}の構成成分	悪性貧血など	胃腸障害，甲状腺肥大，赤血球増多症
フッ素（F）	● 骨や歯の石灰化に関与		斑状歯など
モリブデン（Mo）	● 水酸化を触媒する酵素の構成成分	成長障害，脳障害，精神障害	銅の吸収阻害
クロム（Cr）	● 糖，脂質，たんぱく質の代謝に関与．インスリン作用の増強作用	**耐糖能異常**，高コレステロール血症，角膜疾患，動脈硬化など	

SOD：superoxide dismutase，スーパーオキシドディスムターゼ

問題　PEM

たんぱく質・エネルギー栄養障害患者に栄養補給を開始したところ，リフィーディング症候群（refeeding syndrome）を発症した．電解質異常として，正しいものの組合せはどれか．

a　高リン血症
b　高カルシウム血症
c　低マグネシウム血症
d　低カリウム血症

(1) aとb　　(2) aとc　　(3) aとd　　(4) bとc　　(5) cとd

(24-133)

解説

リフィーディング症候群とは，マラスムスのような慢性的な飢餓状態にある患者に対して，急速な栄養投与を行った際に発生する重篤な代謝性合併症の総称である．飢餓状態のときと，体脂肪を分解して生成する遊離脂肪酸とケトン体をエネルギー源とする代謝経路が利用される（p.70 参照）．このような飢餓状態に適応している患者に，糖質を中心とする栄養素を投与すると，エネルギー源が脂肪やたんぱく質から糖質へ，急速に変更される．この急激な変化によって体内ではさまざまな物質に過不足が生じ，合併症が現れる．

(a)→✕　リフィーディング症候群では，**低リン血症**が出現する．

　　体内のリンの多くはリン酸として存在し，細胞内では，糖代謝やATPの産生に利用される．そのため，糖質の投与によりリンの需要が増加するので，細胞内へのリン酸の取り込みが増加し，血液中のリン酸濃度が低下して**低リン血症**が出現する．

　　低リン血症では心臓や脳などの臓器障害や，**乳酸アシドーシス**が出現する．これはリンの不足により2,3-BPG（2,3-ビスホスホグリセリン酸）の生成が低下することによる．2,3-BPGは解糖の中間体であり，生成にはリンを必要とする．2,3-BPGは赤血球中に存在しており，ヘモグロビンの酸素親和性を

低下させ，末梢組織に酸素を放出する役割を果たしている．そのため低リン血症では，2,3-BPG が不足し，ヘモグロビンの酸素親和性が上昇する．その結果，末梢組織では酸素が手放されなくなり，特に酸素を必要とする心臓や脳は障害され，不整脈・心不全・神経学的異常が出現する．また，酸素不足によって嫌気的解糖が進むため，血液中の乳酸が増加し，乳酸アシドーシスが出現する（アシドーシスについては p.83 参照）

(b) ➡ ✕　リフィーディング症候群では，**低カルシウム血症**が出現する．

📖　血中カルシウム濃度は副甲状腺ホルモンによって調節されている（p.135, 222 参照）．副甲状腺ホルモンの分泌には，マグネシウムが必要である．リフィーディング症候群では**低マグネシウム血症**を呈する〔下記 (c) 参照〕ため，副甲状腺ホルモンの分泌が低下する．そのため，骨での破骨細胞の活動低下，腎臓でのカルシウム再吸収減少，ビタミン D 活性低下により，低カルシウム血症が出現する．

(c) ➡ ◯　正しい．

📖　マグネシウムは，さまざまな代謝に関与している．そのため，飢餓状態に適応して代謝が低下しているときに，急速に栄養投与を行うと，細胞内の代謝増加に対応するために，細胞のマグネシウム取り込みが増加する．その結果，血液中のマグネシウム濃度が低下して**低マグネシウム血症**が出現する．

(d) ➡ ◯　正しい．

📖　インスリン欠乏状態では，細胞膜の Na-K ポンプ活性（p.21 参照）が低下している．糖質を急激に投与すると，インスリン分泌が刺激され，細胞膜の Na-K ポンプ活性が亢進する．その結果，細胞のカリウム取り込みが増加して，血液中のカリウム濃度が低下して**低カリウム血症**が出現する．また，低マグネシウム血症も，腎臓でのカリウム再吸収を抑制して低カリウム血症の出現に関与する．低カリウム血症は，不整脈の原因となる．

正解 ➡ (5)

🔑 キーワード

◆ PEM

　たんぱく質あるいはエネルギーの摂取不足により，体重減少，成長障害，消耗がもたらされることをたんぱく質・エネルギー欠乏症（**protein energy malnutrition：PEM**）という．摂食量の減少以外にも，消化吸収障害，ほかの病気や外科手術による栄養必要量の増加（代謝の亢進）などによって引き起こされる．主としてたんぱく質不足によるものを**クワシオルコル**，主としてエネルギー不足によるものを**マラスムス**，両方混合したものを**マラスムス型クワシオルコル**という（表3）．発展途上国では，小児の死亡原因の50％以上がPEMに関連している．先進国においても，入院患者の40〜60％，老人ホームの高齢者では40〜85％，自宅で暮らす高齢者の5〜12％がPEMであるといわれている．

◆ マラスムス

　マラスムスでは，摂取エネルギーの不足の結果，身体活動の低下，基礎代謝の低下などの適応が起こる．不足したエネルギーは，副腎皮質ホルモンの分泌増加とインスリン分泌低下により，主に皮下脂肪と筋肉たんぱく質の分解を行うことで補われるので，内臓たんぱく質の合成は比較的保たれている．著しいやせ（標準体重の60％未満），筋力低下，皮下脂肪減少，monkey face（しわが多い顔）などが出現するが，重症例以外では，肝機能，血清たんぱく濃度，免疫能などは比較的保たれていることが多い．一般に，徐々に進行し，適切な治療を受ければ予後良好である．

◆ クワシオルコル

　クワシオルコルとは，"第2子出生後に，第1子が罹患する病気"というアフリカの民話に由来する．これは，第1子は母乳により補給していたたんぱく質が不足する一方，穀物中心の食事によりエネルギー摂取は保たれることが原因であり，このようにエネルギーは十分であるが，たんぱく質が不足している状態をクワシオルコルという．先進国では，手術などたんぱく質必要量が増加するようなストレスが加わったとき，適切な栄養補給がなされなかった場合に，急速（1〜2週間以内）にクワシオルコルが出現する．

たんぱく質不足に対して糖質の摂取が保たれているときはインスリン分泌が増加し，副腎皮質ホルモンの分泌が低下するので，皮下脂肪や筋肉たんぱく質の分解が抑制される．その結果，内臓たんぱく質の合成が抑制されて内臓細胞の機能障害が起きる（表4）．また感染症の合併はクワシオルコルの発症を促進する．クワシオルコルはマラスムスに比べ，一般に急速に進行することが多く，症状が進行すると予後不良である．

◆ マラスムス型クワシオルコル

　マラスムスでは，慢性の栄養不足に適応して代謝が低下しているが，外傷や感染の合併で代謝が亢進すると，内臓たんぱく質の合成が障害されて，マラスムス型クワシオルコルが出現する．

表3　PEMの臨床病型

	マラスムス	マラスムス型クワシオルコル	クワシオルコル
体重	↓	↓	→
上腕皮下脂肪厚	↓	↓	→
上腕筋囲	↓	↓	→
血清アルブミン	→	↓	↓
リンパ球数	→	↓	↓
免疫機能	→	↓	↓

表4　クワシオルコルにおける機能障害

肝臓機能障害	血漿たんぱく合成障害：低アルブミン血症，浮腫 リポたんぱく質合成障害：脂肪肝をきたし，肝腫大，腹部膨瘤が出現
造血器機能障害	貧血，免疫能低下
消化・吸収障害	栄養障害がさらに悪化
神経系の障害	神経障害，知能障害（乳幼児で長期間障害が持続した場合）

合格のコツ

ビタミン・ミネラル欠乏症とPEMが重要！
- ◆ ビタミン・ミネラル欠乏症では，代表的な疾患名との組合せがよく出題される．すべて覚えようとするのではなく，過去の国家試験に出題された組合せを中心に整理しておこう．
- ◆ PEMでは，マラスムスとクワシオルコルの違いについて，表3（p.141）に示す栄養アセスメントの栄養指標と関連付けて理解しておくことが重要である．

第8章 臓器・器官別の構造と機能及び疾病の成り立ち

2 代謝疾患

問題　アディポサイトカイン

体脂肪量を増加させるホルモン・サイトカインである．正しいのはどれか．

(1) レプチン
(2) インスリン
(3) カテコールアミン
(4) アディポネクチン
(5) トリヨードチロニン（T_3）

(25-35)

解説

(1)→×　レプチンは体脂肪量を減少させる．

　レプチンは，肥大した脂肪細胞から分泌されるサイトカインである．**視床下部**に働いて，食欲を抑制することにより摂食量を減らす作用がある．また，交感神経の活動を亢進させて，エネルギー消費を増加させる作用もある．

(2)→○　正しい．

　インスリンは，脂肪組織において，リポたんぱく質リパーゼ活性を亢進し，ホルモン感受性リパーゼ活性を抑制する．**リポたんぱく質リパーゼ**は，血液中のキロミクロンやVLDL（超低比重リポたんぱく質）に含まれるトリグリセリドを加水分解し，組織に脂肪酸を供給する（p.158参照）．一方，**ホルモン感受性リパーゼ**は，脂肪細胞内に貯蔵しているトリグリセリドを加水分解して，脂肪酸を放出する．したがってインスリンは脂肪細胞への脂肪酸の取り込みを増加させ，脂肪細胞からの脂肪酸の放出を抑制し，体脂肪量を増加させる（インスリンについてはp.189 表10も参照）．

(3) →× カテコールアミンは体脂肪量を減少させる.

📖 カテコールアミンは，ドーパミン，アドレナリン，ノルアドレナリンの総称である．カテコールアミンは，脂肪細胞のホルモン感受性リパーゼを活性化し，脂肪細胞からの脂肪酸の放出を増加させる作用がある．

(4) →× アディポネクチンは体脂肪量を減少させる.

📖 脂肪細胞から分泌されるレプチンやアディポネクチンは，**アディポサイトカイン**と呼ばれる．アディポサイトカインには，TNF-α など悪玉サイトカインが多いが，**アディポネクチン**は善玉サイトカインで，動脈硬化抑制作用やインスリン感受性改善作用がある．アディポネクチンによりインスリン感受性がよくなると，インスリン分泌量が減少するので，過剰にインスリンが働くことがなくなり体脂肪量は減少する．さらに，アディポネクチンは，筋肉での脂質の燃焼を促進するので，さらに体脂肪量が減少する．しかし，残念なことに脂肪細胞が肥大すると，アディポネクチンの分泌は減少する．

(5) →× トリヨードチロニンは体脂肪量を減少させる.

📖 甲状腺ホルモンであるトリヨードチロニンは，基礎代謝を亢進させるので（p.221 参照），脂肪細胞からの脂肪酸の動員が増加し，体脂肪量は減少する．

正解→ (2)

コラム

ホルモンとサイトカイン

　ホルモンとサイトカインの違いを明確に説明するのは，難しい．ホルモンの古典的な定義によれば，ホルモンは，ある特定の内分泌細胞から分泌され，血流によって運ばれ，別の場所にある標的細胞に作用する．サイトカインも同じように，ある細胞から分泌され，ほかの細胞に作用する．サイトカインは，当初，免疫システムの細胞から分泌されるたんぱく質で，近くの細胞に作用するものとして発見されたが，その概念は免疫細胞以外にも広がっている．その一例がアディポサイトカインである．インスリン，カテコールアミン，トリヨードチロシンは，それぞれ膵臓β（B）細胞，副腎髄質，甲状腺から分泌されるホルモンである．一般に，ホルモンは小分子であることが多いのに対し，サイトカインは分子量1万以上のペプチドである．

🔑 キーワード

◆ インスリン

インスリンは，膵ランゲルハンス島のβ細胞から分泌されるペプチドホルモンである．血糖値の上昇が刺激となって分泌され，筋肉，脂肪細胞，肝臓などに作用してグルコースの細胞内への取り込みを促進することにより，血糖値を低下させる．血糖値低下作用を有するホルモンは，インスリンだけである．

◆ 脂肪細胞

脂肪細胞は，細胞内にトリグリセリド（中性脂肪）を貯蔵する．細胞体のほとんどが1つの脂肪滴で満たされ，核と細胞質は圧迫されて偏在している（図1）．**白色脂肪細胞**と**褐色脂肪細胞**があり，褐色脂肪細胞は熱産生に関与している（p.90参照）．

◆ アディポサイトカイン

脂肪細胞から分泌されるさまざまな生理活性物質を，アディポサイトカインという．"アディポ（adipo-）"は，脂肪という意味である．アディポサイトカインの1つである**TNF-α**（腫瘍壊死因子-α）は，肝臓や筋肉に作用してインスリン抵抗性を引き起こす（図1）．**レプチン**は，交感神経を緊張させて血圧を上昇させる．**アディポネクチン**は，血管壁の障害を抑制して動脈硬化

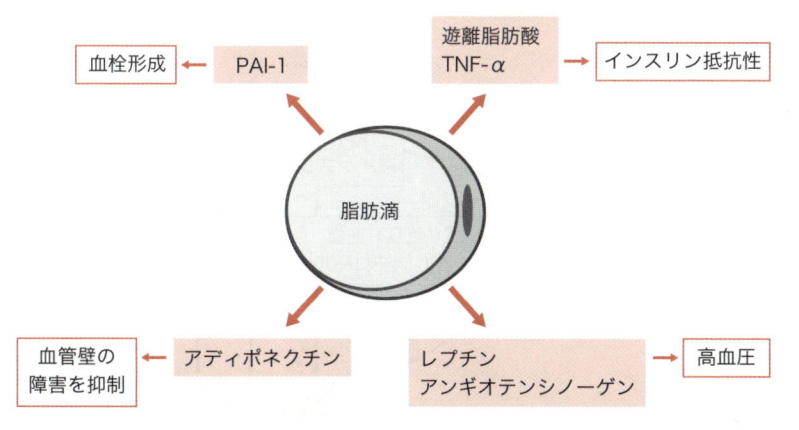

図1　内分泌細胞としての脂肪細胞

症の進展を抑制する．そのほか，サイトカインではないが，**遊離脂肪酸**の放出増加はインスリン抵抗性をもたらし，**アンギオテンシノーゲン**の分泌増加は，高血圧と関連がある．また，**PAI-1**（plasminogen activator inhibitor-1）の分泌増加は，血栓形成を促進する．

◆ 肥満

　肥満とは，体に占める脂肪組織が過剰に蓄積した状態をいう．脂肪細胞は，肥大することにより貯蔵するトリグリセリドの量を増やすことができる．脂肪細胞は高度に分化した細胞であり，成人では分裂しないと考えられていたが，現在では，成人であっても，脂肪細胞が肥大すると細胞分裂して細胞数が増えることが知られている．

◆ メタボリックシンドローム

　虚血性心疾患や脳卒中を引き起こす動脈硬化症には複数の危険因子があり，それぞれの危険因子は相乗効果がある．この危険因子としてX症候群，死の四重奏，インスリン抵抗性症候群，内臓脂肪症候群などが提唱されてきたが，1998年WHOは，これらは同じ病態であるとして**メタボリックシンドローム**という名称を提唱した（図2）．メタボリックシンドロームの診断基準を表1に示す．

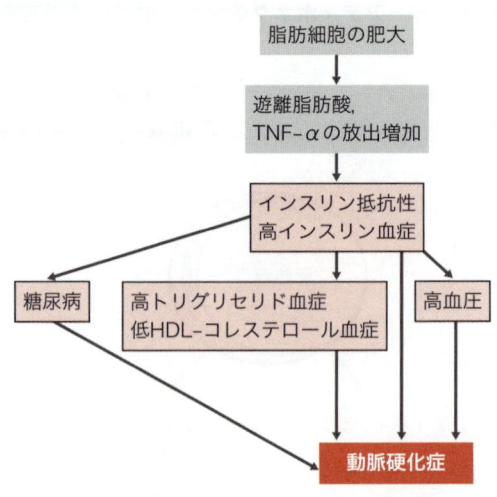

図2　メタボリックシンドロームの病態

表1 メタボリックシンドロームの診断基準

腹腔内脂肪蓄積（必須事項）
ウエスト周囲径　男性≧85 cm　女性≧90 cm （内臓脂肪面積　男女とも≧100 cm^{2}に相当）
上記に加え以下のうち2項目以上
高トリグリセリド血症　　　≧150 mg/dL 　かつ/または 低HDL-コレステロール血症＜40 mg/dL（男女とも）
収縮期血圧　　≧130 mmHg 　かつ/または 拡張期血圧　　≧85 mmHg
空腹時高血糖　≧110 mg/dL

（文献1より転載）

問題 糖尿病の診断

出題頻度 ★★★

ある人を糖尿病と確定診断するための根拠である．正しいものの組合せはどれか．

a　空腹時血糖値124 mg/dL
b　食後3時間の血糖値226 mg/dL
c　口渇，多飲，多尿，体重減少などの典型的な症状の存在
d　確実な末梢神経障害の存在

(1) aとb　　(2) aとc　　(3) aとd　　(4) bとc　　(5) cとd

(25-34)

解説

「糖尿病の分類と診断基準に関する委員会報告」[2)]では，糖尿病の診断手順について，表2のように示している．

(a) → ×　早朝空腹時血糖値≧126 mg/dLを満たしていない［表2，1）①］．
(b) → ○　随時血糖値≧200 mg/dLを満たしている［表2，1）③］．
(c) → ○　口渇，多飲，多尿，体重減少などの典型的な症状が存在する場合は，表2の①～③のいずれかが示されれば，初回検査だけで糖尿病と診断できる．
(d) → ×　合併症で診断基準に入っているのは，「確実な糖尿病網膜症の存在」である［表2，2）］．

　　bとcの所見により確定診断ができる．
　2010年の改定では，HbA1cが「糖尿病型」の判定方法の1つに加えられたということと，糖尿病の診断にあたっては，初回検査と再検査のうち，いずれかはHbA1c以外の検査で高血糖を証明する必要があるということが加わった．「糖尿病型」とは，その検査を行うときの血糖値が，糖尿病に相当する高血糖が存在していることを示している．糖尿病と診断するためには，「糖尿病型」の血糖値が慢性に存在していることを証明する必要がある．

正解 → (4)

表2 糖尿病の臨床診断

1)	初回検査で，①早朝空腹時血糖値≧126 mg/dL，②75gOGTT2時間値≧200 mg/dL，③随時血糖値≧200 mg/dL，④HbA1c（NGSP）≧6.5%〔HbA1c（JDS）≧6.1%〕のうちいずれかを認めた場合は「糖尿病型」と判定する．別の日に再検査を行い，再び「糖尿病型」が確認されれば糖尿病と診断する．ただし，HbA1cのみの反復検査による診断は不可とする．また，血糖値とHbA1cが同一採血で糖尿病型を示すこと（①〜③のいずれかと④）が確認されれば，初回検査だけでも糖尿病診断してよい．
2)	血糖値が糖尿病型（①〜③のいずれか）を示し，かつ次のいずれかの条件がみたされた場合は，初回検査だけでも糖尿病と診断できる． ● 糖尿病の典型的症状（口渇，多飲，多尿，体重減少）の存在 ● 確実な糖尿病網膜症の存在
3)	過去において，上記1）ないしは2）の条件がみたされていたことが確認できる場合には，現在の検査値が上記の条件に合致しなくても，糖尿病と診断するか，糖尿病の疑いをもって対応する必要がある．
4)	上記1）〜3）によっても糖尿病の判定が困難な場合には，糖尿病の疑いをもって患者を追跡し，時期をおいて再検査する．
5)	初回検査と再検査における判定方法の選択には，以下に留意する． ● 初回検査の判定にHbA1cを用いた場合，再検査ではそれ以外の判定方法を含めることが診断に必須である．検査においては，原則として血糖値とHbA1cの双方を測定するものとする． ● 初回検査の判定が随時血糖値≧200 mg/dLで行われた場合，再検査はほかの方法によることが望ましい． ● HbA1cが見かけ上低値になり得る疾患・状況の場合には，必ず血糖値による診断を行う．

疫学調査：糖尿病の頻度推定を目的とする場合は，1回だけの検査による「糖尿病型」の判定を「糖尿病」と読み替えてもよい．なるべくHbA1c（NGSP）≧6.5%〔HbA1c（JDS）≧6.1%〕あるいはOGTT2時間値≧200 mg/dLの基準を用いる．
検診：糖尿病およびその高リスク群を見逃すことなく検出することが重要である．スクリーニングには血糖値，HbA1cのみならず，家族歴，肥満などの臨床情報も参考にする．
（文献1より一部改変）

キーワード

◆ 糖尿病

● 定義

糖尿病とは，「**インスリン作用の不足**による**慢性高血糖**を主徴とし，種々の特徴的な代謝異常を伴う疾患群である．その発症には，遺伝因子と環境因子がともに関与する．代謝異常の長期間にわたる持続は，**特有の合併症**をきた

しやすく，**動脈硬化症**をも促進する．代謝異常の程度によって，無症状からケトアシドーシスや昏睡にいたる幅広い病態を示す」と定義されている[2]．

- **検査**

    糖尿の病態を把握するための検査には，表3に挙げたものがある．

◆ 合併症

- **糖尿病網膜症**

    糖尿病網膜症では，網膜血管壁細胞の変性，基底膜の肥厚による血流障害，血液成分の漏出がみられる．血糖値，血圧，糖尿病罹病期間，年齢が危険因子となる．眼底所見により**単純網膜症**，**増殖前網膜症**，**増殖網膜症**に分類される．特に増殖網膜症では，運動や急激な血糖値の正常化，低血糖などにより悪化することがある．糖尿病網膜症は，成人の失明の主要な原因である．

表3　糖尿病の検査

グリコヘモグロビン（HbA1c）	● 糖化ヘモグロビンを測定するものである ● 過去1～2カ月の平均血糖値を反映する ● JDS値が使われていることもあったが，2012年よりNGSP値が用いられるようになった．JDS値は，NGSP値より約0.4低値である． ● 貧血，肝疾患，透析，大出血，輸血，慢性マラリア，異常ヘモグロビン症では，見かけ上低値になる
グリコアルブミン（GA）	● 糖化アルブミンを測定するものである ● 過去1～2週間の平均血糖値を反映する
1.5-アンヒドログルシトール（1.5-AG）	● 1.5-AGは，グルコースと構造が似ているので，尿細管での再吸収ではグルコースと競合する．そのため血糖値が上昇すると，1.5-AGの再吸収が減少し，血中濃度が低下する．過去数日の平均血糖値を反映する
Cペプチド	● プロインスリンからインスリンができるときに生成する ● インスリン分泌と同時にインスリンと同じ量が分泌されて，尿中に排泄される ● 内因性インスリン分泌能の推定に用いられる
抗GAD抗体，抗IA-2抗体，ICA	● ランゲルハンス島に対する自己抗体である ● 1型糖尿病で陽性になる

JDS値：Japan Diabetes Society 値
NGSP値：National Glycohemoglobin standarization Program 値（国際標準値）
GAD：glutamic acid decarboxylase，IA-2：insulinoma-associated antigen
ICA：islet cell antigen

- **糖尿病腎症**

  糖尿病腎症では，糸球体硬化症（血管基底膜の肥厚とメサンギウムの拡大）がみられる．試験紙による尿検査で尿たんぱくが陽性のものを**顕性腎症**という．**尿中微量アルブミン排泄**は，糖尿病腎症の早期発見に有用な検査である．透析療法の新規導入患者の40％以上が糖尿病腎症であり，新規導入の原因第1位である．

- **糖尿病神経障害**

  糖尿病神経障害では，末梢神経の軸索変性，脱髄などがみられる．主として**知覚神経**と**自律神経**が障害される．長期高血糖が持続した患者では，治療により急に血糖値を正常化すると疼痛が増強することがある．

重要ポイント

境界型の考え方と指導方針

糖尿病の75 g OGTTの判定において境界型とされる場合がある（表4）．

境界型には，糖尿病が治療により軽快したもの，糖尿病へ移行する過程にあるもの，ストレスなどにより一過性に血糖値が上昇したものなどが含まれる．境界型のうち，75 g OGTT 2時間値が170 mg/dL以上のもの，もしくは**インスリン分泌初期反応**が低いものは，糖尿病へ移行する可能性が高い．正常型であっても，1時間値が180 mg/dL以上のものは，糖尿病に移行する可能性が高いので，境界型に準じて取り扱う．境界型と判定された場合は，生活習慣の改善を指導し，3～6カ月後に再検査する．メタボリックシンドロームと診断される場合は，積極的に治療する．

表4　75g経口糖負荷試験（OGTT）の判定基準

	正常域	糖尿病域
空腹時値	＜110 mg/dL	≧126 mg/dL
75 g OGTT2時間値	＜140 mg/dL	≧200 mg/dL
75 g OGTTの判定	両者をみたすものを正常型とする	いずれかをみたすものを糖尿病型とする
	正常型にも糖尿病型にも属さないものを境界型とする	

（文献1より転載）

問題　1型糖尿病と２型糖尿病の比較

出題頻度 ★★★

２型糖尿病と比べた１型糖尿病の病態・治療の特徴である．正しいのはどれか．

(1) 肥満症が多い．
(2) 抗ランゲルハンス島抗体が陽性．
(3) 遺伝因子が濃厚．
(4) 尿中Ｃペプチド値が上昇．
(5) 経口血糖降下薬の使用．

(25 − 149)

解説

(1)→× 　肥満症は２型糖尿病の特徴である．

📖　２型糖尿病は，**インスリン分泌不全**と**インスリン抵抗性**によって高血糖をきたす．インスリン抵抗性と肥満には関連があり，２型糖尿病患者は肥満を伴っていることが多い．ただし，全員が肥満というわけではない．アメリカ人に比べて，日本人の２型糖尿病患者では著明な肥満は少ない．これは，２型糖尿病の成因が，アメリカ人では肥満によるインスリン抵抗性が主体であるのに対し，日本では遺伝的素因によるインスリン分泌不全が主体であることを示している．アメリカ人は，インスリン分泌能が高いために著明な肥満が出現し，日本人は，著名な肥満になる前に糖尿病を発症する．

１型糖尿病の原因は，**免疫異常**によって膵ランゲルハンス島が破壊され**絶対的インスリン不足**になる〔詳細は下記（２）を参照〕．よって，原則としてインスリン抵抗性はないと考えられており，肥満との関連もない．

(2)→○　正しい．

📖　１型糖尿病の原因は，膵ランゲルハンス島に対する自己抗体（抗ランゲルハンス島抗体）が産生されて，細胞障害性Ｔ細胞によりランゲルハンス島が破壊されることである．自己抗体としては，**膵島細胞抗体**（islet cell antibody：**ICA**），**抗グルタミン酸脱炭酸酵素**（glutamic acid decarboxylase：**GAD**）

抗体，抗IA-2（insulinoma-associated antigen-2）抗体などが出現する．ウイルス感染や食事抗原などの外来抗原に対して産生された抗体が，よく似た体内の抗原を攻撃すると考えられている．これを分子相同性仮説という．

(3)→× 遺伝因子がより濃厚なのは2型糖尿病である．

📖 一卵性双生児の調査から，一方が糖尿病を発症した場合，他方も糖尿病を発症する確率は，1型糖尿病で約50％，2型糖尿病で約90％とされている．このことから，2型糖尿病の方が，遺伝因子が濃厚であることがわかる．

(4)→× 尿中Cペプチド値の上昇は2型糖尿病の特徴である．

📖 **プロインスリン**が**プロセッシング**を受け，インスリン分子（A鎖とB鎖）と**Cペプチド**（C鎖）ができる（詳細はp.37参照）．インスリンが分泌される際，Cペプチドも同じモル数だけ分泌されることから，尿中Cペプチド排泄量はインスリン分泌量を反映している．1型糖尿病では，絶対的インスリン分泌不足になるので，尿中Cペプチド濃度は低下する．

(5)→× 経口血糖降下薬は2型糖尿病で使用する．

📖 **経口血糖降下薬**は，作用機序により，①膵ランゲルハンス島β細胞に直接働いてインスリン分泌を促進する薬（スルホニル尿素薬，速攻型インスリン分泌促進薬，DPP-4阻害薬），②膵臓以外の組織に働いてインスリン抵抗性を改善する薬（ビグアナイド薬，チアゾリジン薬），③小腸からの糖質の吸収を抑制する薬（α-グルコシダーゼ阻害薬）に分類される．いずれも内因性のインスリン分泌能がある程度保たれている2型糖尿病で使用される．1型糖尿病は，膵ランゲルハンス島の破壊による絶対的インスリン不足になっているので，経口血糖降下薬の使用は無効であり，インスリン投与を行う．

正解→ (2)

🔑 キーワード

◆ 糖尿病の治療方針

糖尿病を治療する目的は，①エネルギーや各栄養素などの代謝異常を正常

化することにより，高血糖による自覚症状（口渇，多飲，多尿，体重減少）をなくし，**ケトアシドーシス**，**糖尿病性昏睡**などの急性合併症を予防すること，②慢性合併症（腎症，網膜症，神経症，動脈硬化症）の危険因子を除去・減少させ，慢性合併症を予防すること，③生活の質（QOL）を維持・向上させ，健常人と変わらない社会生活を維持し，寿命を全うすることである．

- **1型糖尿病**

　1型糖尿病では，診断がつき次第，直ちに**インスリン注射**を開始する．インスリンを十分に投与し，ケトーシスが消失したら食事療法・運動療法を加える．早期に強力な治療を行うと，蜜月期（一時的にインスリンの必要量が減少または不要になる期間）をもたらすことがある．

- **2型糖尿病**

　2型糖尿病では，まず，食事療法，運動療法，生活習慣の改善による治療を開始する．著しい高血糖の場合は一時的にインスリンを使用する場合もある．3カ月治療を続けても目標の血糖値を達成できない場合は，**経口血糖降下薬**を用いる．経口血糖降下薬は最少量から開始し，徐々に増量する．1種類の薬で目標が達成できない場合は作用機序の異なる薬を追加する．経口薬で目標を達成できない場合はインスリン注射を開始する．重篤な感染症，全身管理が必要な外科手術時，妊娠糖尿病などがあるときは，インスリン注射による厳格な血糖コントロールが必要となる．代謝状態の改善により，インスリン注射の減量・中止，経口薬の減量・中止をすることがある．

◆ 糖尿病の食事療法

　成人では，適正な体重を維持する．小児では，健常児とかわらない成長と発育に必要な栄養素を供給する．妊娠中，授乳中，あるいは消耗性疾患の場合には，それぞれ必要なエネルギーを供給する．エネルギー制限のため健康に必要な栄養素が不足をすることがないように注意する．適正な体重とは，短期的にも長期的にも無理なく達成することが可能で維持可能な体重をいい，身長をもとにした標準体重はあくまでも目安である．肥満がある場合，現体重から5～10 kg減量するだけで，血糖値，血清脂質，血圧に対して好影響を及ぼす．

◆ 糖尿病の運動療法

　運動療法は，食事療法とともにエネルギー摂取と消費のバランスを改善す

る．肥満を合併した糖尿病患者では，食事療法による減量を促進する．また，エネルギー制限による筋肉量（除脂肪体重）の減少を防止し，インスリン抵抗性の改善により，高血糖，脂質異常症，高血圧症の改善も期待できる．

◆ **インクレチン関連薬**

近年開発された新しい経口血糖降下薬である**DPP-4（dipeptidyl peptidase-4）阻害薬**は，GLP-1（glucagon-like peptide-1）の分解を抑制するインクレチン関連薬である．GLP-1は，食物摂取により小腸から分泌され，インスリン分泌を促進する**インクレチン**の一種である．GLP-1によるインスリン分泌促進作用は，血糖値に依存するので，スルホニル尿素薬に比べて**低血糖**を起こしにくい．

重要ポイント

1型と2型糖尿病の違いをおさえておこう（表5）．

表5　1型糖尿病と2型糖尿病の比較

	1型	2型
年齢	若年（25歳以下）	成人（40歳以上）
発症	急激（日〜週）	緩徐（年）
インスリン不足	絶対的不足	相対的不足
インスリン抵抗性	少ない	多い
ケトアシドーシス	起こしやすい	起こしにくい
肥満	少ない	多い
経口血糖降下薬	無効	有効
インスリン注射	必須	ときに必要
遺伝傾向	約50％	90％以上
発症機構	自己免疫を基礎にしたβ細胞の破壊	インスリン分泌不全＋インスリン抵抗性
特定のHLAとの関連	強い（DR4, DR9）	少ない

HLA（human leukocyte antigen）は，免疫反応において自己と非自己などを区別する免疫応答にかかわる抗原である

問題　脂質異常症

出題頻度 ★★★

脂質異常症（高脂血症）に関する記述である．正しいのはどれか．

(1) 高LDL-コレステロール血症では，血清は白濁する．
(2) 高トリグリセリド血症では，血液凝固能は低下する．
(3) 高LDL-コレステロール血症では，急性膵炎をきたしやすい．
(4) 低HDL-コレステロール血症では，動脈硬化のリスクが軽減される．
(5) 高LDL-コレステロール血症では，黄色腫がみられる．

(23-37)

解説

(1)→×　血清が白濁するのは，**高キロミクロン血症**である．

　健常者では，空腹時に採血すると血清も血漿も透明であるが，食後に採血すると白濁していることがある．これは，小腸粘膜でつくられた**キロミクロン**が血液中に放出されるからである（p.158 図4参照）．キロミクロンは，食物由来のトリグリセリドを多く含むリポたんぱく質で，粒子が大きいので血清が白濁する．LDLは，キロミクロンに比べると粒子が小さいので，濃度が上昇しても白濁しない．

　なお，**血清**とは血液が凝固した際，上澄みにできる液体成分である．血液は室温で30分放置すると凝固し，それを遠心機にかけると**血餅**（赤血球，白血球，血小板を含む）と血清に分離される．また採血時に抗凝固剤を加えておくと，**血漿**，**buffy coat**（白血球と血小板を含む層），**赤血球**に分離される．血漿も血清も液体成分であるが，血漿はフィブリーノーゲンなど凝固因子を含むが，血清は含まない．

(2)→×　高トリグリセリド血症では，**血液凝固能は亢進する**．

　脂質異常症は，動脈硬化症の重要な危険因子であるので，直接的あるいは間接的に血栓形成促進に関与している．**高トリグリセリド血症**では，フィブリノーゲンやビタミンK依存性凝固因子（Ⅱ，Ⅶ，Ⅸ，Ⅹ）の産生増加と活性化により，血液凝固能を亢進させる（図3）．また，プラスミン活性の低

下や，PAI-1（plasminogen activator inhibitor-1）の産生増加も血栓形成の促進に関与している．

(3) →× 急性膵炎を合併する脂質異常症は，**高キロミクロン血症**である．
　📖 膵周辺でキロミクロンに含まれるトリグリセリドが**リポたんぱく質リパーゼ**により分解され，多量に放出された遊離脂肪酸が膵臓の腺房細胞障害や循環障害を起こすと考えられている．

(4) →× 動脈硬化のリスクが低減されるのは，**高HDL-コレステロール血症**である．
　📖 血管内腔から動脈壁の内膜に侵入したLDLは酸化的修飾を受ける．酸化的に修飾されたLDLはマクロファージにより貪食される．細胞内に多量のコレステロールが蓄積したマクロファージは，**泡沫細胞**になる．泡沫細胞が集まった病変を**脂肪斑**という．泡沫細胞が崩壊すると，炎症反応が起こり，内膜が線維性に肥厚（**線維斑**）する．さらに，線維斑に壊死，潰瘍，出血，石灰沈着，血栓形成など多彩病変が起こって**動脈硬化病変（粥状硬化巣）**が完成する．HDLは，体内の余分なコレステロールを集めて回って，肝臓に運んでくれる善玉コレステロールである．低HDL-コレステロール血症では，泡沫細胞に取り込まれたコレステロールの回収が滞るので，動脈硬化のリスクが増加する．

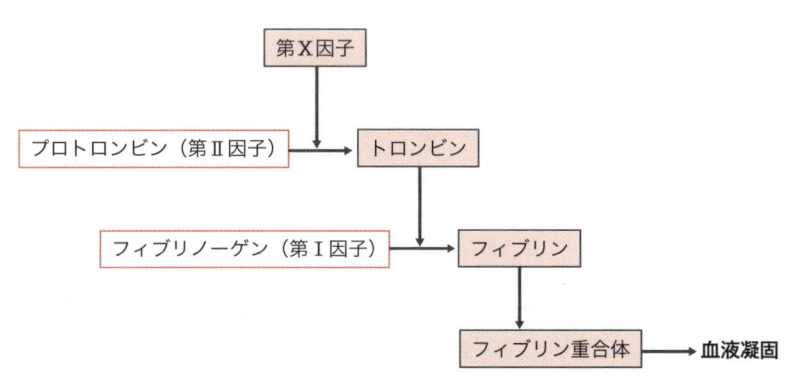

図3　血液凝固の過程

(5) → ○　正しい．

📖　黄色腫には，結節性黄色腫と発疹性黄色腫の2種類がある．結節性黄色腫は，泡沫細胞が，皮膚や皮下組織に集まって塊になったもので，眼瞼，肘や膝の関節の伸側，アキレス腱などに多くみられる．主にLDL-コレステロールが増加する家族性高コレステロール血症（Ⅱa型）で出現する．発疹性黄色腫は，キロミクロンが組織に蓄積したもので，臀部から腰背部に直径2～3 mmのオレンジ色から淡赤色の丘状発疹が出現する．主にキロミクロンが増加するⅠ型またはⅤ型脂質異常症で出現する．

正解 → (5)

🗝 キーワード

◆ キロミクロン

リポたんぱく質のなかで最も大きな粒子で，**トリグリセリド**を多く含む．食事に含まれる脂質を材料に小腸で合成され，末梢組織にトリグリセリドを運ぶ（図4）．トリグリセリドは，末梢組織の血管内皮細胞上にある**リポたんぱく質リパーゼ**（lipoprotein lipase：LPL）により加水分解され，末梢組織の細胞に脂肪酸を供給する．トリグリセリドが分解された残りの粒子を，**キロミクロンレムナント**といい肝臓に取り込まれる．

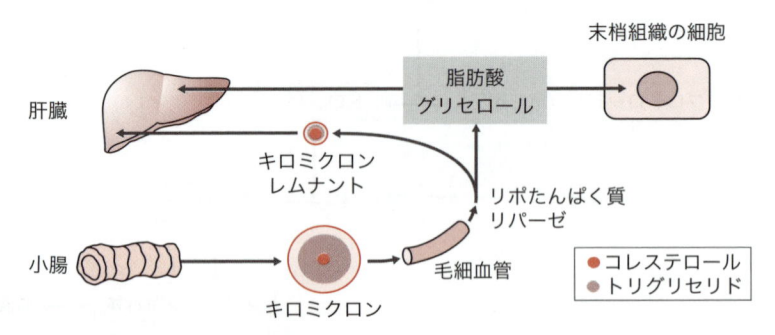

図4　キロミクロンの代謝

◆ 超低比重リポたんぱく質（VLDL）

　VLDL（very low density lipoprotein）は肝臓で合成されるリポたんぱく質で，トリグリセリドを多く含む．肝臓で合成されたトリグリセリドを末梢組織に運ぶ（図5）．VLDLに含まれるトリグリセリドは末梢組織の血管内皮細胞上にある**リポタンパク質リパーゼ（LPL）**によりが加水分解され，末梢組織の細胞に脂肪酸を供給する．トリグリセリドが分解された残りを**VLDLレムナント**〔または中間型リポたんぱく質（intermediate lipoprotein：IDL）〕という．VLDLレムナントは肝臓に取り込まれるか，肝臓の類洞において**肝性リパーゼ**の作用を受けてLDLに変換される．

◆ 低比重リポたんぱく質（LDL）

　LDL（low density lipoprotein）は，VLDLレムナントが肝臓の類洞で肝性リパーゼの作用を受けて合成され，コレステロールを肝臓から末梢組織へ運ぶ（図6）．末梢組織および肝臓の**LDL受容体**を介して細胞内に取り込まれる．末梢組織にコレステロールが十分にあるときはLDL受容体が減少してLDLの取り込みが減少する．

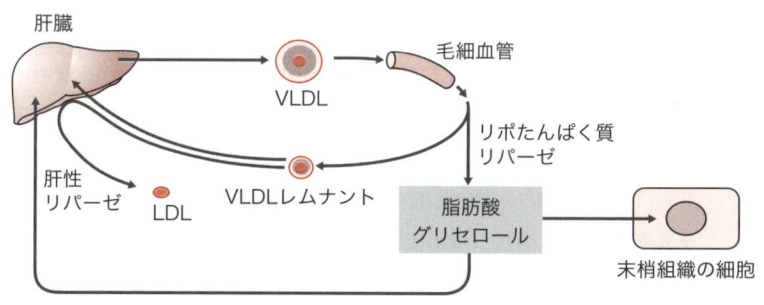

図5　VLDLの代謝

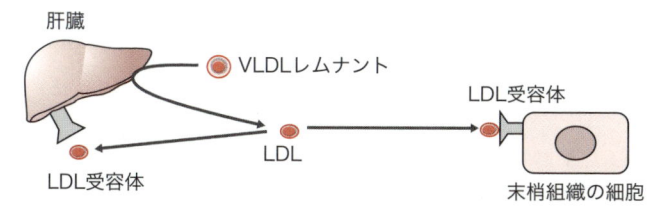

図6　LDLの代謝

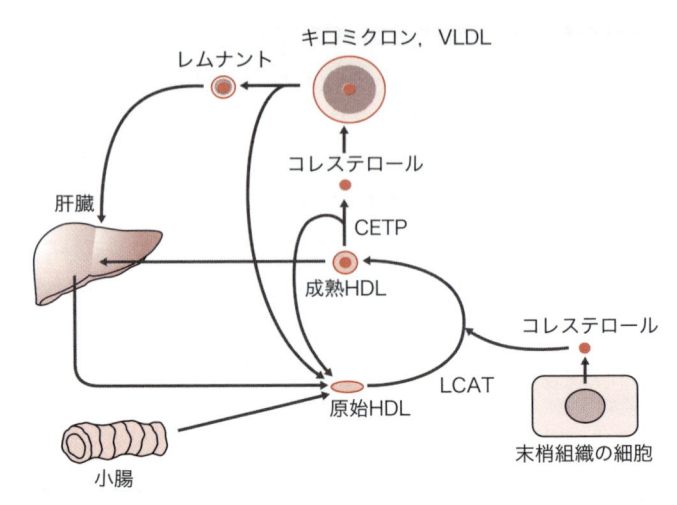

図7　HDLの代謝

◆ 高比重リポタンパク質（HDL）

　HDL（high density lipoprotein）は，肝臓・小腸で合成されるリポタンパク質でコレステロールを多く含むことができる．合成直後はコレステロール含量の少ない円盤状の粒子（原始HDL）であるが，末梢組織の細胞膜に存在する余分なコレステロールを**LCAT（lecithin cholesterol acyl transferase）**の作用でHDL内に取り込み，コレステロール含量の多い円形の粒子（成熟HDL）になる（図7）．成熟HDLは，肝臓に取り込まれるか，コレステロールをキロミクロンやVLDLにわたして原始HDLに戻る．**コレステロールエステル転送タンパク質（cholesterol ester transfer protein：CETP）**は成熟HDLからキロミクロンやVLDLにコレステロールを転送する酵素である．

問題　高尿酸血症・痛風

高尿酸血症と痛風に関する記述である．正しいのはどれか．

(1) 痛風は，女性に多い．
(2) 関節炎の好発部位は，肘関節である．
(3) アルコールは，尿酸排泄を促進する．
(4) 血中の尿酸は，3.5 mg/dL の濃度に達すると析出する．
(5) 尿路結石をきたしやすい．

(21－35)

解説

プリン体の代謝異常により血液中の尿酸濃度が上昇することを**高尿酸血症**という．尿酸の濃度が高くなると，尿酸塩の結晶ができやすくなる．その結晶が関節に沈着して**急性関節周囲炎**を起こしたものが**痛風**である．痛風とは，"風が吹いても痛い"という意味である．尿酸結晶が腎臓に沈着すると腎障害（**痛風腎**）を起こし，尿中で結晶化すると尿路結石（**尿酸結石**）を起こす．高尿酸血症には，肥満，脂質異常症，糖尿病，高血圧など生活習慣病が高率に合併することから，生活習慣病の１つと考えられている．

(1) ➡× 痛風は，**男性**に多い．
　　高尿酸血症は500〜600万人，痛風患者は30〜60万人いるといわれている．**40〜60歳代の男性**に多い．女性では閉経後にみられ，閉経前の女性では稀である．最近は20〜30歳代の男性で高尿酸血症が増加している．高尿酸血症に関連する死因は，以前は腎不全（痛風腎）による尿毒症が多かったが，現在は虚血性心疾患，脳血管障害など動脈硬化性疾患による死亡が増加している．

(2) ➡× 関節炎の好発部位は，**第一中足趾関節**（足の親指のつけ根）である．
　　尿酸塩が耳介や関節周辺に沈着してできる粟粒大から大豆大の無痛性の結節を**痛風結節**という．関節腔の壁に沈着した尿酸塩の針状結晶がはがれて

関節腔に広がったときに，結晶を貪食するために白血球が集まってきて急性関節炎を起こすことを**痛風発作**という．痛風発作は，**第一中足趾関節**（足の親指のつけ根）に好発する．疼痛は24時間で頂点に達し，10日以内に自然緩解する．過度の運動，外傷，過食，過剰な飲酒などが急性発作の誘因となる．急激に高尿酸血症を改善すると，発作が誘発されることがある．発作中に尿酸低下薬を使用して尿酸値を下げると発作が増強・長期化することがある．

(3) →✕ アルコールは，尿酸排泄を抑制する．

📖 アルコールが代謝されて，酢酸からアセチルCoAになる過程でATPが消費され，プリン体の産生が増加する．一方，アルコール代謝のため細胞内のNADH濃度が上昇するので，ピルビン酸から乳酸の産生が増加する．乳酸の産生増加は，腎臓からの尿酸排泄低下を引き起こす．よって，アルコールは，尿酸の産生を増加させると同時に，排泄を低下させるため高尿酸血症を引き起こす．

(4) →✕ 血中の尿酸が飽和するのは7.0 mg/dL以上である．

📖 血清尿酸値の基準値は7.0 mg/dL未満，コントロール目標値は6.0 mg/dL以下，薬物療法などの治療開始時期は8.0 mg/dL以上である．これを**"6・7・8ルール"** という．尿酸は，血液中では98%がナトリウム塩として存在し，約7.0 mg/dLで飽和する．血液中にはたんぱく質など何らかの安定化因子が存在することから，血清尿酸値が約7.0 mg/dL以上になっても**過飽和**となって溶解しているが，関節や皮下組織では結晶ができやすくなるので，血清尿酸値の基準値は，7.0 mg/dL未満とされている．

(5) →○ 正しい．

📖 尿中では，尿素，たんぱく質，ムコ多糖類などの作用で，尿酸は溶けやすくなっている．また尿酸は，酸性で結晶化しやすく，アルカリ性で溶解しやすいという特徴をもつ．

　尿路結石の予防のためには，1日2,000 mLの尿量を保つように指導し，就寝前の飲水も勧めて尿が濃縮するのを避ける．発汗時，運動時には飲水を促す．そのほか，尿のアルカリ化に効果がある食品（海草，野菜）を勧める．必要な場合は，**尿アルカリ化薬**（重曹，クエン酸カリウム・クエン酸ナトリ

ウム配合製剤）を使用する．

正解→ (5)

🔑 キーワード

◆ 尿酸の生成と排泄

　尿酸はプリン体の代謝産物である（p.63 図6参照）．プリン体の85％は体内で産生され，食物由来は15％である．通常，尿酸の産生量と排泄量はほぼ同じであり，体内の尿酸の量は一定に保たれている（図8）．

◆ 高尿酸血症

●発症に関係する生活習慣

　高尿酸血症は，尿酸の生成が過剰になる，あるいは排泄が低下することによって生成と排泄のバランスがくずれ，引き起こされる．アルコールの摂取や肥満など生活習慣が要因となりうる（表6）．

●薬物療法

　高尿酸血症の治療薬を表7に示す．尿酸排泄低下型と尿酸排泄過剰型では，使用する薬剤が異なるので注意を要する．

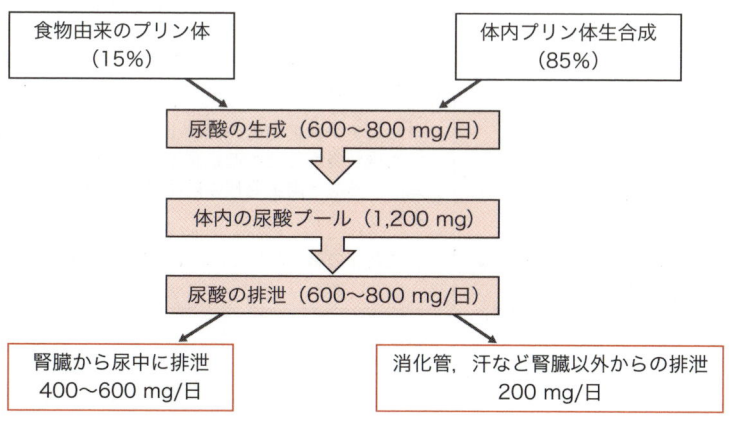

```
┌─────────────────┐      ┌─────────────────┐
│ 食物由来のプリン体 │      │  体内プリン体生合成  │
│     （15％）      │      │     （85％）      │
└────────┬────────┘      └────────┬────────┘
         │                         │
         └───────────┬─────────────┘
                     ▼
        ┌──────────────────────────┐
        │ 尿酸の生成（600〜800 mg/日）│
        └─────────────┬────────────┘
                      ▼
        ┌──────────────────────────┐
        │ 体内の尿酸プール（1,200 mg）│
        └─────────────┬────────────┘
                      ▼
        ┌──────────────────────────┐
        │ 尿酸の排泄（600〜800 mg/日）│
        └──────┬──────────────┬────┘
               ▼              ▼
   ┌──────────────────┐  ┌──────────────────────┐
   │ 腎臓から尿中に排泄 │  │消化管，汗など腎臓以外からの排泄│
   │  400〜600 mg/日   │  │       200 mg/日        │
   └──────────────────┘  └──────────────────────┘
```

図8　尿酸の生成と排泄

表6 高尿酸血症の発症に関係する生活習慣

アルコール	● アルコール飲料（ビールなど）に含まれるプリン体の摂取が増加する ● アルコールから酢酸ができ，アセチル-CoAのなる過程でATPが消費され，プリン体の産生が増加する ● アルコール代謝は，NADHを増加し，ピルビン酸から乳酸の産生が増加する．乳酸産生増加は，腎臓からの尿酸排泄低下を引き起こす
肥満	● 内臓脂肪が蓄積すると門脈の遊離脂肪酸濃度が上昇し，肝臓でのトリグリセリド合成が増加する．その結果，NADPH合成が増加するので，ペントース・リン酸回路が亢進してプリン体の産生が増加する ● インスリン抵抗性による高インスリン血症は，尿細管からの尿酸排泄を低下させる
高血圧	● 糸球体濾過率が低下して尿酸排泄が低下する ● 降圧薬（利尿薬）により尿酸の再吸収が増加する
糖尿病	● インスリン抵抗性，腎症合併により尿酸排泄が低下する．

表7 薬物療法

尿酸排泄促進薬 （ベンズブロマロン，プロベネシド）	● 尿細管での尿酸再吸収を阻害し尿酸排泄を促進するので，**尿酸排泄低下型**で使用する ● 尿酸排泄増加による尿路結石を予防するために，尿アルカリ化薬を併用する ● 尿酸産生過剰型で使用すると，尿酸結石の頻度が高まる
尿酸生成抑制薬 （アロプリノール）	● キサンチン酸化酵素を阻害して，ヒポキサンチン，キサンチンから尿酸への酸化を抑制するので，**尿酸産生過剰型**で使用する ● ヒポキサンチンとキサンチンが蓄積するが有害ではなく，負のフィードバック作用によりプリン体生成抑制効果もある ● 尿酸排泄低下型で使用すると，アロプリノールの代謝産物であるオキシプリノールの排泄が障害されて副作用の頻度が高くなる
コルヒチン	● コルヒチンは細胞内の微細小管に結合することにより多核白血球が炎症部位へ遊走するのを阻害するので，足がムズムズするなど痛風発作の**前兆症状**が現れた時期に使用すると有効である
非ステロイド系抗炎症薬，ステロイド	● 痛風発作の痛みが強く，コルヒチンが無効なときに使用する

◆ 痛風の食事療法

　　総エネルギーを適正化し，バランスの良い食事とすることにより，肥満を防止し，適正な体重を維持する．高プリン体食品（100 gあたりプリン体200 mg以上含むもの）を避け，プリン体の１日の摂取量は，**400 mg以下**とする．しかし，極端なプリン体制限はしない．アルコールは，日本酒なら１合未満，ビールなら500 mL未満，ウイスキーならダブル１杯未満に制限し，禁酒日を週に２日以上もうける．ショ糖・果糖の過剰摂取を避ける．

合格のコツ

診断基準は，数値まで覚えておくことが肝要！

- ◆ 代謝性疾患では，メタボリックシンドローム，糖尿病，脂質異常症の３つが重要である．それぞれ，診断基準に関する問題では，数値まで覚えていなければ正解できないので，しっかり覚えておこう．
- ◆ 糖尿病では，血糖値の検査に加えて，病型や合併症を評価する検査もよく出題される．脂質異常症では，４つのリポたんぱく質（キロミクロン，VLDL，LDL，HDL）が，主に"何を""どこから""どこへ"運ぶのか整理しておこう．

文　献
1）メタボリックシンドローム診断基準検討委員会：メタボリックシンドロームの定義と診断基準．日本内科学会雑誌，94（4）：794-809，2005
2）糖尿病診断基準に関する調査検討委員会：糖尿病の分類と診断基準に関する委員会報告．糖尿病，53（6）：450-467，2010

第8章 臓器・器官別の構造と機能及び疾病の成り立ち

3 消化器系

問題　食道・胃食道逆流症

出題頻度 ★★☆

食道および胃食道逆流症に関する記述である．正しいのはどれか．

(1) 食道は，咽頭につづいて胃の幽門に至る臓器である．
(2) 食道の上皮は，円柱上皮である．
(3) 腹圧の上昇は，胃食道逆流症の原因となる．
(4) 下部食道括約部圧の上昇は，胃食道逆流症の原因となる．
(5) 胃酸分泌の消失は，胃食道逆流症の原因となる．

(22-37)

解説

(1)→✗　幽門ではなく，**噴門**である．

食道から胃への入り口を**噴門**という（p.171 図3参照）．胃から十二指腸への出口を**幽門**という．"幽"は"奥深い"という意味がある．幽門というのは，胃の奥深いところにある門という意味である．噴門は，食道から胃に向けて食物を噴き出すところと覚えておけばよい．食道は，粘膜・筋層・外膜の3層構造である．

(2)→✗　食道の上皮は，**重層扁平上皮**である．

口腔，咽頭，食道は，食物の通り道である．熱かったり，冷たかったり，硬かったりする食物が通過するので，これらの臓器の粘膜は丈夫でなければならない．よって，これらの上皮は，**重層扁平上皮**である（p.25参照）．皮膚の重層扁平上皮と違い，食道の重層扁平上皮は角化しない．

(3)→○　正しい．腹圧の上昇は，胃を圧迫し，胃液を食道に逆流させる．

胃液や十二指腸液（膵液や胆汁を含む）が食道内に逆流して，食道粘膜

に炎症を起こしているものを**逆流性食道炎**という．これは内視鏡によって確認される．また食道炎の有無にかかわらず，食道内への胃液などの胃内容物逆流による症状があるものを，**胃食道逆流症**（gastroesophageal reflux disease：GERD）という（図1）．過飲過食，胃酸増加，食道下部括約筋圧の低下，食道裂孔ヘルニア，腹圧の上昇（妊娠，肥満，便秘などによる）などが原因となる．症状は，嚥下障害，嚥下痛，胸焼け，酸っぱいものの逆流（呑酸），胸骨後部痛などがある．診断は，X線による造影剤の逆流の証明，内視鏡による食道粘膜の発赤，びらん，潰瘍などの所見により行う．食事療法では，過食を避け，1回の食事量を少なくする．脂肪や菓子類は，下部食道括約筋部圧の低下と胃排出能の低下をもたらすので，避けるようにする．アルコール，香辛料などの刺激物は，胃酸分泌の亢進，食道粘膜の障害をもたらすので，避けるようにする．薬物療法では，H_2ブロッカーなど胃酸分泌抑制薬を使用する．内科的治療で改善しない場合は，手術療法を行う場合もある．

(4) →× 下部食道括約筋圧の低下が，胃食道逆流症の原因となる．

📖 食道の上部約4分の1は，すべて横紋筋であるが，下部にいくに従い横紋筋が減少して平滑筋優位になり，食道の下部約4分の1ではすべて平滑筋である（平滑筋・横紋筋についてはp.251参照）．食道上部は，嚥下のために強い収縮力が必要なので横紋筋が発達したと考えられる．延髄からの運動神経の支配を受けているが，意志によって動かすことができない不随意筋である．嚥下に伴う反射によって蠕動運動が起こる．食道下端には，下部食道括約筋があって逆流を防いでいる．この括約筋の締めつける圧力が低下すると，逆流が起こりやすくなる．逆に，圧力が過剰に上昇すると，通過障害が起こる．

(5) →× 胃酸分泌の亢進が，胃食道逆流症の原因となる．

📖 胃食道逆流症で胸やけなどの症状が出現する理由は，胃酸により食道粘

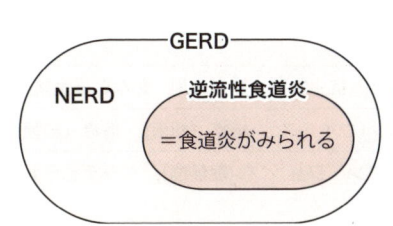

図1　GERDと逆流性食道炎
NERD（non-erosive reflux disease）は，胸焼けなど胃液の逆流による症状は出現するが，粘膜の炎症所見に乏しく，びらんや潰瘍がみられないものをいう．

膜が障害され，炎症を起こすからである．胃酸分泌の増加は，わずかな逆流でも炎症を起こす可能性が高くなるが，胃酸分泌の消失が，胃食道逆流症の原因になることはない．

正解 → (3)

🔑 キーワード

◆ 口内炎

　口内炎とは，口腔粘膜の炎症で，発赤・腫脹・疼痛を主徴とする病変である．口内炎の主な原因を表1に示す．病変の部位により舌炎，口角炎，歯肉炎などと呼ぶことがある．

◆ 食道裂孔ヘルニア

　食道は，横隔膜の**食道裂孔**を通って腹腔内に入り，胃に接続している（図2A）．**食道裂孔ヘルニア**とは，胃の一部が食道裂孔を通って胸腔内に脱出したものをいう（図2B）．食道裂孔ヘルニアでは，食道下部括約筋圧が低下し，逆流を起こしやすい．

◆ 食道アカラシア

　食道アカラシアとは，食道下部括約筋が過度に緊張して弛緩しないものをいう（図2C）．そのため食道から胃への食物の通過障害が起き，食道は拡張する．その結果，食物が飲み込めなくなって嚥下障害が起きる．"カラシア

表1　口内炎の主な原因

栄養障害	低栄養状態，ビタミンB群欠乏症，亜鉛欠乏症
物理的障害	局所の外傷，放射線
化学的障害	酸・アルカリなどの刺激物質，抗生物質，抗がん剤，鉛など重金属
感染症	カンジダ（真菌），ヘルペス（ウイルス），結核（細菌），梅毒（細菌）
全身疾患	多形滲出性紅斑（スティーブン・ジョンソン症候群），ベーチェット病，鉄欠乏性貧血

（chalasia）"とは，ギリシャ語で"緩める"という意味がある．"ア（a-）"は否定の接頭語である．よって，"アカラシア"は"緩まない"という意味である．

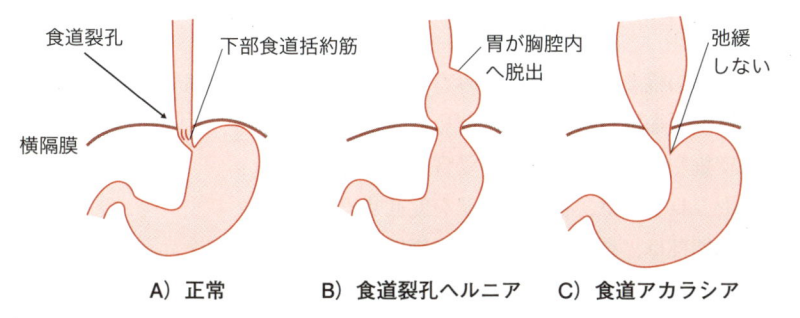

A）正常　　B）食道裂孔ヘルニア　　C）食道アカラシア

図2　食道

重要ポイント

摂食・嚥下の過程は，第3期までの随意運動と第4期以後の不随意運動に分けられる（表2）．

表2　摂食・嚥下の過程

第1期 （先行期）	● 食物を**口に入れる前**の過程である ● 視覚・触覚・嗅覚により食物を認知し，食べるものの選択，量の決定をする
第2期 （準備期）	● 摂取した食物を咽頭に送るまでの時期をいい，**捕食と咀嚼**が主な動きである ● 捕食には口唇による取り込みと前歯で噛み切ることが重要である ● 咀嚼（臼歯の運動）により食物と唾液を混和して飲みこみやすい食塊を形成する． ● 咀嚼の下顎運動（咬筋）は，**三叉神経**が支配している
第3期 （口腔期）	● 咀嚼により形成された食塊を咽頭へ送るまでの時期をいう ● 口腔の前方から舌を口蓋に押し付けながら食塊を後方に送る（**随意運動**）
第4期 （咽頭期）	● **嚥下反射**により，咽頭の食塊を食道入口に送り込む時期である（**不随意運動**） ● 嚥下反射は食塊が咽頭粘膜を刺激することによって起こる ● 嚥下反射では軟口蓋の上昇による鼻腔との連絡遮断，喉頭筋群の収縮による声門の閉鎖，呼吸の一時停止，輪状咽頭筋の弛緩による食道入口の拡大などが起こる ● 輪状咽頭筋は上部食道括約筋として働いている ● 嚥下反射にかかわる筋肉はすべて横紋筋である ● 嚥下中枢は，延髄にある
第5期 （食道期）	● 食道に侵入した食塊を胃に移送する時期である ● 食塊は，食道の蠕動運動によって移送が促進される

問題　胃

出題頻度 ★★★

胃の構造と機能に関する記述である．正しいのはどれか．

(1) 胃壁の構造を管腔側からみると，粘膜下層は，固有筋層の外側にある．
(2) 胃酸（塩酸）は，主細胞から分泌される．
(3) 壁細胞には，ガストリン受容体が存在する．
(4) セクレチンは，胃酸の分泌を促進する．
(5) 幽門部は，胃底部よりも食道側にある．

(23−38)

解説

(1)→×　粘膜下層は，固有筋層の内側にある．

　体の中にはたくさんの三層構造がある．胃の場合，**粘膜**，**筋層（固有筋層）**，**漿膜**の三層構造で構成されている（p.173 図4参照）．粘膜は，管腔側から順に，**粘膜上皮**（単層円柱上皮），**粘膜固有層**，**粘膜筋板**，**粘膜下層**に分けられる．筋層は，内側から**斜走筋層**，**輪走筋層**，**縦走筋層**の三層からなる平滑筋層でできている．漿膜は，**結合組織**と**臓側腹膜**でできている．また胃腺は，粘膜上皮が落ち込んでできたもので，粘膜固有層にある．

(2)→×　胃酸（塩酸）は，壁細胞から分泌される．

　胃腺は，胃液を分泌する．胃腺は，**主細胞**，**壁細胞**，**副細胞**の3種類の粘膜上皮細胞で構成されている（p.173 図4参照）．主細胞は，ペプシノーゲンを分泌する．壁細胞は，**胃酸（塩酸）**と**キャッスル内因子**を分泌する．副細胞は，**粘液**を分泌する．

(3)→○　正しい．

　ガストリンは，胃の幽門腺の上皮に存在する**G細胞**から分泌されるホルモンである．食事に含まれるタンパク質，特に肉汁は，ガストリンの分泌を促進する．分泌されたガストリンは，血流によって胃腺がある胃体部に運ばれる．胃腺の壁細胞の細胞膜には，ガストリン受容体が存在する．ガストリ

ンは，壁細胞の受容体に結合することにより，壁細胞からの胃酸の分泌を促進する．

(4) →× セクレチンは，胃酸分泌を抑制する．

📖 セクレチンは，十二指腸の粘膜上皮に存在する**S細胞**から分泌されるホルモンである．十二指腸に流入した胃酸は，セクレチンの分泌を促進する．分泌されたセクレチンは，血流によって胃に運ばれる．セクレチンは，幽門腺のG細胞や胃腺の壁細胞に働きかけて，胃酸の分泌を抑制する．つまり，胃酸が十二指腸に流れ込むことにより，これ以上胃酸の分泌を増やさないように，十二指腸から胃へのネガティブ・フィードバック調節が働くわけである．

(5) →× 食道側から，噴門→胃底部→胃体部→幽門部→幽門の順にある．

📖 食道から胃への入り口が**噴門**である（図3）．胃から十二指腸への出口が**幽門**である．噴門から胃の中に入って，すぐ左の方の張り出している部分を**胃底（fundus of stomach）**という．"fundus"は，"行き止まり，袋小路"という意味である．**幽門部**は，幽門の手前の部分で胃の右半分を占める．胃底と幽門部の間にある胃の中央部を**胃体**と呼ぶ．胃体部には胃腺があり，胃液を分泌する．幽門部には**幽門腺**があり，粘液とペプシノーゲンを分泌する．

正解→ (3)

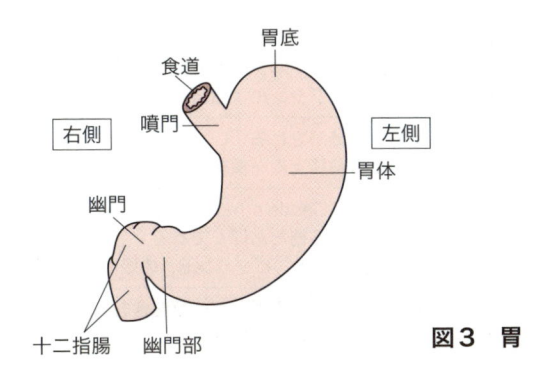

図3 胃

🔑 キーワード

◆ 胃壁の構造

胃壁は，胃液を分泌する胃腺を含む粘膜，蠕動運動を行う筋層，胃の表面を覆う漿膜の三層構造でできている（図4）.

◆ 胃液

ペプシノーゲンは，胃酸によって活性化されてペプシンとなり，たんぱく質を分解する．ペプシンは胃液の中で働くため，至適pHは2前後である．胃酸は，胃液を酸性に保つことにより，殺菌作用，たんぱく質分解作用，鉄やカルシウムをイオン化して可溶化する作用を有する．キャッスル内因子は，ビタミンB_{12}と結合して，ビタミンB_{12}の吸収を助ける．副細胞から分泌される粘液は，胃粘膜の表面を覆い，胃液に含まれるペプシンと塩酸による胃壁の自己消化を防いでいる（表3）.

表3 胃液の成分と役割

胃酸（塩酸）	● 胃酸とは，胃腺の壁細胞から分泌された塩酸のことである ● 酸性（pH 1.0〜2.5）による殺菌作用を有する ● タンパク質分解作用を有する ● ペプシノーゲンをペプシン（活性型）に変換する ● 鉄とカルシウムをイオン化することにより，十二指腸での吸収を促進する
ペプシノーゲン	● ペプチド結合を加水分解するたんぱく質分解酵素である ● ペプシノーゲン自体には，酵素活性はないが，胃酸によりペプチドの一部が切りはなされて活性型のペプシンになる
粘液	● ムチン（粘液糖タンパク）を含む ● 胃粘膜表層で，重炭酸イオンとともにゲル状構造を形成する ● 胃粘膜を，胃酸，ペプシンによる自己消化から保護する
重炭酸イオン	● 表層粘液細胞より分泌される ● ムチンとともに胃粘膜上皮を保護する粘液バリアを形成する
内因子	● キャッスル内因子（Castle's factor）ともいう ● 壁細胞より分泌される糖たんぱくである ● ビタミンB_{12}と結合して，ビタミンB_{12}の吸収（回腸）を促進する
その他	● トリグリセリドを分解する胃リパーゼを含む ● Na^+，K^+，Mg^{2+}などの電解質を含む

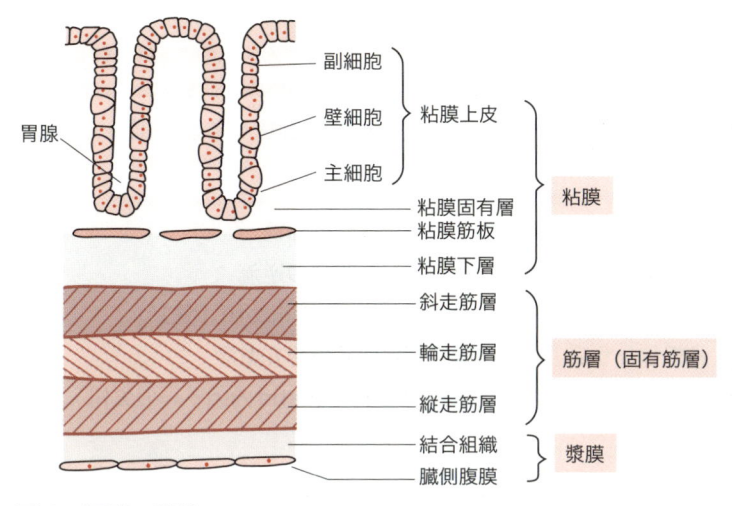

図4 胃壁の構造

重要ポイント

胃液分泌の調節

胃液の分泌は，中枢神経による調節（頭相），食物が胃の中に入ることによる調節（胃相），胃液の食物の混合物が十二指腸に入ることによる調節（腸相）によって調節されている（表4）．

表4 胃液分泌の調節

頭相	● 思考，視覚，嗅覚，味覚などの刺激が，副交感神経である迷走神経（アセチルコリン）を介して，主細胞と壁細胞を刺激することにより，胃液分泌を促進する ● 迷走神経は，ガストリンの分泌も促進する
胃相	● 食物による胃の拡張が，迷走神経の活動を刺激する ● 幽門部の粘膜上皮に，ガストリンを分泌するはG細胞がある ● 食物に含まれるタンパク質がG細胞を刺激すると，ガストリンが血液中に分泌される ● ガストリンは，壁細胞を刺激して胃液分泌を促進する ● ガストリンは，ECL細胞を刺激して，ヒスタミンを分泌させる ● ヒスタミンは，壁細胞を刺激して胃液分泌を促進する
腸相	● 十二指腸に進入した胃酸がS細胞を刺激すると，**セクレチン**分泌される ● セクレチンは，G細胞と壁細胞に作用して胃酸分泌を抑制する ● そのほか，十二指腸から分泌される**コレシストキニン**（CCK）や**胃酸分泌抑制ペプチド**（GIP）も胃酸分泌を抑制する ● セクレチン，CCK，GIPを総称して，**エンテロガストロン**という

問題　胃切除後症候群

出題頻度 ★★☆

胃切除後の合併症とその原因についての組合せである．誤っているのはどれか．

(1) 後期ダンピング症候群 ── 一過性低血糖
(2) 胃全摘術後の逆流性食道炎 ── 胆汁の逆流
(3) 輸入脚症候群 ── ビルロートⅠ法（Billroth Ⅰ法）
(4) 骨粗しょう症 ── 二次性副甲状腺機能亢進症
(5) 悪性貧血 ── キャッスル内因子（Castle内因子）の欠如

(22－34)

解 説

(1)→○　正しい．

胃の役割の1つに，食物を一時的に胃の中に蓄えておき，少しずつ十二指腸に送り出すという役割がある．胃を切除すると，食物が一気に小腸の中に入ってくる．このためにさまざまな症状が起こることを**ダンピング症候群**という．ダンプ（dump）とは，"ごみをどっと投げ捨てる"という意味である．ダンピング症候群は，症状が現れる食後の経過時間により**早期ダンピング症候群**と**後期ダンピング症候群**の2種類に分けられる．早期ダンピング症候群は，急激な小腸の拡張や高浸透圧刺激による神経内分泌反射で起こる．食後10～30分に，腹痛・悪心・嘔吐・動悸・めまい・冷や汗などの症状が出現する．後期ダンピング症候群は，食後90～180分に出現する**反応性低血糖**による症状である．食事で摂取した糖質が，一気に小腸から吸収されるため，食後1時間以内に高血糖が出現し，それに反応してインスリンが多量に分泌される．しかし，糖質の吸収は短時間で終わるため，過剰なインスリン分泌により血糖値が急激に低下する．低血糖症状は30～40分持続する．

(2)→○　正しい．

食道の下部には下部食道括約筋があって，胃から食道への逆流を防いでいる（p.167参照）．胃全摘術では，食道と小腸が直接つながれるため，下部

食道括約筋が働きにくい構造となっており，小腸から食道へ，腸管の内容物が逆流する．腸管の内容物には胆汁も含まれているので，胆汁の逆流も起こる．胆汁に含まれる胆汁酸が，食道粘膜を障害すると**逆流性食道炎**が起こる．

(3)→✕　輸入脚が形成されるのは，ビルロートⅡ法である．

📖　**ビルロート法**というのは，ビルロートという人が考え出した胃切除後の残存胃と小腸のつなぐ方法である（図5）．Ⅰ法は，残存胃と十二指腸を一直線につなぐ方法である．Ⅱ法は，残存胃と空腸をつなぎ，十二指腸が盲端（行き止まり）になるつなぎ方である．この盲端の部分を**輸入脚**とう．盲端になっているため，胆汁や食物が輸入脚の中へ逆流したり，輸入脚の中で細菌が異常増殖したりすることがある．このことが原因になって，吐き気，嘔吐，腹痛が出現するものを**輸入脚症候群**という．

(4)→○　正しい．

📖　**二次性副甲状腺機能亢進症**とは，何らかの原因により血中カルシウム濃度が低下したとき，それが刺激になって副甲状腺から副甲状腺ホルモンの分泌が亢進している状態をいう．胃切除後は，胃酸不足によりカルシウムの吸収が低下するので，血中カルシウム濃度が低下する．血中カルシウム濃度を維持するために，二次性甲状腺機能亢進症が出現して，骨吸収を促進する（p.134，256参照）．その結果，骨に沈着しているカルシウムが減少して骨粗鬆症になる．

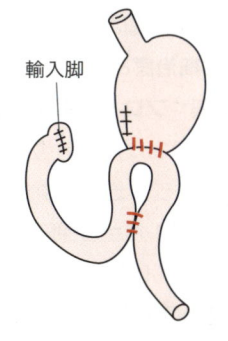

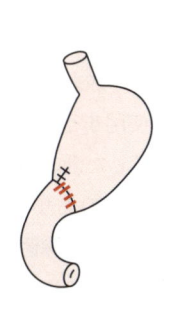

図5　ビルロートⅠ法とⅡ法の選択

A) ビルロートⅠ法　　B) ビルロートⅡ法

ビルロートⅠ法は，食物が十二指腸を通るのに対し，ビルロートⅡ法は，食物が十二指腸を通らず，輸入脚症候群を起こす可能性があるので，一般にビルロートⅠ法を選択することが多い．ビルロートⅡ法は，十二指腸周囲の瘢痕形成などビルロートⅠ法が困難な場合に選択される．

(5) → ○　正しい．

📖　**キャッスル内因子**とは，胃腺の壁細胞から分泌されるたんぱく質であり，**ビタミンB$_{12}$**と結合し，ビタミンB$_{12}$の吸収を助ける（p.172 参照）．胃を切除するとキャッスル内因子が欠乏するので，ビタミンB$_{12}$の吸収が障害される．ビタミンB$_{12}$欠乏は，**悪性貧血**を引き起こす（p.271 参照）．

正解 → (3)

🔑 キーワード

◆ 胃・十二指腸潰瘍

　　胃酸および消化酵素であるペプシンの消化作用により胃・十二指腸壁に欠損が生じるものを，胃・十二指腸潰瘍という．欠損の深さにより，UI–Ⅰ（粘膜内），UI–Ⅱ（粘膜下層），UI–Ⅲ（筋層）UI–Ⅳ（筋層を超える）に分類される．UI–Ⅰがいわゆる"**びらん**"で，UI–Ⅱ以上を**潰瘍**という．胃潰瘍は，40～50歳代の男性，十二指腸潰瘍は30歳代の男性に多い．治療によりいったん治癒しても再発をくり返すことから，潰瘍症とも呼ばれる．わが国での罹患率は，成人の約10％である．日本では，従来は胃潰瘍の頻度が多かったが，近年の食生活の欧米化に伴い十二指腸潰瘍の発生率が増加している（都市部では1：1）．原因の大半が，**ヘリコバクター・ピロリ（*H.pylori*）菌の感染**である．

◆ 胃・十二指腸潰瘍の治療

● 薬物療法

　　薬物療法を主体とし，食事療法は補助的に使用する．活動性の潰瘍を瘢痕(はんこん)治癒させるまでの治療を**初期治療**という．初期治療では，強力な胃酸分泌抑制薬である**H$_2$受容体拮抗薬**や**プロトンポンプ阻害薬**を使用する．初期治療により通常，2～3カ月で約90％が瘢痕治癒に至る．治癒した潰瘍の再発防止のための治療を**維持治療**という．治療を中止すると50～70％が再発する．***H.pylori*除菌療法**（2000年11月から保険適用開始）により，除菌に成功すると再発率は著しく低下する．しかし，胃酸分泌が回復することから，除菌成功例では，**胃食道逆流症**の発生が増加するといわれている．

- **食事療法**

　食事療法として，以前は入院して厳重な庇護食（ひごしょく）（糖質を中心とした刺激の少ない食事）を処方していたが，現在は特に制限する必要はないとされている．粘膜の修復を促進するため，エネルギー，たんぱく質・ビタミン・ミネラルが不足しないようにする．胃酸分泌を抑制するため，アルコール，コーヒー，香辛料，炭酸飲料などを避ける．潰瘍面を庇護するため，物理的な刺激食品（熱い，冷たい，固い）を避ける．脂肪，繊維など胃内滞留時間の長いものは避け，乳化脂肪を使用する．日常生活・食生活を規則正しくし，ストレスを避けるようにする．喫煙は，粘膜血流を障害し，潰瘍の治癒を遅らせるので禁煙とする．

◆ 胃切除後後期症候群（術後栄養障害）

　長期間の胃酸不足は，セクレチンの分泌低下，膵液分泌低下の原因となり，消化・吸収障害をもたらす．また，Fe^{3+}からFe^{2+}への還元が低下するために，**鉄の吸収が障害**されて**鉄欠乏性貧血**が出現する．胃液のpH上昇のためカルシウムの溶解性も低下するので，**カルシウムの吸収障害**が起こり，骨粗鬆症や骨軟化症の原因となる．膵液分泌の低下は，脂肪の消化吸収障害をもたらし，脂溶性ビタミンである**ビタミンDの吸収も障害**されるため骨粗鬆症や骨軟化症の原因となる．キャッスル内因子の不足は，**ビタミンB_{12}の吸収障害**を引き起こし，**悪性貧血（巨赤芽球性貧血）**を出現させる（p.271 参照）．ビタミンB_{12}は肝臓に3〜6年分貯蔵されているので，術後数年経過した後に出現する．

重要ポイント

　胃切除後症候群の主な治療法を表5に示す．

表5　胃切除後症候群の治療

早期ダンピング症候群	●高浸透圧を押さえるため，糖質を控えて，タンパク，脂肪は十分に摂る ●1回摂取量を少なくする（**小量頻回**：1日5〜6食） ●水分は食間に摂る
後期ダンピング症候群	●糖質の摂取を控える（**小量頻回食**：1日5〜6食） ●食後1〜2時間に適当な間食を摂る
後期症候群	●鉄欠乏性貧血には，鉄剤，ビタミンCを**経口投与**する ●悪性貧血には，ビタミンB_{12}を**筋肉注射**する ●骨粗鬆症・骨軟化症には，カルシウム製剤，ビタミンD_3製剤を**経口投与**する

問題　たんぱく漏出性胃腸症

たんぱく漏出性胃腸症に関する記述である．誤っているのはどれか．

(1) 炎症性腸疾患は，原因疾患となる．
(2) アルブミン／グロブリン比（A/G比）は，上昇する．
(3) アルブミンの合成は，亢進する．
(4) 腸管浮腫をきたす．
(5) 血中カルシウム値は，低下する．

(25 - 37)

解説

(1)→○　**正しい．**

たんぱく漏出性胃腸症とは，血漿中のアルブミンが胃や腸管の粘膜から管腔内に漏出し，**低アルブミン血症**をきたす症候群である．原因としては①腸リンパ管の異常によるリンパ液の漏出（腸リンパ拡張症，うっ血性心不全，**クローン病**），②毛細血管の透過性亢進によるたんぱく質の漏出増加（アレルギー性胃腸炎，**セリアック病**，膠原病），③潰瘍からの出血や血漿の滲出（消化管のがん，感染性腸炎，**炎症性腸疾患**，メネトリエ病，**セリアック病**，クローン病）などが挙げられる．

(2)→×　たんぱく質漏出性胃腸症では，アルブミン／グロブリン比（A/G比）は低下する．

血漿たんぱく質は，アルブミンとグロブリンに大別される．アルブミンは，血漿たんぱく質の50〜70％を占めている．グロブリンは，100種類以上のたんぱく質からなり，電気泳動法によりα1，α2，β，γの4分画に分けられる．γ-グロブリン分画には，免疫グロブリン（p.276参照）が多く含まれている．免疫グロブリンを除く血漿たんぱく質の多くは，肝臓でつくられる．血漿たんぱく質の主な機能は，①膠質浸透圧の維持（主にアルブミン），②物質の運搬（鉄，銅，ステロイドホルモン，甲状腺ホルモン，ビタミンA，ビリルビンなどは，輸送たんぱく質と結合することで血液中を運搬

される）③血液凝固（血液凝固因子），④生体防御（抗体，補体）である．たんぱく漏出性胃腸症では，血漿中のアルブミンが体外に漏れ出て失われるので，低アルブミン血症になる．その結果，グロブリン（G）濃度に対してアルブミン（A）濃度が相対的に低下するので，A/G比は低下する．

(3) ◆○　正しい．

📖　体外に失われたアルブミンを補充するために，肝臓でのアルブミン合成は亢進する．

(4) ◆○　正しい．

📖　たんぱく漏出性胃腸症では，血中アルブミン濃度の低下により膠質浸透圧（p.113参照）が低下する．その結果，腸管の間質液が増加して**腸管浮腫**が出現する．そのほか，腸管のリンパ管の異常，腸管組織の炎症による毛細血管透過性の亢進などによって腸管浮腫が生じる場合もある．

(5) ◆○　正しい．

📖　たんぱく漏出性胃腸症では，消化吸収障害，特に**脂肪の消化吸収障害**が起こる．未消化の脂肪は，カルシウムと不溶性の塩を形成し，カルシウムの吸収を阻害する．その結果，血中カルシウム値は低下し，**低カルシウム血症**となる．たんぱく漏出性胃腸症では，低カルシウム血症による**テタニー**（p.135参照）が出現する．

正解 → (2)

🔑 キーワード

◆ 腸管の構造

腸管粘膜は，粘膜上皮，粘膜固有層，粘膜筋板，粘膜下層からなる（図6）．粘膜上皮は，**単層円柱上皮**である．粘膜上皮の管腔面には，**微絨毛**が存在する．粘膜が管腔内に突出した部分を，**絨毛**という．小腸の粘膜では，**輪状ヒダ**と絨毛が発達していて表面積が大きくなっている．大腸では**半月ヒダ**があるが，絨毛はない．粘膜上皮が粘膜内に落ち込んだ部分を，**腸陰窩**という．腸

図6 腸管の構造

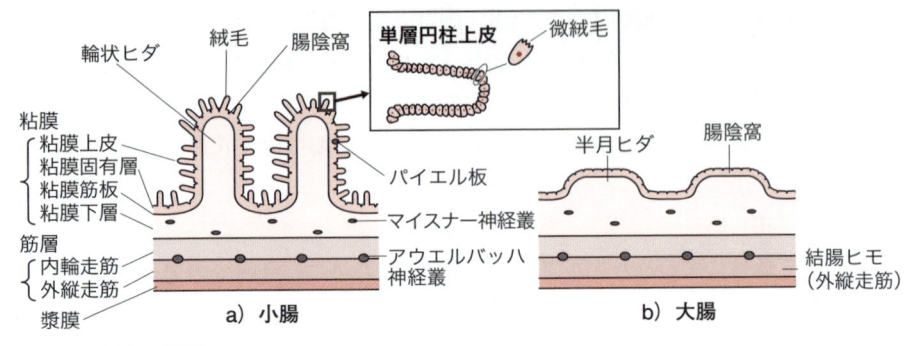

陰窩は，**腸腺（リーベルキューン腺）**を形成し腸液を分泌する．腸液には，粘液と電解質溶液が含まれるが，消化酵素は含まれていない．腸陰窩の中央部には，粘膜上皮の幹細胞が存在し，細胞分裂により増殖している．増殖した細胞は絨毛の先端まで移動し，脱落する．粘膜上皮の寿命は，約6日である．腸管粘膜には，リンパ小節が集まった**パイエル板**がある．腸管の筋層は，**内輪走筋**と**外縦走筋**の二層の平滑筋からなる．**結腸ヒモ**は，大腸の縦走する平滑筋が集合したものである．

◆ 腸管運動の調節

腸管の運動は，①自律神経，②腸管壁にある**腸管神経叢**，③種々の消化管ホルモンなどによって調節されている．自律神経のうち副交感神経は腸管運動を促進し，交感神経は腸管運動を抑制する．腸管神経叢は，自律神経とは独立して腸管運動を調節する．筋層に存在する**アウエルバッハ神経叢**は，主に腸管運動を，粘膜下層に存在する**マイスナー神経叢**は，主に腸液の分泌を調節する．消化管ホルモンであるモチリンやP物質は，腸管運度を促進する．

◆ クローン病

クローン病は，原因不明の消化管の**肉芽腫性炎症性疾患**である．腹痛，下痢，下血，体重減少，発熱などが出現する．1976年に，厚生省の特定疾患治療研究事業の対象疾患に指定された．区域性で単発あるいは多発する．口腔から肛門までいずれの部位でも起こりうるが，回盲部（約50％），肛門（35％），上部消化管（15％）が多い．

病理学的には，非乾酪性類上皮細胞肉芽腫の存在が特徴である．腸管粘膜病変として，縦走潰瘍，敷石像，飛び越し病変といったものを形成する．病変は粘膜にとどまらず，筋層，漿膜に，さらに腸管周囲の脂肪組織まで及び，他臓器との**瘻孔**を形成する．細菌や食事抗原により刺激されたマクロファージが分泌するTNF-αにより炎症が引き起こされると考えられている．慢性に経過し，**寛解と再燃**をくり返しつつ，徐々に進行する．

10～20歳代の男性に多い．男女比は2～3：1である．欧米に比べてわが国では少ないが，近年急増し，登録患者数は2010年で約31,652人である．家族内発生があり，何らかの遺伝因子に，高たんぱく食，高脂肪食，腸内細菌叢の異常など環境因子が加わって発症すると考えられている．

◆ 潰瘍性大腸炎

潰瘍性大腸炎は，原因不明の大腸粘膜のびまん性非特異性炎症性疾患である．1975年，厚生省の特定疾患治療研究事業の対象疾患に指定された．主として粘膜と粘膜下層を侵し，びらん・潰瘍を形成する．**直腸**に始まり，**連続性**に大腸粘膜を侵し，大腸全体にびらんや潰瘍を形成する．直腸炎型（35.6％），左側大腸炎型（27.8％），全大腸炎型（36.6％）が多く，右側のみや，区域性は稀である．

病変は粘膜，粘膜下層の非特異的炎症（うっ血，充血，びらん，潰瘍，主として好中球の浸潤，陰窩膿瘍など）で，**粘血膿便**を排泄する．臨床経過により再燃寛解型（90％以上），慢性維持型，急性劇症型，初回発作型に分類される．慢性に経過し，寛解と再燃をくり返す．

20～30歳代に多いが，小児や50歳以上にもみられる．男女比は1：1である．欧米に比べてわが国では少ないが，近年急増し，登録患者数は2010年で約117,855人である．原因は不明（感染症説，食事アレルギー説，心身症説などがある）であるが，病態として腸管免疫担当細胞の機能異常が指摘されている．家族内発生が報告されており，何らかの遺伝因子が関与していると思われる．

問題　非代償期肝硬変

出題頻度 ★★★

非代償期の肝硬変についての記述である．正しいのはどれか．

(1) 高アンモニア血症では，水分制限を行う．
(2) 低血糖予防のために，夜間食を加える．
(3) 食道静脈瘤の原因は，門脈圧の低下である．
(4) フィッシャー比が上昇する．
(5) フェニルアラニンを補給する．

(24-139)

解説

　肝硬変は，慢性肝障害の終末像であり，組織学的には肝細胞の壊死後の**線維化**と**再生結節**が特徴である．臨床的には肝機能の低下と**門脈圧亢進症状**を示す．原因は**ウイルス性**が多く，C型が60～70％，B型が20％である．そのほか，アルコール性（10％），薬剤性，自己免疫性肝障害，ヘモクロマトーシス，ウィルソン病などが原因となる．肝臓がある程度機能し，症状が現れない代償期と，機能障害が現れる非代償期に分けられる．非代償期肝硬変は，著しく肝機能が低下するために，**黄疸**，**高アンモニア血症**，**腹水**，**浮腫**，**肝性脳症**などが出現する．

(1)→×　高アンモニア血症では，低たんぱく食にする．

📖 アミノ酸が分解されるときに発生する有害なアンモニアは，肝臓で無害な**尿素**に変換されて，主に尿中に排泄されるが，非代償期の肝硬変では，肝臓のアンモニア処理能力が低下するので，高アンモニア血症が出現する．よって，アンモニアの発生を抑制するために，**低たんぱく食**とする．また体内の主なアンモニア発生源は，腸内細菌であることから，**ラクツロース**を投与する．ラクツロースは，ガラクトースとフルクトースからなる二糖類で，腸内の乳酸菌によって，乳酸と酢酸に分解される．その結果，腸内pHが低下するため，アミノ酸分解菌の増殖が抑制され，アミノ酸の分解によるアンモニアの産生が抑制される．**水分制限**は，浮腫や腹水に対する治療法である．

(2) →○ 正しい．

　　📖 肝硬変では，肝臓に貯蔵するグリコーゲン量が低下する．そのため，早朝空腹時に低血糖を起こす可能性がある．また，糖新生により血糖を維持しようとするために，たんぱく質の異化が促進されるのでマラスムス型クワシオルコル（p.141 参照）を呈する．このような状況を改善するためには，就寝前に 200 kcal 程度の夜食（late evening snack：LES）を摂るとよい．

(3) →× 食道静脈瘤の原因は，門脈圧の上昇である．

　　📖 肝硬変症では，肝臓の線維化のために，門脈の血管抵抗が増大し，門脈圧が上昇する．その結果，胃から食道を経て，奇静脈に至る**側副血行路**の血流量が増加する．血流の増加が原因で食道の静脈がこぶ状に拡張したものが，**食道静脈瘤**である．

(4) →× フィッシャー比は，低下する．

　　📖 **フィッシャー比**とは血中の芳香族アミノ酸（AAA）に対する分岐鎖アミノ酸（BCAA）のモル比である（BCAA/AAA）．**芳香族アミノ酸は，主に肝臓で代謝される．分岐鎖アミノ酸は，主に骨格筋で代謝される**．肝硬変では，肝臓の芳香族アミノ酸の取り込みが低下するため，血中芳香族アミノ酸濃度は上昇する．また肝硬変では，門脈圧が亢進するため，膵臓からの血液が肝臓を通過することなく全身に流れる．そのため，膵臓から分泌されたインスリンは，肝臓での取り込みが減少するので血中濃度が上がり高インスリン血症になる．高インスリン血症は，骨格筋の分岐鎖アミノ酸取り込みを増加させるので，血中分岐鎖アミノ酸濃度は低下する．その結果，フィッシャー比は低下する．

(5) →× 分岐鎖アミノ酸を補給する．

　　📖 フェニルアラニンは芳香族アミノ酸なので，制限する必要がある．肝硬変では，フィッシャー比を是正するために，分岐鎖アミノ酸（バリン，ロイシン，イソロイシン）を補給する．

正解 → (2)

🔑 キーワード

◆ 肝炎ウイルスの種類と特徴

肝炎はウイルスにより発症することが多い．主な肝炎ウイルスを表6に挙げる．慢性肝炎は進行すると肝硬変となる．

◆ 脂肪肝

脂肪肝とは，脂質が肝湿重量の5％以上蓄積した状態（正常では2～4％）と定義される．蓄積する脂質は**中性脂肪**で，肝湿重量の量が40～50％になることもある．脂肪肝の原因は，栄養過多，肥満，糖尿病，飲酒が多い．飲酒量については，男性は40～80 g/日で脂肪肝を生じるとされるが，女性は20 g/日でも脂肪肝を生じることがある．低栄養状態（たんぱく欠乏によりVLDLの合成障害），薬剤性（テトラサイクリン系抗生物質，副腎皮質ホルモン），妊娠，ウイルス感染（ライ症候群）が原因になることもある．

従来，脂肪肝は進展することのない良性の疾患と考えられていたが，軽度の脂肪沈着にとどまる単純性脂肪肝とは別に，アルコール飲酒暦がないにもかかわらず肝細胞の壊死，炎症，線維化など，アルコール性肝炎と類似の組織所見を伴う**非アルコール性脂肪性肝炎**（non-alcoholic steathepatitis：**NASH**）の存在が注目されている．NASHは，肥満，糖尿病，脂質異常症な

表6　主な肝炎ウイルスの種類と特徴

A型肝炎ウイルス	● 流行性肝炎．経口感染．開発途上国に多い ● 大部分は治癒し，慢性化することは稀である
B型肝炎ウイルス	● 血清肝炎．血液，体液を介して感染する ● 母児感染の場合，持続感染（キャリア）になりやすい ● 母児感染で発症した場合90％は治癒するが，10％は慢性肝炎となる．このうち20～30％が肝硬変に移行，このうち1年に5％が肝がんを発症する ● 成人後の感染の場合，慢性化は稀である
C型肝炎ウイルス	● 血液，体液を介して感染する ● 1989年に発見されたが，それ以前に非A非B型肝炎（NANB）と呼ばれていた輸血後肝炎の90％はC型とされる ● 持続感染者は200万人以上で，慢性肝炎，肝硬変に移行しやすい ● 肝細胞がんの約70％がHCV陽性（今後2010～2015年まで肝がん増加）

HCV：hepatitis C virus，C型肝炎ウイルス

ど過剰栄養に伴う生活習慣病に合併することが多く，共通の病態として，インスリン抵抗性が背景にあると考えられている．NASHの約50％が進行性で，10年間に20％が肝硬変に移行し，肝がんの発生率も高い．飲酒歴のない単純性脂肪肝とNASHを合わせて，非アルコール性脂肪性肝疾患（non-alcoholic fatty liver disease：NAFLD）という．

重要ポイント

肝硬変の病態症状，主な治療法を表7にまとめた．

表7 肝硬変の病態と症状

病態		症状	主な治療
肝実質組織の炎症，壊死，線維化		肝の硬化，縮小	グリチルリチン製剤
たんぱく質・脂質の合成能低下	血清アルブミン合成の低下	浮腫，腹水	食塩制限，水分制限 利尿薬投与
	凝固因子合成の低下	プロトロンビン時間延長，出血傾向	消化管出血予防のためにH₂ブロッカー投与
	血清コレステロール合成の低下	低コレステロール血症	就寝前の糖質摂取
門脈圧の上昇		側副血行路増加，脾腫	食道静脈瘤，腹壁静脈怒張，脾腫，痔疾，汎血球減少症	食道静脈瘤硬化療法
代謝障害	ビリルビン代謝の低下	黄疸	—
	尿素合成の低下	高アンモニア血症，肝性脳症	食物繊維による便通改善 ラクツロース投与
	高エストロゲン血症	クモ状血管腫，手掌紅斑，女性化乳房	—
	高アルドステロン血症 ナトリウム，水再吸収増加	浮腫・腹水	食塩制限，水分制限 利尿薬投与
血中フィッシャー比低下による脳内アミンの代謝異常		肝性脳症	低たんぱく食 分岐鎖アミノ酸投与

問題　膵臓

膵臓の外分泌腺から分泌されるポリペプチドである．正しいのはどれか．

(1) ガストリン
(2) キモトリプシノーゲン
(3) グルカゴン
(4) セクレチン
(5) ペプシノーゲン

(24-39)

解説

主な消化酵素の分泌場所と基質・生成物を表8に示す．

(1)→×　ガストリンは胃から分泌される．
　　ガストリンは，胃の前庭部の粘膜上皮に存在するG細胞から分泌されるペプチドホルモンである（p.170参照）．食物に含まれる肉汁（たんぱく質）や迷走神経によって分泌が増加する．ガストリンは，胃腺の壁細胞に働いて，胃酸の分泌を促進する．

(2)→○　正しい．
　　キモトリプシノーゲンは，膵臓の外分泌腺から分泌され，ペプチド鎖を切断されることにより消化酵素のキモトリプシンになる．酵素はポリペプチドでできている．膵臓の外分泌腺から分泌される消化酵素には，ほかにトリプシン，エラスターゼ，アミラーゼ，リパーゼなどがある．

(3)→×　グルカゴンは，膵臓の内分泌腺から分泌される．
　　グルカゴンは，膵臓の内分泌腺（ランゲルハンス島）のα細胞（A細胞）から分泌されるペプチドホルモンである．グルカゴンは，血糖値が低下したときに分泌され，肝臓でのグリコーゲン分解と糖新生を促進して血糖値を上昇させる．

(4) → ✕　セクレチンは，十二指腸から分泌される．

　📖　セクレチンは，十二指腸の粘膜上皮に存在するS細胞から分泌されるペプチドホルモンである．胃酸により分泌が増加する（p.171 参照）．セクレチンは，膵臓の外分泌腺に働いて重炭酸イオンの分泌を促進し，胃酸を中和する．

(5) → ✕　ペプシノーゲンは胃から分泌される．

　📖　ペプシノーゲンは，胃腺の主細胞から分泌され，胃酸の働きで消化酵素のペプシンとなり，タンパク質を分解する．

正解 → (2)

表8　消化酵素のまとめ

消化酵素	分泌場所	基質	生成物
アミラーゼ	唾液腺 膵臓	デンプン	マルトース マルトトリオース α-限界デキストリン
マルターゼ	小腸粘膜	マルトース（麦芽糖）	グルコース
スクラーゼ	小腸粘膜	スクロース（ショ糖）	グルコース＋フルクトース
ラクターゼ	小腸粘膜	ラクトース（乳糖）	グルコース＋ガラクトース
ペプシン	胃	タンパク質	ペプチド
トリプシン キモトリプシン エラスターゼ カルボキシペプチダーゼ	膵臓	タンパク質	ペプチド
ジペプチダーゼ	小腸粘膜	ジペプチド	アミノ酸
リパーゼ	膵臓	中性脂肪	脂肪酸＋モノグリセリド

> 🔑 キーワード

◆膵臓の外分泌腺

　膵臓は，胃の後ろにあって後腹壁に密着している．膵臓の前面だけが，腹膜に覆われ，後面は結合組織に移行する．横に細長い実質臓器で，右側の十二指腸に接する部分を**膵頭**，それに続く中央部を**膵体**，左端部を**膵尾**と呼ぶ（図7）．膵臓は，十二指腸の粘膜上皮が陥入してできた巨大な分泌腺である．膵臓の導管は，**主膵管**と**副膵管**の2本がある．主膵管は，総胆管と合流して**大十二指腸乳頭（ファーター乳頭）**に開く．副膵管は，主に膵頭の膵液を集め，総胆管の開口部よりやや上方（小十二指腸乳頭）に開く．膵液は，1日に約1,500 mL分泌される．副交感神経の緊張は，膵外分泌腺の分泌を促進する．膵外分泌細胞とその特徴を表9に挙げる．分泌物を体外（腸管内）へ分泌するものが外分泌腺，体内（血液中）へ分泌するものが内分泌腺である．

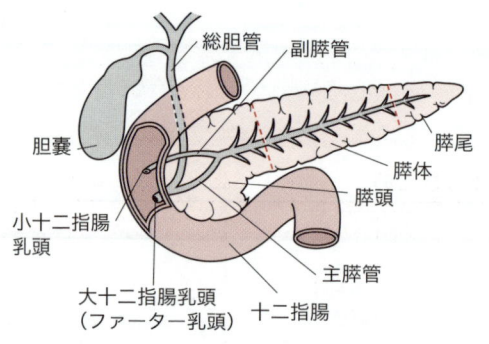

図7　膵臓

表9　膵外分泌細胞

腺房細胞	● 消化酵素を分泌する ● たんぱく質分解酵素は，活性を持たない**プロ酵素**として分泌され，小腸上皮細胞の微絨毛上に存在する**エンテロキナーゼ**によって活性化される ● 十二指腸の粘膜上皮から分泌される**コレシストキニン**により，分泌が促進する
腺房中心細胞 介在部導管細胞	● 水と重炭酸イオンを分泌する ● 重炭酸イオンは，十二指腸に入ってきた胃液（酸性）を中和する ● 胃酸が十二指腸に入ると分泌される**セクレチン**により分泌が促進する

◆ 膵臓の内分泌腺

膵臓の内分泌腺からは，血糖値を調節する重要なホルモンが分泌されている．表10に内分泌細胞とその特徴を挙げる．

◆ 膵炎

・急性膵炎

急性膵炎では，膵組織内で活性化された消化酵素により膵実質細胞が自己消化され，浮腫，出血，壊死が起こる．重症の場合，血流に入った膵酵素により，ショック，多臓器不全を引き起こす．原因は，**アルコール**（約40％），特発性（約25％），胆石症（約20％）が多い．そのほか，脂質異常症（Ⅰ型，Ⅴ型），感染，妊娠，薬剤，暴飲暴食，外傷などが原因となる．

・慢性膵炎

慢性膵炎では，6カ月以上持続する炎症により非可逆的な線維化と膵実質の破壊が起こる．持続性の上腹部痛（過食，飲酒後に増悪）が特徴である．原因は，**アルコール**（約60％），特発性（約30％），胆石症（約10％）である．膵外分泌機能の障害により，消化吸収障害が起こり，体重減少，脂肪便が出現する．また，内分泌機能の障害により糖尿病を発症する．**代償期**では，膵機能は保たれているが，疼痛発作や急性再燃を生じやすい．**非代償期**になると，膵組織の荒廃により疼痛は軽減するが，消化吸収障害が著しくなる．

◆ 膵炎の治療

膵炎の治療は急性期，回復期，寛解期で異なり，また栄養管理も重要である（表11）．

表10　膵内分泌細胞

α細胞（A細胞）	グルカゴンを分泌する．血糖値が低下すると分泌され，血糖値を上昇させる
β細胞（B細胞）	インスリンを分泌する．血糖値が上昇すると分泌され，血糖値を低下させる
D細胞	ソマトスタチンを分泌する．インスリン，グルカゴン，ガストリンの分泌を抑制する
F細胞	膵ポリペプチドを分泌する．作用は不明

表11　膵炎の栄養管理

急性期	● **絶食**（2〜7日）とし，中心静脈栄養を行う ● トリプシン阻害薬（FOY）の持続点滴と抗生物質を投与する 　抗生物質は腸内細菌の**バクテリアル・トランスロケーション**による敗血症の予防のため投与する
回復期	● 低脂肪食（5〜25 g/日）とする ● 糖質中心の流動食から開始して，症状を見ながら軟食，常食に移行する
寛解期	● 炎症が完全に治癒するまで，**脂肪制限（30 g/日以下）**を続ける ● アルコールは厳禁 ● 炭酸飲料，カフェイン，香辛料など，膵液分泌を刺激するものを避ける

合格のコツ

正常な構造と機能を理解することが，病態の理解の第一歩

◆消化器系では，嚥下，胃液の分泌，膵液の分泌，炎症性腸疾患，肝硬変に関する問題がよく出題される．

◆嚥下では，随意運動と不随意運動を区別しておこう．

◆胃液の分泌では，成分と役割の組合せを整理しておこう．

◆炎症性腸疾患では，クローン病と潰瘍性大腸炎の違いを整理しておこう．

◆肝硬変では，病態と症状と主な治療法の関係をよく理解しておこう．

◆膵液の分泌では，セクレチンが水と重炭酸イオンの分泌を促進し，コレシストキニンが消化酵素の分泌を促進することをよく理解しておこう．

第8章 臓器・器官別の構造と機能及び疾病の成り立ち

4 循環器系

問題　心臓

心臓の構造と機能に関する記述である．正しいのはどれか．

(1) 心電図のP波は，心室の脱分極を示す．
(2) 僧帽弁（左房室弁）は，心室の収縮開始により開く．
(3) 心拍出量は，成人で安静時に，20 L/分である．
(4) 左冠状動脈血流は，心室の拡張期に最大となる．
(5) アセチルコリンは，心拍数を増加させる．

(23-40)

解説

(1)→×　P波は，心房の脱分極を示す．

　心臓が電気的に興奮することを脱分極と呼ぶ．心臓内の興奮は活動電位（p.194参照）が起こることによって伝導される．興奮が伝導されるときは，活動電位が起こっている部位とそれ以外の部位に電位差が生じる．この電位差を記録したものが心電図である．波形の種類と特徴を表1，図1に示す．なお興奮がおさまることを再分極と呼ぶ．

(2)→×　僧帽弁は，心室の収縮開始により閉じる．

　心室筋の収縮が始まり，房室弁（僧帽弁と三尖弁，p.194 図2参照）が閉じてから，心室の収縮が終わり，動脈弁が閉じるまでを**収縮期**という．収縮期に続いて心筋が弛緩し，大静脈と肺静脈から血液が心臓に流入してから次の収縮に備えるまでの時期を**拡張期**という．**心房収縮期**は，拡張期の最後の部分を占める．収縮期と拡張期を合わせて**心周期**という（表2）．収縮期は，拡張期より短い．
　上記の選択肢の問題文のように僧帽弁が心室の収縮開始時に開いてしまっていると，血液が左心室から左心房，肺静脈へと逆流してしまう．

(3) → ✕ 安静時の心拍出量は約5 L/分である.

📖 1回の収縮で心臓から送り出される血液量は40～100 mLである.安静時の心拍数を60～90回とすると,少なく見積もって2.4 L/分,多く見積もっても9 L/分である.20 L/分は安静時としては多すぎる.

(4) → ○ 正しい.

📖 冠状動脈の血流は,右であろうと左であろうと,心臓の拡張期に最大になる.なぜなら,心臓の収縮期には,心筋内を走行する冠状動脈が圧迫されて血液が流れないからである.

表1 心電図波形の種類と特徴

P波	● 心房の興奮を表す ● 洞房結節に発した興奮は,右心房から左心房に伝達される
PQ間隔	● 洞房結節から発した興奮が,房室結節を経て心室筋に伝達されるまでの時間で,房室結節内の伝達時間が大部分を占める
QRS群	● 心室筋の興奮が,心室全体に広がる時期を表す ● 興奮は,中隔→左右自由壁→左心室後基部の順で伝達される ● 心筋の興奮が伝達されることにより発生する心臓起電力の方向により,QRS波は上下に大きくふれる
ST部分	● 心室興奮の極期に相当し,心臓全体が収縮しているために電位差が生じない
T波	● 心室筋の再分極を表す
QT間隔	● 心室興奮時間

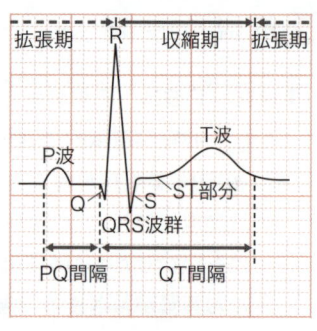

図1 心電図の基本波形

表2 心周期

心房収縮期	● 収縮期の初期は心房の収縮により房室弁が開いて血液が心室内に入る
等容性収縮期	● 心室の収縮により心室内圧が上昇して房室弁が閉鎖し,動脈弁が開くまでの間,心室の容積は一定である
駆出期	● 動脈弁が開いて心室内の血液が大動脈に押し出される
等容性弛緩期	● 心筋の弛緩により心室内圧が低下するので動脈弁が閉鎖し,房室弁が開くまでの間,心室の容積は一定である
充満期	● 房室弁が開いて心房から心室へ血液が流入する

(5) →✕　アセチルコリンは，心拍数を減少させる．

📖　**交感神経**の末端から放出される**ノルアドレナリン**は，活動電位が発生する頻度を増やして，心拍数を増加させる．一方，**副交感神経**（迷走神経）の末端から放出される**アセチルコリン**は，活動電位が発生する頻度を抑制して，心拍数を減少させる．

正解➡ (4)

🔑 キーワード

◆ 心臓の構造

心臓内部は中隔によって左右の腔に分けられ，**房室弁**によりそれぞれ心房と心室に分けられる（図2）．ヒトは発生27〜37日の間に心臓の中隔ができる．胎生期（胎児のとき）には，心房中隔は**卵円孔**で通じているが出生後は閉じる．左心房と左心室の間には**僧帽弁**（2枚の小弁からなる）があり，右心房と右心室の間の房室弁には**三尖弁**（3枚の小弁からなる）がある．僧帽弁，三尖弁ともに腱索により心室内腔に突出する**乳頭筋**につなぎとめられている．右心房には**上大静脈**，**下大静脈**，**冠状静脈洞**が入り，左心房には左右の**肺静脈**が入る．右心室からは**肺動脈**が，左心室からは**上行大動脈**が出ている．大動脈および肺動脈への出口には，3枚の**半月弁**からなる**大動脈弁**および**肺動脈弁**が存在する．

◆ 刺激伝導系

心筋細胞のなかには，筋原線維が少なく横紋構造が不明瞭な**特殊心筋**が存在する．特殊心筋は，固有心筋と異なり，ほとんど収縮することはないが，自発的に興奮を発生させて，その興奮を心臓全体に伝達する．これを特殊心筋による**刺激伝導系**という（図3）．**洞房結節**は，心臓内で最も早いリズムをもっていることから心拍動のペースメーカーとなっている．洞房結節の興奮は，左右の心房を収縮させると同時に，結節間路を介して**房室結節**（田原結節）に伝達される．房室結節からの興奮は，ヒス束を通って心室に伝えられる．**ヒス束**は，左右の脚に分かれ，さらに細かく枝分かれした網状の**プルキンエ線維**から固有心筋に伝達され，心室筋が収縮する．洞房結節に障害があり，心臓のほかの部位がペースメーカーになると，心拍数は減少する．

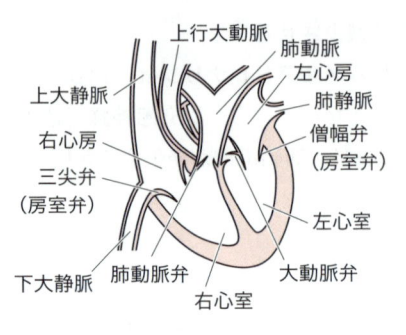

図2　心臓の構造

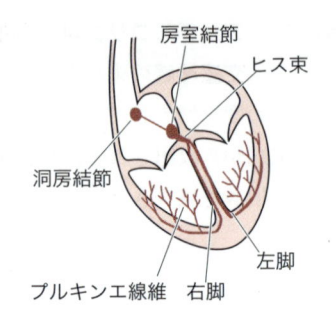

図3　刺激伝導系

◆ 心筋細胞の活動電位

　すべての心筋線維は，介在版（2つの心筋細胞を接着させる）とギャップ結合（イオンなどを細胞間で通過させる）により機能的に結合しているため，1カ所に生じた興奮は直ちにほかの筋線維に伝わり，全体の心筋線維が収縮する．心筋細胞の活動電位は，Na^+の急速な流入による早い脱分極に続いて，Ca^{2+}の緩やかな流入により活動電位を維持し（**プラトー**），K^+流出による緩やかな再分極が起こる．心筋細胞は1回の収縮時間が長く，不応期（活動電位が起きない時間）も長いので，強縮（くり返しの刺激による連続した収縮）を起こしにくい．

◆ 冠状血管系

　心臓に酸素や栄養素を送る血管を，冠状動脈（冠動脈）という．冠状動脈は，大動脈弁のすぐ上部，上行大動脈の基部から，左右1本ずつ分岐する．右冠状動脈は主に右心室と心室中隔の後ろ3分の1に分布する．左冠状動脈は，前室間枝と回旋枝に枝分かれし，主に左心室と心室中隔の前3分の2に分布する．心臓からの静脈は，冠状静脈洞を経て直接右心房に注ぐ．心臓の収縮期には，冠状動脈は圧迫されるために血流が停止し，心臓の拡張期に血流が増加する．運動などのために心拍出量が数倍に増加するときは，冠状動脈は拡張して血流が数倍に増加する．心筋の活動亢進は，酸素分圧の低下，一酸化窒素（NO）産生，プロスタグランジンI_2，アデノシン（ATP・AMPの分解産物）の増加をもたらし，これらが冠動脈平滑筋を拡張させて冠血流を増加させる．血圧の変動に対して，冠状動脈の血流は比較的一定に保たれる．

問題　血圧

出題頻度 ★★★☆

血圧調節に関する記述である．正しいのはどれか．

(1) 末梢血管抵抗の減少により，血圧は上昇する．
(2) アンギオテンシノーゲンは，主として肺で産生される．
(3) 副交感神経刺激により，アドレナリンの血中濃度は増加する．
(4) アンギオテンシン変換酵素により，アンギオテンシンⅠからアンギオテンシンⅡが生成される．
(5) アンギオテンシンⅡは，アルドステロンの分泌を抑制する．

(23 − 41)

解説

(1) ➡× 末梢血管抵抗が減少すると，血圧は低下する．

水道の蛇口にホースをつないで，庭に水をまく場面を想像してみよう．ホースの中を流れる水がホースの壁を垂直に押す圧力が，血圧に相当する．ホースの中に水が充満し，パンパンに膨れて，硬くなっている状態が高血圧である．圧力を上げる方法は2つある．1つは蛇口から出る水の量を増やすこと，これは**心拍出量**の増加に相当する．もう1つはホースの先端の水の出口を小さくすること，これは**末梢血管抵抗**の増加に相当する．末梢血管抵抗が増加するということは，末梢の血管が収縮して内径が小さくなり，血液が通りにくくなることである．まとめると，"**血圧＝心拍出量×末梢血管抵抗**"で表される．末梢血管抵抗が減少すれば，血圧は低下する．

(2) ➡× アンギオテンシノーゲンは，主に肝臓で産生される．

アンギオテンシノーゲンは，肝臓で合成されて，血液中に放出される血漿たんぱく質の1つである．アンギオテンシノーゲンは452個のアミノ酸からなるペプチドだが，腎臓から分泌されるレニンの作用により，特定の部位のペプチド結合が切断されて，10個のアミノ酸からなるアンギオテンシンⅠが生成する．レニン・アンギオテンシン系による血圧調節を図4に示す．

```
                          ┌─────────────────┐
                          │ アンギオテンシノーゲン │
                          └─────────────────┘
        ┌──腎臓──────────┐           │
┌────┐  │ ┌───────────┐ │   ┌────┐   │
│血圧低下│→│ 糸球体傍細胞 │─→│ レニン │---┘
└────┘  │ └───────────┘ │   └────┘   ↓
        │ ┌───────────┐ │         ┌──────────┐
┌────┐←─│ │ Na再吸収促進 │ │        │ アンギオテンシンⅠ │
│血圧上昇│ │ └───────────┘ │         └──────────┘
└────┘  └────────────┘                │   ┌──────────┐
  ↑                                    │---│ アンギオテンシン│
  │                                    │   │ 変換酵素    │
  │     ┌────────┐   ┌──────┐   ┌──────────┐└──────────┘
  │     │ アルドステロン │←──│ 副腎皮質 │←──│ アンギオテンシンⅡ │
  │     └────────┘   └──────┘   └──────────┘
  │                                     │
  │                                   ┌────┐
  └─────────────────────────────────│血管収縮│
                                      └────┘
```

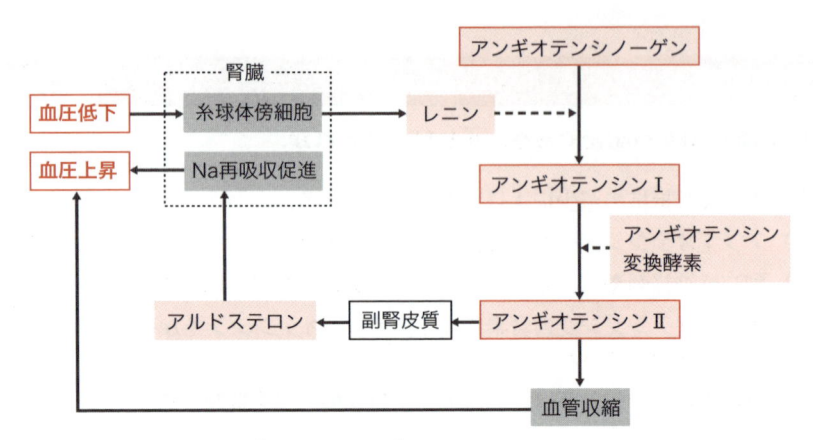

図4 レニン・アンギオテンシン系
①血圧が低下すると，腎臓からレニンが分泌される．
②レニンは，アンギオテンシノーゲンをアンギオテンシンⅠに変換する．
③アンギオテンシン変換酵素（angiotensin converting enzyme：ACE）は，アンギオテンシンⅠをアンギオテンシンⅡに変換する．
④アンギオテンシンⅡは，血管を収縮させ，血圧を上昇させる．
⑤アンギオテンシンⅡは，副腎皮質に働いて，アルドステロンを分泌させる．
⑥アルドステロンは，腎臓（集合管）に働いて，ナトリウムの再吸収を促進する．
⑦ナトリウムの再吸収が促進すると，体液量が増加して血圧が上昇する．

(3)→✕　アドレナリンの血中濃度を増加させるのは，交感神経刺激である．

　　📖　交感神経刺激によりアドレナリンが分泌されると，心拍数の増加や血圧上昇が起こる．アドレナリンは，副腎髄質から分泌されるホルモンである（p.222参照）．副腎髄質は交感神経節後線維から分化した組織なので，交感神経刺激により分泌が増加する（p.232参照）．

(4)→○　正しい．

　　📖　アンギオテンシン変換酵素は，10個のアミノ酸からなるアンギオテンシンⅠの8番目と9番目のアミノ酸の間のペプチド結合を切断し，アミノ酸8個からなるアンギオテンシンⅡを生成する（図4）．アンギオテンシン変換酵素は全身に存在するが，アンギオテンシンⅡの生成は，主に肺の血管で起きるといわれている．

(5) ✗ アンギオテンシンⅡは，アルドステロンの分泌を促進する．

📖 アンギオテンシンⅡは，副腎皮質の球状帯に作用し，アルドステロンの分泌を促進する（図4，p.222も参照）．

正解 ➔ (4)

🗝 キーワード

◆ 血圧

血液の流れによって生じる血管壁を垂直方向の押す圧力を**血圧**という．心臓の収縮により血液が大動脈内に押し出されて大動脈内の圧力が最大になったときの血圧を**収縮期血圧（最高血圧，最大血圧）**という．次の収縮期がはじまる直前，圧力が最も低下したときの血圧を**拡張期血圧（最低血圧，最小血圧）**という．収縮期血圧と拡張期血圧の差を**脈圧**という．

血圧は，大動脈で最も高く，動脈，毛細血管，静脈と次第に低くなり，大静脈で最も低くなる．大動脈や太い動脈（**弾性血管**）の壁は，弾性に富む．そのため心臓の収縮期に血液が送り出されると，大動脈内に血液が一時的にプールされ，血管が太くなる．その後，拡張期になると再び弾性により元の血管の太さに戻るため，血液が一気に流れ出すことなく徐々に末梢に送り出される．細動脈（**抵抗血管**）は平滑筋の層が厚く，自律的に血管の太さを調節できるため毛細血管に流入する血液量を調節している．

◆ 高血圧症

●血圧が上昇するしくみ

高血圧症は，遺伝的要因に加えて，食塩の過剰摂取など体液量の増加にかかわる要因，肥満，運動不足などインスリン抵抗性にかかわる要因，ストレスなど交感神経の緊張にかかわる要因が加わることによって発症する（図5）．

●診断基準

収縮期血圧140 mmHg以上または拡張期血圧90 mmHg以上を高血圧という．診断基準を表3に示す．

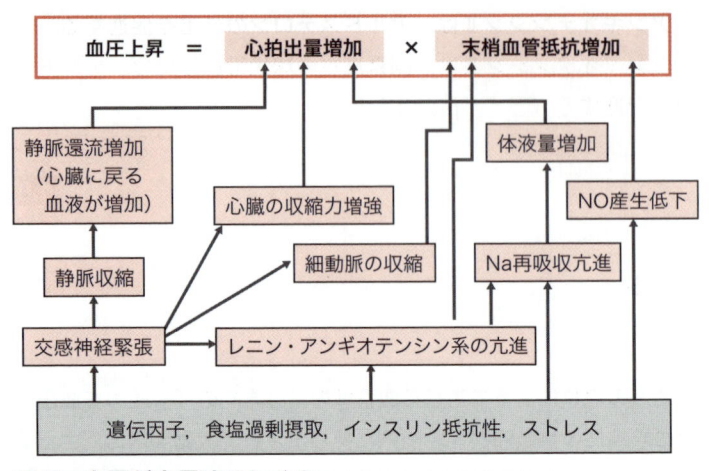

```
血圧上昇 ＝ 心拍出量増加 × 末梢血管抵抗増加
```

図5　血圧が上昇するしくみ

表3　高血圧症の診断基準

	収縮期血圧		拡張期血圧
至適血圧	＜120	かつ	＜80
正常血圧	＜130	かつ	＜85
正常高値血圧	130〜139	または	85〜89
Ⅰ度高血圧	**140〜159**	または	**90〜99**
Ⅱ度高血圧	160〜179	または	100〜109
Ⅲ度高血圧	≧180	または	≧110
（孤立性）収縮期高血圧	≧140	かつ	＜90

(mmHg)

（文献1より転載）

重要ポイント

　神経系による血圧の調節を表4に示す．圧受容器は血圧をモニターし，刺激を延髄に送る．血圧が上昇すると，圧受容器からの刺激が増加し，心臓と血管を支配する交感神経の活動が抑制され，心臓を支配する副交感神経の活動が増加する．その結果，血圧は低下する．一方，血圧が低下すると，圧受容器から

の刺激が減少し，心臓と血管を支配する交感神経の活動が増加し，心臓を支配する副交感神経の活動が抑制される．その結果，血圧は上昇する．

表4　神経系による血圧の調節

圧受容器	● 大動脈弓と頸動脈洞に存在する ● 求心線維は，大動脈弓が迷走神経，頸動脈洞が舌咽神経である ● **減圧反射**：血圧上昇→圧受容器→延髄（血管運動中枢）→副交感神経→血圧低下 ● **昇圧反射**：血圧低下→圧受容器→延髄（血管運動中枢）→交感神経→血圧上昇
血管運動中枢	● 延髄に存在する ● 原則として，**交感神経による単独支配**である ● **αアドレナリン受容体**は血管を収縮させ，**βアドレナリン受容体**は血管を拡張させる ● 例外として，唾液腺，陰茎，陰核では，副交感神経刺激により血管は拡張する
心臓抑制中枢 心臓促進中枢	● 延髄に存在する ● 交感神経：心拍数増加，収縮力増強，興奮伝導時間短縮 ● 副交感神経（迷走神経）：心拍数減少，興奮伝導時間延長 ● 交感神経は心臓全体に，副交感神経は洞結節と房室結節のみに作用する

> **問題　心不全**
>
> 心不全に関する記述である．正しいのはどれか．
> (1) 右心不全では，発作性夜間呼吸困難が特徴的所見である．
> (2) 左心不全では，レニン・アンギオテンシン系が活性化する．
> (3) 左心不全では，気管支喘息が生じる．
> (4) 左心不全では，肝腫大，腹水が生じる．
> (5) 心不全が進行しても，脳血流量は低下しない．
>
> (20－35)

解説

(1)→×　発作性夜間呼吸困難は，**左心不全**の所見である．

　昼間，起きているときは，重力により下半身にたくさんの血液があるが，夜間，横になると，心臓に帰ってくる血液量が増加する．その結果，肺に流れる血液量も増加する．このとき，左心不全があると，肺にうっ血が起こる．肺のうっ血が高度になったものを肺水腫といい，肺組織の間質や肺胞内にも水がたまった状態になる．そのため，肺胞での酸素と二酸化炭素のガス交換ができなくなり息苦しくなる．これを**発作性夜間呼吸困難**という．このとき，坐位になると呼吸が楽になる場合を，**起坐呼吸**という．発作性夜間呼吸困難は左心不全の特徴的症状である．

(2)→○　正しい．左心不全では，腎血流の減少によるレニン分泌亢進が起こる．

　左心不全では，心臓から大動脈に送り出される血液量が減少する．その結果，腎臓に流入する血液量も減少する．腎臓の傍糸球体装置には，輸入細動脈の血圧を感知する細胞があり，血圧が低下すると，レニンを分泌する．レニンは，レニン・アンギオテンシン系を活性化して，集合管でのナトリウム再吸収を増加させることにより，体液量を増やす（p.198 図5参照）．

(3)→×　気管支喘息は，気道の過敏によって喘鳴が起こるものである．

　左心不全では，上述したように肺水腫による呼吸困難が起こる．肺水腫

が高度になると，肺胞や細気管支が水で閉塞されるため，喘息のような症状（**喘鳴**）が出る．これを**心臓喘息**という．**気管支喘息**とは気管支粘膜の過敏によるもので（p.249参照），心臓喘息とは別の病態で起こるものである．

(4) → ✕　肝腫大，腹水は，右心不全の所見である．

📖　心不全でみられる肝腫大は，肝臓の静脈のうっ滞によって出現する．腹水は，腹部の静脈にうっ滞が起こり，腹膜に面した間質液が腹腔に浸み出すことによって出現する．いずれも，全身の静脈にうっ滞が起こっていることを示す所見である．よって，肝腫大や腹水を起こすのは，右心不全である．

(5) → ✕　脳血流は，心不全が進行すれば低下する．

📖　心拍出量が低下すると，まず，血液を重要臓器に集中させ，それほど重要でない臓器の血流を制限するということが起きる．これにより，皮膚の血流が低下して皮膚が冷たくなる．脳は最重要臓器なので血流は最後まで保たれると考えられる．しかし，心不全が進行すると，脳血流は維持できなくなり，精神錯乱，意識障害など中枢神経症状が出現する．

正解 → （2）

🔑 キーワード

◆ 心不全の病態

心不全とは，心臓の機能不全のことである．心臓の機能とは，静脈から心臓に帰ってきたすべての血液を動脈に送り出すポンプ機能のことである．心臓のポンプ機能が低下すると，血液を動脈に十分に送り出せなくなると同時に，静脈に血液がうっ滞することになる．心不全の病態を図6に示す．

● 右心不全

右心不全とは，右心室のポンプ機能が低下した状態をいう．右心室は，全身の静脈から右心室に帰ってきた血液を，肺動脈に送り出すのが仕事である．その仕事ができなくなった右心不全では，全身の静脈のうっ滞と，肺への血流減少が出現する．これを**うっ血性心不全**という．

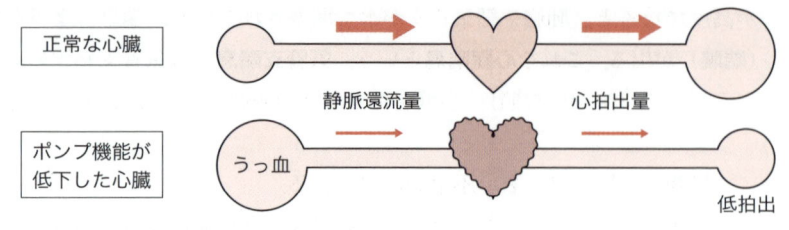

図6　心不全の病態
心不全では，心臓のポンプ機能が低下し，心拍出量が低下すると共に，静脈に血液がうっ滞する

- **左心不全**

    左心不全とは，左心室のポンプ機能が低下した状態をいう．左心室は，肺の静脈から左心室に帰ってきた血液を，全身（大動脈）に送り出すのが仕事である．その仕事ができなくなった左心不全では，肺の静脈のうっ滞と，全身の臓器への血流減少（心拍出量の減少）が出現する．

◆ 心不全の臨床所見

心不全の臨床所見を表5に示す．

◆ フランク・スターリング機構

心臓が血液を送り出すときに打ち勝たなければならない動脈圧を**後負荷**という．心臓が収縮する直前の心室の容量を**前負荷**という．後負荷に打ち勝つために心室容量を増加させて心拍出量を維持しようとする調節を**フランク・スターリング機構**という．

- **心拍出量の低下に対する代償機転**

    心不全では，フランク・スターリング機構により前負荷が増大している．レニン・アンギオテンシン系の活性化による体液量増加も前負荷を増大させる．これらの代償機転が破綻すると，心不全症状が出現する．

> **重要ポイント**
>
> 心不全の治療には，食事療法と薬物療法がある．特に重要なものを表6，7に示す．

表5 心不全の臨床所見

低拍出症状	● 易疲労性,息切れ,動悸,狭心症状,低血圧など ● 乏尿,夜間多尿：腎血流低下による.夜間は安静により腎血流が改善する
肺うっ血症状 （左心不全）	● 労作時の息切れ,発作性夜間呼吸困難,心臓喘息 ● 重症では起坐呼吸（臥位により静脈環流が増加して肺水腫を起こす） ● **チアノーゼ**（肺ガス交換の障害により還元ヘモグロビンが増加して皮膚,粘膜,爪が暗紫赤色になる）
末梢うっ血症状 （右心不全）	● 全身浮腫,胸水・腹水の貯留,肝臓・脾臓の腫大,頸静脈怒張など ● 腸管のうっ血による食欲不振
胸部X線写真	● 心拡大,肺血管陰影増強,胸水など
血液検査所見	● 肝うっ血　　　→肝機能検査異常（GOT,GPT,ビリルビンの上昇） ● 腎血流低下　　→腎機能低下（BUN,クレアチニン上昇） ● 水排泄低下　　→希釈性低ナトリウム血症 ● 消化吸収障害→栄養障害（低たんぱく血症,低アルブミン血症）

表6 心不全の食事療法

- 減塩食：軽症（Ⅰ度）　　　：1日8〜10 g
　　　　中等症（Ⅱ・Ⅲ度）：1日6〜7 g
　　　　重症（Ⅳ度）　　　：1日3〜5 g
- 水分制限：中等症以上で,低ナトリウム血症があるときは,前日の尿量＋500 mL以下に制限する
- 心不全では,利尿薬の使用により**低カリウム血症**になりやすいので,カリウム（野菜,果物）は十分に摂取する

表7 心不全の薬物療法

利尿薬	● 体液量を減少させる ● 利尿薬としてスピロノラクトン（アルドステロン拮抗薬）を使用している場合は高カリウム血症に注意する
血管拡張薬	● 前負荷と後負荷を軽減する
β遮断薬	● 交感神経の過緊張を抑制する
アンギオテンシン 変換酵素阻害薬	● 前負荷,後負荷を軽減する
ジギタリス製剤	● 心筋収縮力を増加させる ● 心不全の増悪を抑制できるが,不整脈死が増加することから生命予後を改善することはできない ● **ジギタリス中毒**：心室性期外収縮,房室ブロック,心室頻拍,心室細動など致命的な不整脈を生じる.治療域が狭く中毒域が接近している.低カリウム血症ではジギタリス中毒を起こしやすくする

合格のコツ

心臓の理解は3Dで！

- ◆ 循環器系では，心臓の構造と刺激伝導系，血圧の調節，心不全がよく出題される．
- ◆ 心臓の構造では，4つの部屋と弁の名前，血液が流れる経路について，心臓の立体構造を思い浮かべながら理解しよう．また，動脈・静脈と動脈血・静脈血の関係をよく整理しておこう．
- ◆ 血圧の調節ではレニン・アンギオテンシン系が重要である．レニン・アンギオテンシン系の図を，何も見なくても描けるようにしておこう．
- ◆ 心不全では，右心不全と左心不全でそれぞれうっ血が起こる臓器が異なることを覚えておこう．

文　献

1）「高血圧治療ガイドライン2009」（日本高血圧学会高血圧治療ガイドライン作成委員会 編），ライフサイエンス出版，2009

第8章 臓器・器官別の構造と機能及び疾病の成り立ち

5 腎・尿路系

問題 腎臓

出題頻度 ★★★

腎臓の機能に関する記述である．正しいのはどれか．

(1) 尿素は，主に腎臓で産生される．
(2) β_2-ミクログロブリンは，糸球体では濾過されない．
(3) ヘンレ係蹄上行脚で水の再吸収が行われる．
(4) 副甲状腺ホルモンは，リンの再吸収を抑制する．
(5) 甲状腺ホルモンは，ビタミンDの活性化を促進する．

(24-43)

解説

(1) → × 尿素は，**肝臓**で産生される．
　📖 アミノ酸が分解されるときに産生されるアンモニアは，肝臓において無害な尿素に変えられて，主に腎臓から体外に排泄される（p.42 参照）．

(2) → × β_2-ミクログロブリンは，**糸球体で濾過される**．
　📖 **β_2-ミクログロブリン**は，分子量が小さいため糸球体で濾過されるが，尿細管で再吸収されるので，尿中にはほとんど排泄されない（詳細はp.209参照）．

(3) → × ヘンレ係蹄上行脚では，**ナトリウムの再吸収**が行われる．
　📖 ヘンレ係蹄の下行脚は尿細管から間質への水の透過性が高いが，ナトリウムの透過性は低い（図1）．一方，上行脚はナトリウムを尿細管から間質へ能動的に吸収する．その結果，ヘンレ係蹄を下降するにつれ尿は濃縮され，上行脚で高濃度のナトリウムが髄質に吸収される．こうして皮質から髄質と間質に向けてナトリウム濃度が濃くなり，濃度勾配が形成される．これを**対**

向流増幅系という．髄質のナトリウム濃度が高いことにより，間質の浸透圧が高く維持され，集合管での水の再吸収による尿の濃縮が可能になる．

(4) → ○　正しい．
　📖　**副甲状腺ホルモン**は，血中カルシウム濃度が低下すると，副甲状腺から分泌されるホルモンである（p.135, 222 参照）．主な標的器官は骨と腎臓である．骨では，破骨細胞を活性化して骨吸収を促進する．腎臓での作用は，カルシウムの再吸収促進，リンと重炭酸イオンの排泄促進，ビタミンDの活性化促進である．

(5) → ×　腎臓でのビタミンD活性化を促進するのは，**副甲状腺ホルモン**である．
　📖　体内で合成されたビタミンD_3または食物として摂取したビタミンD_3は，肝臓で水酸化され25-ヒドロキシコレカルシフェロールとなる．さらに，腎臓で水酸化され，活性型ビタミンDである1,25-ジヒドロキシコレカルシフェロールとなる．ビタミンDの活性化を促進するのは，副甲状腺ホルモンである．

正解 → (4)

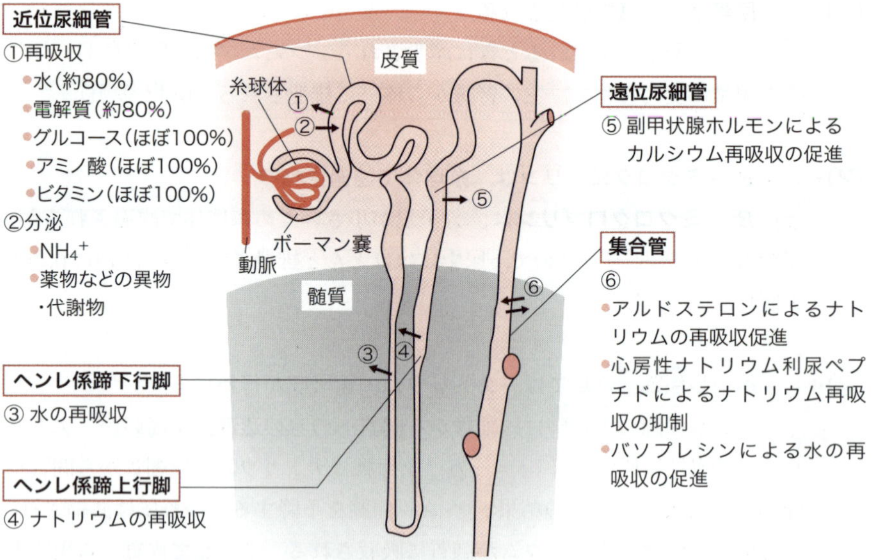

近位尿細管
① 再吸収
　・水（約80%）
　・電解質（約80%）
　・グルコース（ほぼ100%）
　・アミノ酸（ほぼ100%）
　・ビタミン（ほぼ100%）
② 分泌
　・NH_4^+
　・薬物などの異物
　・代謝物

皮質
糸球体
ボーマン嚢
動脈
髄質

遠位尿細管
⑤ 副甲状腺ホルモンによるカルシウム再吸収の促進

集合管
⑥
・アルドステロンによるナトリウムの再吸収促進
・心房性ナトリウム利尿ペプチドによるナトリウム再吸収の抑制
・バソプレシンによる水の再吸収の促進

ヘンレ係蹄下行脚
③ 水の再吸収

ヘンレ係蹄上行脚
④ ナトリウムの再吸収

図1　ネフロンの構造と機能

🔑 キーワード

◆ 腎小体

腎小体は，**糸球体**とそれを包む**ボーマン嚢**からなる（p.206 図1）．**腎動脈**は，腹大動脈から直接分岐して腎門から腎臓に入り，分枝をくり返して**輸入細動脈**となって腎小体に入って糸球体を構成した後，**輸出細動脈**となって腎小体を出る．糸球体は，毛細血管を形成する内皮細胞と基底膜およびその外側の足細胞（被蓋細胞）からなる．糸球体の結合組織を**メサンギウム**という．メサンギウムに存在するメサンギウム細胞は，貪食能や収縮能をもち，腎機能の調節に関与している．

◆ 尿細管

1つのボーマン嚢から，1本の**尿細管**が出る．尿細管は，**近位尿細管**，**ヘンレのループ（ヘンレ係蹄）**，**遠位尿細管**となって，集合管にそそぐ．集合管には複数の尿細管が合流し，**腎杯に開口する**（図1，2）．糸球体を出た輸出動脈は，再び毛細血管となって皮質と髄質の尿細管のまわりに網状に分布した後，**腎静脈**となって腎門から出て，下大静脈に合流する．1つの腎小体と1本の尿細管は腎臓の機能単位であることから**ネフロン**と呼ばれる．

◆ 濾過機能

糸球体では，水，電解質，アミノ酸，グルコースなどの小分子は基底膜を自由に通過することができるが，たんぱく質など大きな分子や血球は通過することができない．ただし，**β_2-ミクログロブリン**（HLAクラスIのL鎖）のような，分子量が小さいたんぱく質は，基底膜を自由に通過できる（p.209参照）．糸球体で濾過された濾液はボーマン嚢に入り**原尿**となる．濾過には，圧力が必要であり，全身の血圧が下がると濾過圧が下がり，腎臓の機能が低下する．

◆ 再吸収と分泌

再吸収とは，糸球体で濾過された物質を尿細管で吸収し，血液中に戻すことである．近位尿細管では，糸球体で濾過された水と電解質の約80％とグルコース，アミノ酸，ビタミンなど有用物質の大部分が能動輸送により再吸収

される（図1）．ヘンレ係蹄と遠位尿細管では，残りの大部分の水と電解質が再吸収される．酸や老廃物は，糸球体で濾過されるだけでなく，血管から尿細管への分泌によって尿中へ排泄される．

◆ 尿の濃縮

尿は，集合管で水が再吸収され濃縮される．最終的には，糸球体で濾過された水と電解質の99％が再吸収され，残りの1％が尿として体外に排泄される．

◆ クリアランス

クリアランスとは一定時間内に尿中へ排泄されたある物質（X）が血漿中にあったときには何mLの血漿に含まれていたかを示す値である．物質Xのクリアランス（Cx）は下記の式で表される．

$Cx = （Xの尿中濃度）×（1分間尿量）／（Xの血漿濃度）$

Xが糸球体で自由に濾過され，尿細管で分泌も再吸収もされないとき，Cxは**糸球体濾過量**（glomerular filtration rate：GFR）を表す．クレアチニンという物質は糸球体を自由に通過し，尿細管で少量の分泌・再吸収はあるものの，GFRと相関することから，**クレアチニンクリアランス**はGFRの指標として利用される．

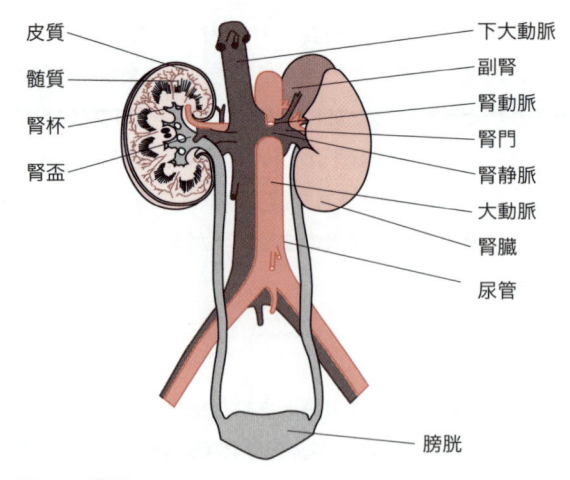

図2　腎臓

問題　慢性腎不全

慢性腎不全に関する記述である．正しいのはどれか．

(1) 尿中 β_2-ミクログロブリンが低値を示す．
(2) 大球性高色素性貧血が出現する．
(3) 代謝性アルカローシスが認められる．
(4) 副甲状腺ホルモンの分泌が増加する．
(5) 尿濃縮能が高まる．

(21-39)

解説

(1)→×　慢性腎不全では，尿中 β_2-ミクログロブリン濃度は上昇する．

　　β_2-ミクログロブリンは，主要組織適合抗原（HLA）の構成成分である．免疫において自己と非自己の認識にかかわるたんぱく質である．β_2-ミクログロブリンは，体内に存在するすべての有核細胞の細胞膜上に存在していて，細胞の新陳代謝に伴い，一定の割合で血液中に放出されている．β_2-ミクログロブリンの分子量が1.2万と小さいので，糸球体の基底膜を通り抜け，濾過される．糸球体で濾過された β_2-ミクログロブリンのほとんどは，尿細管細胞に取り込まれて尿中に排泄されることはない．また尿細管細胞に取り込まれた β_2-ミクログロブリンは分解されてしまうので血液中に戻ることはない．慢性腎不全では，糸球体濾過値が減少するので，β_2-ミクログロブリンの血中濃度は上昇する．また，慢性腎不全では，尿細管機能も低下するので，濾過された β_2-ミクログロブリンは，尿細管に取り込まれることなく尿中に排泄される．よって，尿中 β_2-ミクログロブリン濃度は上昇する．

(2)→×　慢性腎不全では，<u>正球性正色素性貧血</u>が出現する．

　　慢性腎不全による貧血の原因は，**エリスロポエチン**の不足によるものである．赤血球自体に異常があるわけではないので，**正球性正色素性貧血**になる（p.275 参照）．

(3) ➡ ✕ 　慢性腎不全では，代謝性アシドーシスが認められる．

　📖　慢性腎不全では，体内で産生した酸を腎臓から排泄する能力が低下する．その結果，体内に酸が蓄積する．その酸を中和するために重炭酸イオン（HCO_3^-）が消費される．**ヘンダーソン・ハッセルバルヒの式**（p.87 参照）において，HCO_3^- の減少により血液のpHが低下するものを**代謝性アシドーシス**という（p.83 参照）．よって，慢性腎不全では，代謝性アシドーシスになり，呼吸の促進により血液の二酸化炭素分圧を低下させてpHの変化を最小限に抑えようとする呼吸性代償が働く．

(4) ➡ ◯ 　正しい．

　📖　慢性腎不全では，腎臓でのビタミンD活性化が障害される．活性型ビタミンDが不足すると，小腸でのカルシウム吸収が減少し，血中カルシウム濃度が低下する．血中カルシウムの濃度の低下は，副甲状腺（上皮小体）からの副甲状腺ホルモン（パラトルモン）の分泌を促進する（p.135 参照）．副甲状腺ホルモンは，骨吸収を促進して血中カルシウム濃度を上昇させる．その結果，骨粗鬆症や骨軟化症が出現する．

(5) ➡ ✕ 　慢性腎不全では，尿細管の障害により，尿濃縮能は低下する．

　📖　慢性腎不全では，尿細管機能が障害される．尿細管の機能には，尿を濃縮したり，希釈したりする機能がある．これらの機能が障害されるので，慢性腎不全の人の尿の浸透圧は血清と同じになる．これを等張尿という．血清の浸透圧は280 mOsm/kgH_2O 程度で，これに相当する尿比重は1.010前後である．

正解 ➡ (4)

🔑 キーワード

◆ 糸球体腎炎

　何らかの原因により，体内で生成した抗体あるいは**抗原抗体複合物**が糸球体に沈着すると，**補体**が活性化され，白血球（好中球とマクロファージ，p.269 参照）が集まり，糸球体で炎症が起きる．炎症は，糸球体の基底膜を破壊し，

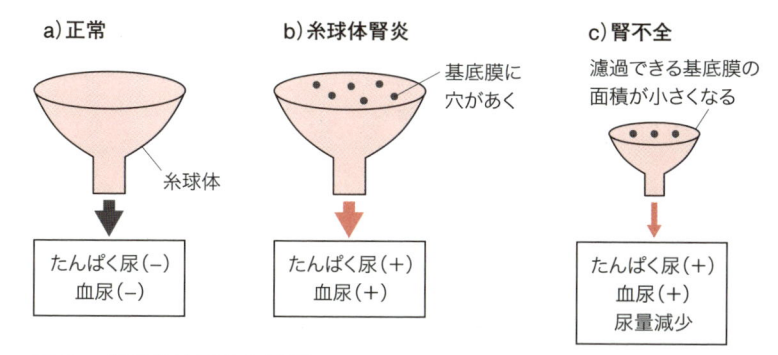

図3 糸球体病変と尿所見

a) 正常 — 糸球体 — たんぱく尿(−) 血尿(−)
b) 糸球体腎炎 — 基底膜に穴があく — たんぱく尿(+) 血尿(+)
c) 腎不全 — 濾過できる基底膜の面積が小さくなる — たんぱく尿(+) 血尿(+) 尿量減少

糸球体の透過性を亢進させる．その結果，たんぱく質，赤血球が尿中に排泄されるようになり，**血尿とたんぱく尿**が出現する．血小板は，炎症を起こした糸球体内で凝集して，糸球体障害を促進する．このような病態を**糸球体腎炎**という．糸球体病変と尿所見の関係を図3に示す．

◆ IgA腎症

IgAを主体とする免疫複合体がメサンギウム細胞に沈着することによって起こる糸球体腎炎を**IgA腎症**という．日本人の慢性糸球体腎炎の原因では，IgA腎症が最も多い（成人で30〜40％，小児で20％）．IgA腎症は，急性腎炎症候群，慢性腎炎症候群，ネフローゼ症候群などさまざまな臨床症候を示し，腎不全に至ることもある．

◆ ネフローゼ症候群

大量のたんぱく尿，低たんぱく血症，脂質異常症，浮腫を呈するものを**ネフローゼ症候群**という．糸球体透過性亢進の結果，大量のたんぱく尿のために血清たんぱく質の尿中喪失が増加し，その結果，低たんぱく血症（特に低アルブミン血症）になり，血液の膠質浸透圧が低下して浮腫が出現する（p.113参照）．肝臓でのアルブミン合成増加に伴うVLDL，LDL合成亢進と，末梢でのVLDL，LDL異化低下が起こるために高コレステロール血症になる．組織型は，小児では**微小変化群（リポイドネフローゼ）**が，成人では膜性糸球体腎炎が多い．続発性ネフローゼ症候群の原因としては，糖尿病腎症（p.151参

照），全身性エリテマトーデス（systemic lupus eryhtematosus：SLE，p.283参照）が多い．予後は組織型によって異なり，微少変化群は良好である．ネフローゼ症候群の診断基準を表1に示す．

◆ 慢性腎臓病（CKD）

慢性腎臓病（chronic kidney disease：CKD）の定義は，糸球体濾過値（GFR）とは関係なく，3カ月以上にわたる組織，尿・生化学・画像所見の異常みられること，あるいは，原疾患のいかんにかかわらずGFRが60 mL/分/1.73 m² 未満のものをいう．つまり，構造または機能の異常があるということだ．診断には推算GFR（eGFR）が用いられる．

推算GFR（eGFR）（mL/分/1.73m²）
$= 194 \times Cr^{-1.094} \times 年齢^{-0.287}$（女性は×0.739）
Cr：血清クレアチニン値

◆ 腎不全

著しい腎機能の低下の結果，老廃物・有害物質が体内に蓄積し，**尿毒症**を引き起こす．尿毒症とは，生体内の最終代謝産物の尿中への排泄障害のために，生体に有害な物質が体液中に蓄積し，意識障害，食欲不振，貧血，骨粗鬆症，茶かっ色の皮膚など特徴的な尿毒症症状を呈することをいう．原因にかかわらず，腎機能が一定以下に低下するとそれ自身が腎機能低下をさらに引き起こし，腎不全に進行する．

表1 成人ネフローゼ症候群の診断基準

1．たんぱく尿：3.5 g/日以上が持続する （随時尿において尿たんぱく/尿クレアチニン比が3.5 g/gCr以上の場合もこれに準ずる） 2．低アルブミン血症：血清アルブミン値3.0 g/dL以下． 血清総たんぱく量6.0 g/dL以下も参考になる 3．浮腫 4．脂質異常症（高LDLコレステロール血症）
注：1）上記の尿たんぱく量，低アルブミン血症（低たんぱく血症）の両所見を認めることが本症候群の診断の必須条件である 2）浮腫は本症候群の必須条件ではないが，重要な所見である 3）脂質異常症は本症候群の必須条件ではない 4）卵円形脂肪体は本症候群の診断の参考となる

（文献1より改変）

問題　透析

出題頻度 ★★★

透析に関する記述である．正しいのはどれか．

(1) 最近のわが国では，腹膜透析患者が血液透析患者より多い．
(2) 物質除去能率は，腹膜透析が血液透析より高い．
(3) たんぱく質喪失量は，血液透析が腹膜透析より多い．
(4) 腹膜透析では，透析液のブドウ糖が生体に移行する．
(5) 血液透析の多くは，自宅で施行されている．

(25-41)

解説

(1)→× わが国では，血液透析患者が多い．
　　わが国の慢性透析患者数は2009年の調べでは約29万人でそのうちの約97％は血液透析であり，腹膜透析はわずか3％程度である[2]．わが国では，諸外国にくらべて血液透析の治療成績がいいこと，腹膜透析を行う医療機関が比較的少ないこと，腹膜透析ではカテーテルを腹部に挿入する必要があることなどから，血液透析を選択することが多いと考えられている．

(2)→× 物質除去能率は，血液透析の方が高い．
　　物質除去能率は，半透膜の透過性，透析の有効面積，膜を介した溶質の濃度差などに影響される．血液透析で使用される人工膜は，腹膜より透過性が高く，透析の有効面積も大きくすることができるので，物質除去能率が高い．

(3)→× たんぱく質喪失量は，腹膜透析の方が多い．
　　血液透析で使用される透析膜は，たんぱく質をほとんど通さないので，たんぱく質はほとんど失われない．これに対し，腹膜透析は腹膜を透析膜として利用するため，透析液の中に，1日10g程度のたんぱく質が失われる．

(4)→○ 正しい．
　　腹膜透析の透析液中に含まれるブドウ糖は，腹膜に移動し，エネルギー

として利用される．

(5) → × 血液透析の多くは，病院で施行されている．

📖 自宅で血液透析をしている人は，わずか0.1％である．血液透析は，体外循環を行うための透析器（ダイアライザー）が必要である．透析器は持ち運びすることができず，医師や看護師など医療従事者が操作をしなければならないので，通常は，病院で実施する．一方，腹膜透析は，自宅で透析液の交換をすることができる．

正解 → (4)

🔑 キーワード

◆ 人工透析

人工透析とは，生体膜（主として腹膜）や人工半透膜を介しての物質の移動により，体液組成の異常や体液量を是正する治療法である．透析新規導入の原因疾患の1位は，**糖尿病腎症**（約40％），2位は慢性糸球体腎炎（約30％）である．

◆ 血液透析

血液透析では，血液を体外循環回路に導き，透析器の人工半透膜を介して，血液と透析液との間で物質交換を行う（図4）．透析液に陰圧をかけることにより水分の除去（除水）を行う．利点は，物質除去能が高いことである．欠点は，操作が煩雑，頭痛・悪心・嘔吐・低血圧など**不均衡症候群**，出血・感染など副作用が多い，週に2～3回通院が必要となることなどである．食事療法では，1回の透析による除水を体重の3～5％以内に留めるために水分，塩分，カリウムを厳重に制限する必要がある．

◆ 腹膜透析

腹膜透析では，透析液を腹腔に入れて，腹膜を半透膜として物質交換を行う（図5）．水分の除去は高張ブドウ糖液（13～40 g/L-グルコース，350～500 mOsm/L）による浸透圧差を利用する．利点は，操作が簡便なこと，

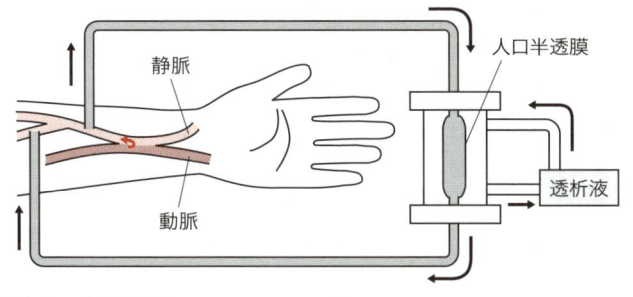

図4　血液透析

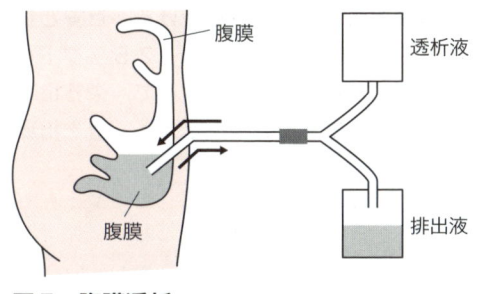

図5　腹膜透析

持続式携帯型腹膜透析（continuous ambulatory peritoneal dialysis：**CAPD**）の進歩により，家庭で透析療法が可能となったことである．欠点は，物質除去能が低い，腹膜炎を生じやすい，約10年で透析できなくなることなどである．食事療法では，カリウム制限，たんぱく質制限が血液透析より緩やかである．成人では90％が血液透析であるのに対し，小児では90％が腹膜透析である．腹膜透析に比べて血液透析はたんぱく質制限など食事制限がより困難になることや，小児の成長・発育を保障するためにも腹膜透析の方が優れているとされる．

重要ポイント

腹膜透析時のたんぱく質摂取量

　腹膜透析では透析液中にたんぱく質が失われるため，これまでのガイドラインでは，たんぱく質摂取量は，血液透析で1.0〜1.2 g/kg/日であるのに対し

腹膜透析で1.1～1.3 g/kg/日 とされていた（表2）．しかし，「2009年版日本透析医学会腹膜透析ガイドライン」では，わが国では栄養状態が良好に維持されている腹膜透析患者のたんぱく質摂取量は0.9 g/kg/日であること，1.2 g/kg/日以上の症例はほとんどいないこと，1.5 g/kg/日以上のたんぱく質摂取による栄養指標の改善は報告されておらず，むしろ高リン血症のリスクが問題となることを挙げ，たんぱく質摂取量は，適正なエネルギー摂取を前提とした場合0.9～1.2 g/kg/日 を目標とすることを推奨している．

腹膜透析患者のエネルギー摂取量

腹膜からの吸収されるブドウ糖のエネルギー量は，使用透析液濃度，総使用液量，貯留時間，腹膜機能などの影響を受ける．目安として，1.5％ブドウ糖濃度液2 L，4時間貯留では約70 kcal が，2.5％ブドウ糖濃度液2 L，4時間貯留では約120 kcal が吸収される．よって，栄養指導では，総エネルギー量から腹膜吸収エネルギー量を引いたエネルギー量を指導する．

表2　透析患者の食事療法

A）維持血液透析患者（週3回透析）

総エネルギー (kcal/kg/日)	たんぱく質 (g/kg/日)	食塩 (g/日)	食事外水分 (mL/日)	カリウム (mg/日)	リン (mg/日)
27～39 *1	1.0～1.2	6未満	できるだけ少なく 15 mL/kgDW/日以下	2,000以下	たんぱく質（g）×15以下

*1 厚生労働省策定の「日本人の食事摂取基準」と同一とする．性別，年齢，身体活動レベルにより推定エネルギー必要量は異なる
kg：標準体重，kgDW：ドライウェイト（透析時基本体重）

B）持続性携行型腹膜透析（CAPD）

総エネルギー (kcal/kg/日)	たんぱく質 (g/kg/日)	食塩 (g/日)	食事外水分 (mL/日)	カリウム (mg/日)	リン (mg/日)
27～39 *1	1.1～1.3	尿量（L）×5＋PD除水（L）×7.5	尿量＋除水量	制限なし *2	たんぱく質（g）×15以下

*1 エネルギーは，厚生労働省策定の「日本人の食事摂取基準」と同一とする．性別，年齢，身体活動レベルにより推定エネルギー必要量は異なる．透析液からの吸収エネルギー分を差し引く
*2 高カリウム血症では血液透析と同様に制限
kg：身長（m）^{2}×22として算出した標準値
（文献3より改変）

合格のコツ

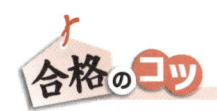

腎臓の機能は，濾過，水・電解質の調節，内分泌の3つが大事！

- ◆ 濾過では，糸球体で濾過されるものと濾過されないもの，尿細管で再吸収されるもの，分泌されるものについてまとめておこう．
- ◆ 水・電解質の調節については，集合管に対する3つのホルモン（アルドステロン，心房性ナトリウム利尿ペプチド，バソプレシン）の作用が大事．
- ◆ 内分泌については，レニンの分泌，エリスロポエチンの分泌，ビタミンDの活性化の3つが大事．

文献

1) 厚生労働省難治性疾患克服研究事業進行性腎障害に関する調査研究班難治性ネフローゼ症候群分科会：ネフローゼ症候群診療指針，日本腎臓学会誌，53（2）：78-122, 2011
2) 日本透析医学会ホームページ「図説わが国の慢性透析療法の現状」
http://www.jsdt.or.jp
3) 食事療法ガイドライン改訂委員：慢性腎臓病に対する食事療法基準2007年版．日本腎臓学会誌，49（8）：871-878, 2007

第8章 臓器・器官別の構造と機能及び疾病の成り立ち

6 内分泌系

問題 ホルモン

ホルモンに関する記述である．正しいのはどれか．

(1) 原発性甲状腺機能低下症では，血中甲状腺刺激ホルモン（TSH）が低下している．
(2) バソプレシンは，下垂体の前葉から分泌される．
(3) 甲状腺ホルモンは，血清コレステロール値を上昇させる．
(4) アルドステロンは，尿へのカリウム排泄を増加させる．
(5) 副腎皮質刺激ホルモン（ACTH）は，カテコールアミン分泌を促進する．

(25 – 42)

解説

(1)→✕ 原発性甲状腺機能低下症では，TSHの分泌は増加する．

　　甲状腺機能低下症とは，甲状腺ホルモンの作用不足によって引き起こされる病態である（p.226参照）．甲状腺ホルモンの作用不足は，①甲状腺ホルモンを分泌させる甲状腺刺激ホルモン（thyroid-stimulating hormone：TSH）が不足している場合，②TSHは分泌されていても，甲状腺から甲状腺ホルモンが分泌されない場合，③甲状腺ホルモンは分泌されても，標的細胞が反応できない場合がある．**原発性甲状腺機能低下症**とは，甲状腺ホルモンの作用不足の原因が，甲状腺にあるということである．つまり，上記の②が原因のものをいう．その結果，視床下部，下垂体への**負のフィードバック**（図1）が働かないので，下垂体からのTSH分泌が増加し，血中TSH値は上昇する．

(2)→✕ バソプレシンは，下垂体後葉から分泌される．

　　下垂体後葉から分泌されるホルモンは，**バソプレシン**と**オキシトシン**の

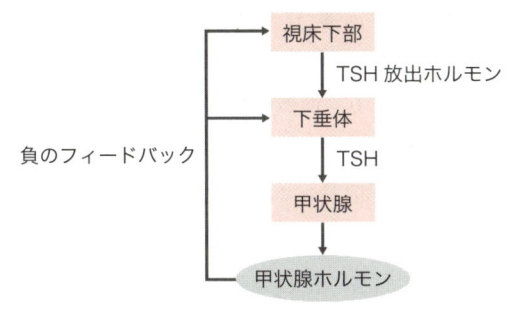

図1　負のフィードバック

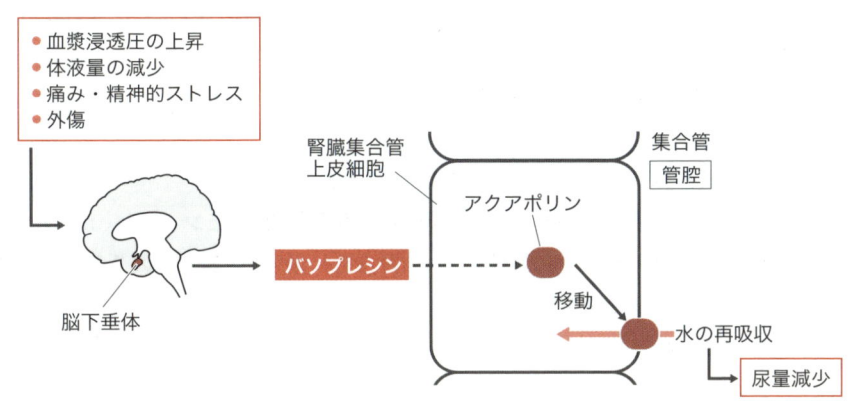

図2　バソプレシンの作用

　2つである（p.222 表2参照）．バソプレシンは，**抗利尿ホルモン**（antidiuretic hormone：ADH）とも呼ばれる．バソプレシンは，腎臓の集合管に働いて，水の透過性を亢進させることにより，水の再吸収を促進し，尿量を減少させる（図2）．バソプレシンは，集合管上皮細胞の**アクアポリン**（水を通過させるたんぱく質）を細胞内から細胞膜に移動させることにより，水の吸収を促進する．バソプレシンの分泌を更新させる刺激として，血漿浸透圧の上昇，体液量の減少，痛みや精神的なストレス，外傷などがある．病的にバソプレシンの分泌が亢進するものとして，**抗利尿ホルモン不適合分泌症候群**（syndrome of inappropriate secretion of ADH：SIADH）がある．SIADHでは，体内に水が過剰に貯留して，**低ナトリウム血症**が出現する．

(3) → ✕　甲状腺ホルモンは，血清コレステロール値を**低下**させる．

　📖　甲状腺ホルモンは，肝臓での低比重リポたんぱく質（LDL）受容体の発現を増加させることにより，血液中のLDLを肝臓に取り込むので，血中LDL濃度が低下する（p.159も参照）．LDLは，主にコレステロールを運搬するリポたんぱく質なので，血清コレステロール値は低下する．

(4) → ○　正しい．

　📖　アルドステロンは，腎臓の集合管上皮細胞の基底膜側にある細胞膜の**Na-Kポンプ**の発現を増加させる（図3）．その結果，上皮細胞内のナトリウム濃度が低下するので，上皮細胞の管腔側の細胞膜からのナトリウム吸収が増加する．一方，上皮細胞内のカリウム濃度は上昇するので，上皮細胞の管腔側の細胞膜から尿中へのカリウム排泄が増加する．

(5) → ✕　ACTHは，**コルチゾール**の分泌を促進する．

　📖　下垂体前葉から分泌される**副腎皮質刺激ホルモン**（adrenocorticotrophic hormone：ACTH）は，副腎皮質に働いて，**糖質コルチコイド**（コルチゾール）の分泌を促進する．

　　カテコールアミン（アドレナリンやノルアドレナリン）は，交感神経の作

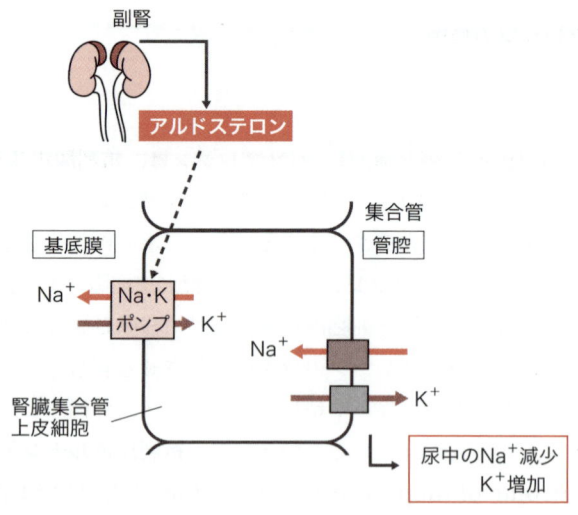

図3　アルドステロンの作用

用により，**副腎髄質**から分泌されるホルモンである．

正解→ (4)

🔑 キーワード

◆ ホルモンの分類・構造・作用機序

ホルモンは，分泌される組織により化学構造が異なる．また，水溶性か脂溶性化により作用機序が異なる．ホルモンの分類・構造・作用機序を表1に示す．

◆ 下垂体ホルモン

下垂体には前葉と後葉がある．前葉からは6種類のホルモンが，後葉からは2種類のホルモンが分泌される．下垂体ホルモンの分泌は，視床下部により調節されている．下垂体から分泌されるホルモンには，甲状腺，副腎，性腺からのホルモン分泌を調節するものが含まれている．主な作用を表2に示す．

◆ 甲状腺ホルモン

甲状腺の濾胞細胞からは，下垂体前葉ホルモンである甲状腺刺激ホルモン

表1 ホルモンの分類・構造・作用機序

化学構造	前駆体	内分泌組織	可溶性	作用時間	作用機序
ペプチドホルモン	アミノ酸	視床下部 下垂体 上皮小体 膵ランゲルハンス島 上部消化管	水溶性	早い (秒～分)	● 細胞膜上の受容体に結合 ● 細胞内シグナル伝達系（セカンドメッセンジャー）によって，標的たんぱく質にシグナルを伝達（p.81 参照）
アミン型ホルモン	チロシン	副腎髄質	脂溶性	遅い (時～日)	● 細胞質または核内の受容体に結合 ● ホルモン-受容体複合体は，転写因子として遺伝子発現を調節
	チロシン ヨード	甲状腺			
ステロイドホルモン	コレステロール	副腎皮質 性腺			

（TSH）の刺激によりサイロキシンとトリヨードサイロニンが分泌される．サイロキシンとトリヨードサイロニンは，視床下部と下垂体に負のフィードバック調節を行うことにより分泌量を調節している．濾胞傍細胞からは，カルシウム代謝を調節するカルシトニンが分泌される．主な作用は表2に示す．

◆ 副甲状腺ホルモン

　　副甲状腺ホルモンの分泌は，血中カルシウム濃度により調節され，血中カルシウム濃度が一定になるように，骨からのカルシウムの動員，腎臓でのカルシウムの再吸収，腸管でのカルシウム吸収を調節している（p.135も参照のこと）．主な作用は表2に示す．

◆ 副腎ホルモン

　　副腎には，髄質と皮質がある．副腎髄質は，交感神経節後神経細胞に由来し，交感神経の緊張によるアドレナリンを分泌する．副腎皮質は，3種類のホルモンを分泌する．糖質コルチコイドの分泌は，下垂体ホルモンである副腎皮質刺激ホルモン（ACTH）によって調節されている．鉱質コルチコイド（アルドステロン）の分泌は，レニン・アンギオテンシン系によって調節されている（p.196参照）．主な作用は表2に示す．

表2　ホルモンの主な作用

	ホルモン	作用
下垂体前葉	成長ホルモン	● 骨端軟骨の増殖促進 ● 体内のたんぱく質同化促進 ● 肝臓のグリコーゲン分解促進，グルコース放出促進，血糖値上昇
	甲状腺刺激ホルモン（TSH）	● 甲状腺ホルモンの生成・分泌促進
	副腎皮質刺激ホルモン（ACTH）	● 副腎皮質での糖質コルチコイドの生成・分泌促進 ● ストレス負荷により，ACTHの分泌増加
	卵胞刺激ホルモン	● 卵胞の成熟，卵胞ホルモン（エストロゲン）の生成・分泌促進 ● 精巣のセルトリ細胞に働いて精子形成促進
	黄体形成ホルモン	● 排卵誘発，黄体形成促進，黄体ホルモン（プロゲステロン）の生成・分泌促進 ● 精巣の間質細胞（ライディッヒ細胞）に働いて男性ホルモン（テストステロン）の生成・分泌促進

（次ページへつづく）

（前ページのつづき）

	ホルモン	作用
下垂体後葉	プロラクチン	● 乳腺の発育と乳汁の生成・分泌促進 ● 妊娠中はエストロゲンとプロゲステロンの作用により乳汁の生成・分泌作用は抑制
	オキシトシン	● 分娩が刺激となって分泌が亢進し，子宮壁の平滑筋を収縮 ● 乳児が乳首を吸引することが刺激となって分泌が亢進，乳管周囲の平滑筋を収縮させて乳汁を排出（**射乳反射**）
	バソプレシン （抗利尿ホルモン）	● 腎臓の集合管の水の透過性亢進，水の再吸収促進，尿量減少
甲状腺	サイロキシン トリヨードチロニン	● 代謝亢進による熱産生量増加 ● 身体の成長や知能の発育促進，腸管の糖吸収促進による血糖値上昇 ● 肝臓でのLDL受容体発現増加によるコレステロール取り込み促進，血清コレステロール低下 ● 交感神経活動の亢進 ● 筋肉たんぱく質の分解促進
	カルシトニン	● 血中カルシウム濃度上昇により分泌増加 ● 骨形成促進，骨へのカルシウム沈着促進，尿中カルシウム排泄促進，血中カルシウム濃度低下
副甲状腺	副甲状腺ホルモン （パラトルモン）	● 血中カルシウム濃度低下により分泌増加 ● 骨では，骨吸収促進，カルシウム動員増加 ● 腎臓では，カルシウム再吸収促進，リンと重炭酸イオン排泄促進，ビタミンD活性化促進 ● 血中カルシウム濃度上昇
副腎髄質	アドレナリン	● 循環器系では，心筋の収縮力増強，心拍数増加，血管収縮，血圧上昇 ● 消化器系では，消化管の平滑筋弛緩，括約筋収縮，肝臓のグリコーゲン分解と糖新生促進，血糖値上昇 ● 脂肪組織では，中性脂肪の分解促進，遊離脂肪酸の放出増加 ● 膵ランゲルハンス島では，グルカゴン分泌刺激，インスリン分泌抑制
副腎皮質	糖質コルチコイド （コルチゾール）	● 肝臓での糖新生促進，血糖値上昇，たんぱく質の異化促進，脂肪組織からの遊離脂肪酸放出促進 ● 抗炎症作用 ● 腸管からのカルシウム吸収抑制抗ストレス作用，骨の吸収促進 ● ACTH分泌抑制（フィードバック調節）
	鉱質コルチコイド （アルドステロン）	● 腎臓でのナトリウム再吸収とカリウム排泄を促進，血圧上昇 ● レニン・アンギオテンシン系により分泌調節
	副腎アンドロゲン	● デヒドロエピアンドロステロン（DHEA）とアンドロステンジオンがある ● DHEAの作用は，テストステロンの約20％ ● アンドロステンジオンは，末梢でエストロゲンに変換（閉経後女性のエストロゲン供給源）

問題　原発性アルドステロン症

出題頻度 ★★☆

原発性アルドステロン症に関する記述である．誤っているのはどれか．

(1) 代謝性アルカローシス
(2) 低カリウム血症
(3) 筋力の低下
(4) 高血圧
(5) 血漿レニン活性の亢進

(23-43)

　　原発性アルドステロン症（Conn症候群ともいう）とは，副腎皮質からアルドステロンが過剰に分泌されて，**高血圧，低カリウム血症，代謝性アルカローシス**などが出現する疾患である（p.223 表2参照）．アルドステロンが過剰に分泌される原因として，片側の良性腫瘍（80～90％）が多く，また両側の過形成（10～20％）のこともある．30～50歳代の女性に多く，男女比は1：2である．

(1)→○　正しい．
　📖　アルドステロンは，腎臓の皮質にある集合管に働いて，ナトリウムの再吸収とカリウムの排泄を促進する（p.220 図3参照）．そのため原発性アルドステロン症では，体内のナトリウム量は増加し，カリウム量は減少する．体内のカリウムの大部分は細胞内に存在しているが，血液中のカリウム濃度が低下すると，細胞内のカリウム（K^+）が細胞外へ出ていく．このとき，電荷のバランスを保つために血液中の水素イオン（H^+）が細胞内に入る．その結果，血液中の水素イオン濃度が低下するため，pHは上昇し，代謝性アルカローシスが出現する．

(2)→○　正しい．
　📖　アルドステロンは，腎臓からのカリウム排泄を促進するので，体内のカリウム量が減少し，低カリウム血症になる．

(3) ➡ ○　正しい．

　　📖　低カリウム血症により，細胞内のカリウムは細胞外に移動する．細胞膜の静止電位は，カリウムの流出によってつくられるので（p.21 参照），低カリウム血症では，骨格筋細胞膜の**過分極**が起こる．その結果，骨格筋では活動電位が発生しにくくなり，**筋力低下**や**四肢麻痺**が出現する．また，代謝性アルカローシスでは，血漿たんぱく質と結合するカルシウムが増加するため，カルシウムイオン濃度が低下する．そのため，血中カルシウム濃度は基準範囲内にあっても，**テタニー**を起こすことがある（p.135 参照）．

(4) ➡ ○　正しい．

　　📖　ナトリウムは，細胞外液の**浸透圧**を決める主要な因子である．アルドステロンの働きにより体内のナトリウム量が増加すると浸透圧が高くなり，全身の**体液量**も増加する．そうすると血管内を流れる**循環血液量**も増加する．増加した血液を全身に循環させるために，**心拍出量**が増加する．心拍出量が増加すれば血圧が上昇するので，高血圧になる（p.195 参照）．

(5) ➡ ×　原発性アルドステロン症では，血漿レニン活性は低下する．

　　📖　レニンは，腎臓の傍糸球体装置にある細胞から分泌されるポリペプチドである．レニンの分泌は，糸球体の輸入動脈内の圧力の低下，交感神経の緊張によって亢進する．循環血液量の増加と高血圧により，輸入動脈内の圧力は上昇していると考えられ，レニン分泌は低下する．

　　　レニンは，肝臓で合成されたアンギオテンシノーゲンに作用して，アンギオテンシンⅠを産生する（p.195 参照）．こうしてレニン・アンギオテンシン系が活性化され，血圧が上昇する．

正解 ➡ (5)

🗝 キーワード

◆ 甲状腺機能亢進症

　　甲状腺によるホルモンの合成・分泌が亢進するために，血液中の甲状腺ホルモン濃度が過剰になり，特徴的な臨床症状を呈する．20～50歳代の女性に多い．男女比は1：4～7である．**バセドウ病**（または**グレイブス病**）は，甲状腺のTSH受容体に対する自己抗体が出現する自己免疫疾患である．

　　主な症状は，**メルゼブルクの三徴（甲状腺腫大，眼球突出，心悸亢進）**である．このほか，いらいら，不安感，落ち着きのなさ，体重減少，下痢，基礎代謝亢進，発汗過多，手指振戦，暑さに弱いといった症状が出現する．

　　血液検査では，血中甲状腺ホルモン（T_3，T_4）濃度は高値になり，甲状腺刺激ホルモン（TSH）は，低値となる．また，抗TSH受容体抗体，抗ミクロソーム抗体，抗サイログロブリン抗体などの自己抗体が陽性になる．血中コレステロール低下，高血糖がみられる．

　　代謝亢進時には，高エネルギー（35～40 kcal/kg/日），高たんぱく質（1.2～1.5 g/kg/日）食とし，ビタミン・ミネラル・水分も不足しないよう十分に投与する．

◆ 甲状腺機能低下症

　　甲状腺ホルモンの作用不足による特徴的な臨床症状を呈する．20～50歳代の女性に多い．原因として最も多い**慢性甲状腺炎**（**橋本病**）は，自己免疫疾患である．**クレチン症**は，出生時から甲状腺機能低下があるものをいい，先天性の甲状腺発生異常，先天性酵素欠損症によって起こる．

　　症状は，皮膚乾燥，嗄声（させい），徐脈，疲労感，動作緩慢，無気力，思考力の低下，基礎代謝低下，粘液水腫（圧痕を残さない，ムコ多糖類の沈着），寒さに弱い，体重増加，便秘などが出現する．またクレチン症では，低身長，知能低下などが出現する．

　　血液検査では，血中甲状腺ホルモン（T_3，T_4）濃度は低値になり，甲状腺刺激ホルモン（TSH）は，高値となる．また，抗サイログロブリン抗体，抗ミクロソーム抗体などの自己抗体が陽性になる．高コレステロール血症，貧血がみられる．

　　食事療法では，標準体重を維持するためにエネルギーを制限する．コレス

テロールは，300 mg/日以下に制限し，P/S比（多価不飽和脂肪酸と飽和脂肪酸の比）を1.2～2.0とする．

◆ クッシング症候群

クッシング症候群とは副腎皮質ホルモンの糖質コルチコイド過剰分泌により，**中心性肥満**，**高血圧**，**低カリウム血症**，**代謝性アルカローシス**などが出現する疾患である（p.223 表2参照）．高血圧と低カリウム血症は，過剰な糖質コルチコイドにより鉱質コルチコイド様の作用が出現したものである．

下垂体のACTH過剰分泌が原因である場合を**クッシング病**という．クッシング病の80～90％は，下垂体のACTH産生腺腫が原因である．副腎の過形成または腺腫による場合を，狭義のクッシング症候群という．20～40歳代の女性に多い．

症状は，中心性肥満，満月様顔貌，水牛様脂肪沈着，皮膚線条，多毛症，痤瘡（にきび），月経異常（無月経），四肢の筋萎縮，筋力低下，骨粗鬆症が出現する．

血液検査では，血中コルチゾール高値（デキサメタゾンを投与しても抑制されない），ACTH濃度の異常（クッシング病では高値，副腎腺腫では低値），赤血球と白血球増加（リンパ球と好酸球は減少），耐糖能障害，高コレステロール血症がみられる．

食事療法は，肥満，糖尿病，脂質異常症を合併している場合は，低エネルギー食とする．高血圧症を合併している場合は，減塩食とする．骨粗鬆症を合併している場合は，カルシウムとビタミンDを補給する．

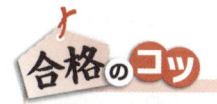

合格のコツ

「分泌刺激－内分泌腺－ホルモン－標的器官－作用」の組合せで整理！

◆内分泌系では，分泌刺激－内分泌腺－ホルモン－標的器官－作用の組合わせがよく出題される．たくさんのホルモンがあるが，すべて，「○○が刺激となって，○○から，○○が分泌され，○○に作用して，○○を引き起こす」という形にあてはめると整理しやすい．

第8章 臓器・器官別の構造と機能及び疾病の成り立ち

7 神経系

問題　自律神経

出題頻度 ★★☆

自律神経とその作用に関する組合せである．正しいのはどれか．

(1) 交感神経　－　希薄な唾液の分泌増加
(2) 交感神経　－　気管支の収縮
(3) 副交感神経　－　消化管運動の亢進
(4) 副交感神経　－　膀胱括約筋の収縮
(5) 交感神経　－　皮膚の血管の拡張

(21－43)

解説

各器官における自律神経の作用をp.232 表3にまとめているので，参照のこと．

(1)→✕　交感神経は，濃くて粘い唾液の分泌を増加させる．薄くて多量の唾液の分泌を増加するのは，副交感神経である．

　📖　お腹が空いていて獲物をとらなければならないときは，交感神経が緊張している．筋肉を活発に動かさなければいけないが，胃や腸など消化管を動かす必要はないからである．一方，獲物が手に入ってそれを食べるときは，体はリラックスした状態になる．このようなときは，筋肉を休めて，消化管の動きを活発にする必要があるので，副交感神経の活動が活発になる．唾液は，食物を消化する第一歩であるので，副交感神経により，薄くて大量の唾液が分泌される．交感神経は，濃い唾液が少量分泌させる．緊張したときに，口の中がネバネバするのは，このためである．

(2)→✕　交感神経は，気管支を拡張させる．

気管支の役割は，肺胞に空気を送ることである．肺胞では，酸素と二酸化炭素の交換が行われる．例えば，ライオンに襲われて急いで逃げなければならないときは，交感神経が緊張している．このようなときは，体の中にたくさんの酸素を取り入れるために，空気をたくさん吸い込めるようにする必要がある．よって，交感神経の緊張は，気管支を拡張させる．

(3) ➡ ○　正しい．

　消化管の運動は，交感神経が緊張しているときは低下し，副交感神経が緊張しているときに活発になる．

(4) ➡ ×　副交感神経は，膀胱括約筋を弛緩させる．

　膀胱では，一時的に尿をためておく**蓄尿反射**と，一定量以上にたまった尿を体外に排泄する**排尿反射**が起こる．尿意を我慢しているとき，交感神経と副交感神経のどちらが優位になっているだろうか．"交感神経＝緊張，副交感神経＝リラックス"というイメージは，"排尿の我慢＝緊張，排尿＝リラックス"というイメージと重なる．つまり，蓄尿反射は交感神経の緊張により起こり，排尿反射は副交感神経の緊張により起こる（図1）．交感神経は，膀胱壁の平滑筋を弛緩させ，内尿道括約筋を収縮させることにより，膀胱内に尿をためる．副交感神経は，膀胱壁の平滑筋を収縮させ，内尿道括約筋を弛緩させることにより，膀胱内の尿を排泄する．

　内尿道括約筋は，膀胱から尿道への出口の部分を締め付ける平滑筋であるである．なお，**外尿道括約筋**は，骨格筋でできた随意筋である．これは，自

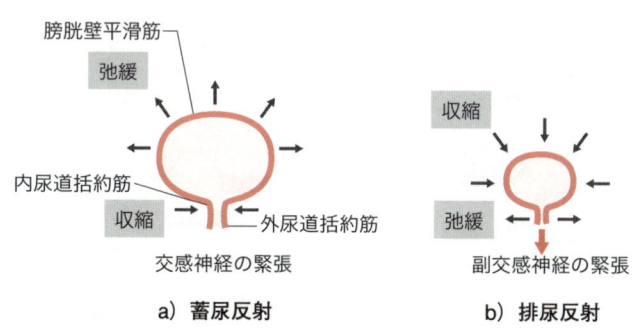

図1　蓄尿反射と排尿反射

律神経の反射だけで排尿が起こるのを防ぐ安全弁であると考えられる．

(5)→× 交感神経は，皮膚の血管を収縮させる．
📖 皮膚の血管は，寒いときには収縮し，暑いときには拡張することで体温調節にかかわっている．寒いときは，交感神経が緊張して熱の産生を増加させると同時に，皮膚の血管を収縮させて熱の放散を防ぐ．血管は，一部の例外を除いて交感神経の単独支配である．皮膚の血管は，交感神経の緊張が高まると収縮し，交感神経の緊張が抑制されると拡張する．

正解→ (3)

🔑 キーワード

◆ 中枢神経

中枢神経は，**脳**と**脊髄**からなる（神経系の分類はp.233 表4参照）．脳は，頭蓋骨により，脊髄は，脊柱の椎骨により保護されている．脳は，延髄，橋，小脳，中脳，間脳，大脳半球からなる（図2 a）．このうち延髄，橋，中脳を合わせて**脳幹**と呼ぶ．中枢神経の組織は，神経細胞が密集している**灰白質**と神経線維が集まった**白質**に分けられる．大脳では灰白質が外側，白質が内側にあり，脊髄では灰白質が内側，白質が外側にある（p.235 図3参照）．

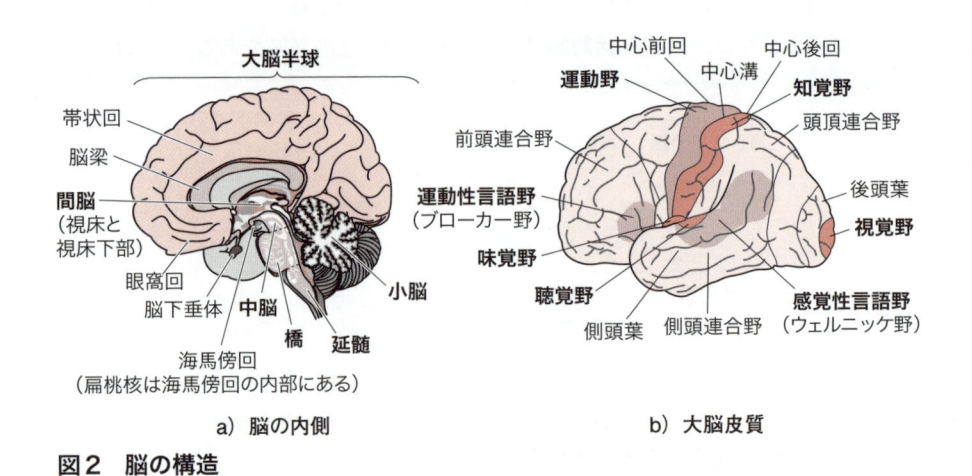

a）脳の内側

b）大脳皮質

図2 脳の構造

◆ 脳幹・間脳・小脳

脳幹（延髄，橋，中脳），間脳，小脳の主な機能を表1に示す．

◆ 大脳皮質

大脳皮質は，部位により細かく機能がわかれている．大脳皮質の部位を図2bに，各部位の主な機能を表2に示す．

表1　脳幹・間脳・小脳の機能

脳幹	延髄	● 嚥下，咀嚼，唾液分泌，嘔吐，咳，くしゃみ，涙液分泌，眼瞼反射などの**反射中枢**が存在する ● 呼吸中枢，心臓中枢，血管運動中枢などの**自律性反射中枢**がある
	橋	● **呼吸調節中枢**があり，延髄の呼吸中枢を調節している
	中脳	● **姿勢反射中枢**があって，伸筋と屈筋の緊張を調節して姿勢を保持する
間脳		● 間脳は，**視床**と**視床下部**からなる ● すべての感覚神経は視床で中継されて大脳皮質へ行く ● 視床下部には，**体温調節中枢**，**満腹・摂食中枢**，**血液浸透圧調節中枢**，**飲水中枢**，**日内リズムの中枢**などがある ● 視床下部は怒り・悲しみ・喜びなどの感情を表情に出す**情動表出**や性行動を調節している
小脳		● 橋と延髄の背側にあり，**随意運動の協調**や**平衡・姿勢の調節中枢**がある

表2　大脳皮質の機能

中心前回	● **運動野**がある ● 発語を行う**運動性言語中枢（ブローカ中枢）**は，運動野の下端にある
中心後回	● **知覚野**がある ● 味覚野は，島皮質〔外側溝（シルビウス溝）の奥〕にある
側頭葉	● **聴覚野**がある
後頭葉	● **視覚野**がある
前頭連合野	● 一連の意図的行動を起こすための意欲を引き出し，実行の手順・計画を立てる
頭頂連合野	● 自己の空間的定位と周囲への注意を行う
側頭連合野	● 視覚情報の統合をする部位がある ● 言葉の理解をつかさどる**感覚性言語中枢（ウェルニッケ中枢）**がある
辺縁系	● 帯状回，眼窩回の後部，海馬傍回，扁桃核などを総括した領域で（図2a参照），系統発生的には**古皮質**に属する ● 辺縁系は，嗅覚など原始的な感覚，快・不快などの情動の中枢，食欲や性欲など本能的欲望の中枢がある

重要ポイント

多くの器官では交感神経と副交感神経の両方が分布して拮抗的に作用している．血管，肝臓，副腎髄質，汗腺，立毛筋は，交感神経の単独支配である．交感神経と副交感神経の効果器官と作用のまとめを表3に示す．

表3　自律神経のまとめ

効果器官	交感神経	副交感神経
瞳孔	散大	縮小
涙腺	分泌抑制	分泌促進
唾液腺	分泌促進，濃く粘い	分泌促進，薄い大量
心臓	心拍数増加，拍出量増加	心拍数減少，拍出量減少
血管（皮膚・内臓）	収縮	―
血管（骨格筋）	拡張	―
血管（心臓）	拡張	―
気管支	拡張	収縮
胃	運動抑制，分泌減少	運動亢進，分泌増加
小腸・大腸	運動抑制	運動亢進
消化管の括約筋	収縮	弛緩
肝臓（血糖値）	上昇	―
膵臓	分泌減少	分泌増加
胆嚢	弛緩	収縮
副腎髄質	分泌亢進	―
膀胱	排尿抑制	排尿促進
子宮	収縮	弛緩
汗腺	分泌促進（コリン作動性）	―
立毛筋	収縮	―

問題　神経疾患

神経・筋疾患とその原因となる障害部位についての組合せである．正しいのはどれか．

(1) 重症筋無力症　－　自律神経
(2) 筋萎縮性側索硬化症　－　感覚路
(3) パーキンソン病　－　錐体外路
(4) 多発性硬化症　－　骨格筋
(5) 周期性四肢麻痺　－　錐体路

(22－42)

解説

神経系には，**中枢神経**と**末梢神経**がある．末梢神経には，**体性神経**と**自律神経**がある．体性神経には**感覚神経**と**運動神経**がある（表4）．

表4　神経の分類

中枢神経	脳	
	脊髄	
末梢神経	体性神経	感覚神経
		運動神経
	自律神経	交感神経
		副交感神経

(1)→✕　重症筋無力症は，運動神経と筋肉の間の刺激伝達の障害によって起こる．
　　📖　運動神経と骨格筋の間のシナプスでは，**アセチルコリン**が神経伝達物質になっている．運動神経の末端から放出されたアセチルコリンが，骨格筋のアセチルコリン受容体に結合すると筋肉が収縮する．重症筋無力症では，アセチルコリン受容体に対する自己抗体が産生されるために，運動神経から骨格筋への刺激伝達が障害される．正常な神経でも，刺激がくり返されると，運動神経の末端からのアセチルコリンの放出量は減少するが，重症筋無力症では，これに刺激伝達障害が加わるので，骨格筋の脱力が起きやすくなる．そのため筋力低下，眼瞼下垂などの症状が現れる．このような患者にコリンエステラーゼ阻害薬である**エドロホニウム塩化物（アンチレクス®）**を投与すると，シナプスでのアセチルコリン濃度が上昇するので，筋肉の収縮力が回復する．

(2) →✕　筋萎縮性側索硬化症は，運動神経の変性によって起こる．
　　📖　感覚路とは，感覚神経が通っている神経経路のことである．筋萎縮性側索硬化症は，**運動神経**の変性により全身の骨格筋が萎縮する原因不明の疾患である．**錐体路**を構成する上位運動ニューロンと下位運動ニューロンの変性により（p.237 図4参照），脊髄側索が固くなっているようにみえるので，このような病名がついている．四肢と体幹の筋力低下，呼吸筋麻痺，**球麻痺**が出現する．球麻痺とは，延髄と橋にある脳神経の運動神経核の障害による麻痺で，発語障害，嚥下障害などが出現する．

(3) →○　正しい．
　　📖　**パーキンソン病**は，**中脳黒質**にある**ドーパミン神経細胞**が変性，消失するために，緩慢な動作（無動），関節のこわばり（筋固縮），姿勢保持障害などが出現する疾患である．そのほか，手の震えなど**錐体外路**が障害された症状が出現する．
　　　　中脳黒質のドーパミン神経細胞は大脳基底核に信号を送っている．錐体外路を構成するニューロンの多くは，大脳基底核で中継されるため，パーキンソン病では大脳基底核の機能障害が出現する．その結果，錐体外路が障害されるので，**不随意運動**が出現する．

(4) →✕　多発性硬化症は，中枢神経系の脱髄疾患である．
　　📖　多発性硬化症とは，中枢神経に多発的に脱髄病変が出現し，神経障害が出現する疾患である．脱髄とは，軸索の髄鞘が障害されたものである．そのため，神経系の興奮の伝導が障害されて，筋力低下，感覚障害，排尿障害などの神経症状が出現する．

(5) →✕　周期性四肢麻痺は，骨格筋の収縮障害により麻痺が起こる．
　　📖　**周期性四肢麻痺**とは，発作的に骨格筋の麻痺がくり返し起こる状態をいう．麻痺が起きたときの血清カリウム値によって，高カリウム性，正カリウム性，低カリウム性の3種類に分類される．遺伝性のものと，ほかの疾患に伴って起こる症候性がある．わが国では，甲状腺機能亢進症（p.226 参照）に伴う**低カリウム性周期性四肢麻痺**が多い．甲状腺ホルモンは，細胞膜にあるNa-Kポンプ（p.21 参照）を活性化するので，甲状腺機能亢進症では，細胞

内へのカリウム取り込みが促進して低カリウム血症が出現する．その結果，細胞膜は過分極となり，活動電位が発生しにくくなるので四肢麻痺が出現する．

正解 → (3)

キーワード

◆ 末梢神経

末梢神経は，各器官と中枢神経（脳，脊髄）をつないでいる．図3に脊髄と各器官を結ぶ神経線維を示す．

後根の脊髄神経節には，感覚神経細胞がある．感覚神経線維は，後根から脊髄に入る．一方，前角には，運動神経細胞があり，側角には，自律神経細胞がある．運動神経線維と自律神経線維は，一緒になって前根から出る．これを**ベル・マジャンディーの法則**という．脊髄神経の数は，頸神経8対，胸神経12対，腰神経5対，仙骨神経5対，尾骨神経1対の計31対である．

◆ ニューロン

ニューロンは，信号を伝達する神経細胞であり，**神経細胞体**，**樹状突起**，**軸索**で構成される．樹状突起は，多数の突起に枝分かれしており，他のニュー

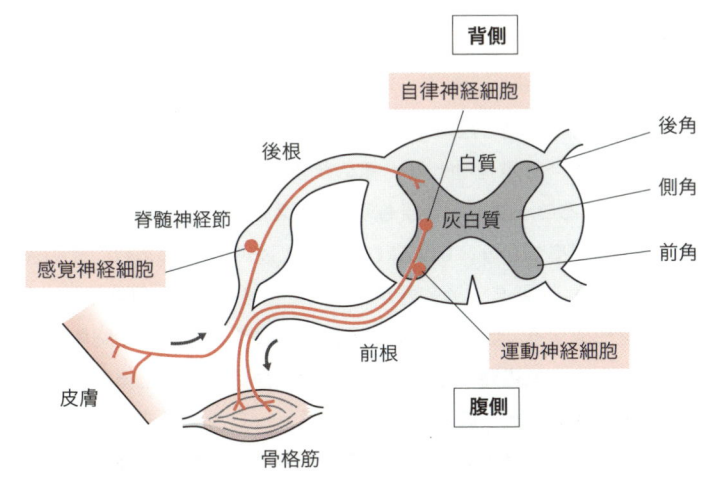

図3　脊髄の構造

ロンなどからの信号を受け取り，細胞体に伝える．軸索は，細胞体からの信号を軸索の末端へ送る．

◆ 軸索

軸索は，1つの神経細胞体から1本出ているのが普通であるが，細胞体の対極から1本ずつ出ることや（双極細胞），1本の軸索が枝分かれすることもある．軸索は，**神経鞘**（シュワン鞘）によって包まれている．軸索には，**髄鞘**（ミエリン鞘）を有する**有髄神経線維**と，有さない**無髄神経線維**がある．有髄神経線維には，運動神経，知覚神経，自律神経の節前線維などが，無髄神経線維には，知覚神経のうち痛覚線維，自律神経の節後線維などがある．末梢神経の髄鞘は，**シュワン細胞**の細胞膜が軸索に巻きついて作られるが，中枢神経の髄鞘は，**稀突起膠細胞**が軸索に巻きついて作られる．髄鞘が途切れたところを，**ランヴィエ絞輪**という．興奮の伝導速度は，細い神経線維より太い神経線維の方が速く，無髄神経線維より有髄神経線維（**跳躍伝導**）の方が速い．

◆ シナプス

軸索の先端（神経終末）は，他の神経細胞や筋細胞と**シナプス**によりつながっている．シナプスでは，神経終末の細胞膜と他の細胞の細胞膜との間に，狭い**シナプス間隙**があり，アセチルコリンやノルアドレナリンなどの**神経伝達物質**により刺激が伝達される．

◆ 錐体路と錐体外路

錐体路と錐体外路を理解するには，まず，随意運動と不随意運動を理解する必要がある．随意運動とは，意のままに体を動かすことである．例えば，"目の前にあるコップの水を飲もう"と考えたとき，その意思に従って手を動かし，コップをつかみ，口に運び，水を口の中に流し込む．このような動作をするための，大脳皮質運動野から筋肉に至る神経路を**錐体路**という（図4）．錐体路を形成するニューロンは，大脳皮質運動野の神経細胞体から発し，脊髄前角に至る**上位運動ニューロン**と脊髄前角の神経細胞体から発し，骨格筋に至る**下位運動ニューロン**の，2つのニューロンで構成されている．錐体路という名前は上位運動ニューロンの大部分は，延髄の**錐体**で左右が交叉することに由来している．

図4　錐体路

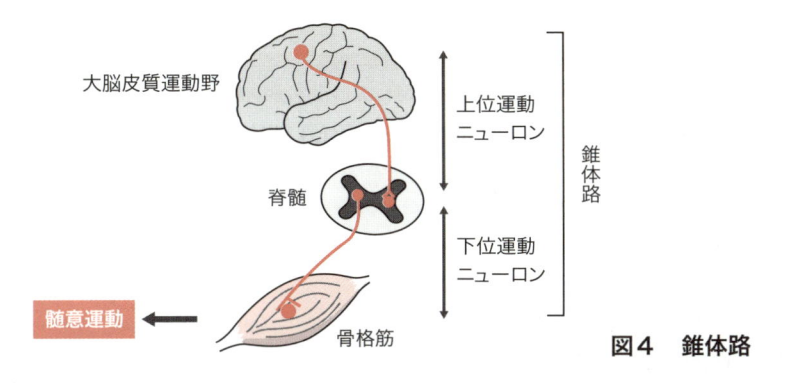

錐体路以外の経路で骨格筋の運動を支配している神経経路を**錐体外路**という．例えば，二本足で立っているためには，小脳からの情報が必要である．錐体外路を構成する神経経路は多くのニューロンで構成されている．錐体外路が障害されると，意思とは関係のない動き（**不随意運動**）が出現する．試験対策としては，単純に，"**錐体路の障害＝随意運動の障害**"，"**錐体外路の障害＝不随意運動の障害**"と覚えておこう．

重要ポイント

脳神経とは，脳・脳幹からはじまる12対の末梢神経のことである．それぞれの役割を表5に示す．

表5　脳神経が司る感覚・運動・自律神経

Ⅰ	嗅神経	嗅覚	Ⅷ	内耳神経	聴覚，平衡覚
Ⅱ	視神経	視覚	Ⅸ	舌咽神経	味覚・**副交感神経**〔唾液（耳下腺）の分泌〕
Ⅲ	動眼神経	眼球運動，**副交感神経**（瞳孔縮小）			
Ⅳ	滑車神経	眼球運動			
Ⅴ	三叉神経	顔面の皮膚，鼻腔，口腔の知覚，下顎（咀嚼筋）の運動	Ⅹ	迷走神経	発声にかかわる喉頭筋の運動，**副交感神経**（頸部，胸部，腹部の内臓に広く分布）
Ⅵ	外転神経	眼球運動			
Ⅶ	顔面神経	顔面（表情筋）の運動，味覚，**副交感神経**〔唾液（顎下腺，舌下腺）の分泌〕	Ⅺ	副神経	胸鎖乳突筋，僧帽筋の運動
			Ⅻ	舌下神経	舌筋の運動

12対の脳神経はそれぞれ第Ⅰ～Ⅻ神経に分類されている

| 問題 | 神経性食欲不振症 | 出題頻度 ★☆☆ |

神経性食欲不振症に関する記述である．正しいのはどれか．

(1) 発症年齢は50歳以上が多い．
(2) 男性に多い．
(3) 活動性が低い．
(4) 食行動の異常がある．
(5) やせに対する恐怖感がある．

(23－141)

解説

(1)→× 発症年齢は，30歳以下が多い．
(2)→× 女性に多い．
(3)→× 活動性は高い．
(4)→○ 正しい．
(5)→× 体重増加に対する恐怖感がある．

　神経性食欲（食思）不振症は，肉体的に原因がなく，心因的な理由から拒食に陥り，極度のやせをきたす疾患である．思春期に特有な心理的ストレスを適切に処理する能力（コーピングスキル）が未熟なことが原因となって発症する心身症の１つである．厚生労働省特定疾患・神経性食欲不振症調査研究班による診断基準（1989）は，表6の通りである．診断基準と備考に記載されている身体症状以外には，低体温，骨量減少，骨粗鬆症，貧血，白血球減少，血小板減少，低ナトリウム血症，低カリウム血症，AST・ALT上昇，低血糖，歩行困難や起き上がれないなどの運動障害，意識障害などがある．

　栄養指導にあたっては，患者の食品に対するこだわりを批判せず，本人が食べやすいものを容認して，摂取エネルギーを増やすようにする．体重増加に対する恐怖心に理解を示しつつ，体重増加の利点を自覚させるように動機づけを行う．入院のうえ，経腸栄養あるいは静脈栄養を行う場合は，500～1,000kcal程度から開始し，徐々に目標エネルギーまで増加させる．投与エ

表6　神経性食欲不振症の診断基準

1. 標準体重の－20％以上のやせ
2. 食行動の異常（不食，大食，隠れ食いなど）
3. 体重や体型についての歪んだ認識（体重増加に対する極端な恐怖など）
4. 発症年齢：30歳以下
5. （女性ならば）無月経
6. やせの原因と考えられる器質性疾患がない

（備考）1，2，3，5は，既往歴を含む（例えば，－20％以上のやせがかつてあれば，現在はそうでなくても基準を満たすとする）．6項目すべてを満たさないものは，疑診例として経過観察する．

1. ある時期に始まり，3カ月以上持続．典型例は，－25％以上やせている．－20％は，一応の目安である（他の条項をすべて満たしていれば，初期のケースなどでは，－20％に達していなくてもよい）．アメリカ精神医学会の基準（DSM-III-R）では－15％以上としている．標準体重は15歳以上では身長により算定（例，平田の方法）するが，15歳以下では実測値（例，日比の表）により求める
2. 食べないばかりでなく，経過中には大食になることが多い．大食には，しばしば自己誘発性嘔吐や下剤・利尿薬乱用を伴う．そのほか，食物貯蔵，盗食などがみられる．また，過度に活動する傾向を伴うことが多い
3. 極端なやせ願望，ボディーイメージの障害（例えば，ひどくやせていてもこれでよいと考えたり，太っていると感じたり，下腹や足など体のある部分がひどく太っていると信じたりすること）などを含む．これらの点では病的と思っていないことが多い．この項は，自分の希望する体重について問診したり，低体重を維持しようとする患者の言動に着目すると明らかになることがある
4. 稀に30歳を超える．ほとんどは25歳以下で思春期に多い
5. 性器出血がホルモン投与によってのみ起こる場合は無月経とする．そのほかの身体症状としては，うぶ毛密生，徐脈，便秘，低血圧，浮腫などを伴うことがある．ときに男性例がある．
6. 統合失調症による奇異な拒食，うつ病による食欲不振，単なる心因反応（身内の死亡など）による一時的な摂食低下などを鑑別する．

（文献1より引用）

ネルギーの増加は，全身浮腫，脂肪肝による肝機能障害，リフィーディング症候群（p.138 参照），微量元素の不足が起こる可能性があるので注意を要する．

正解 ➡ （4）

🔑 キーワード

◆ 神経性大食症

神経性食欲不振症の一側面と考えられている．いわゆる過食と異なり体重増加はない．症状では，①通常の食事とは異なる時間帯に大食することを反

復する，②食べはじめると自己制御できない，③体重増加への嫌悪から自己誘発性嘔吐，下剤・利尿薬の使用，食事制限・絶食，激しい運動を行う，④少なくとも3カ月間に，平均週2回以上の大食のエピソードがある，⑤体の形や体重に関心があり過ぎる，などが特徴である．治療は，カウンセリングなど心理療法，行動療法を行う．大食後の食欲を無理に抑制しないようにすることが有効なこともある．

◆ 認知症

認知症の80％は，**アルツハイマー病**と**脳血管性認知症**によって占められている．そのほか，**レビー小体型認知症**（進行性認知障害，幻視体験，パーキンソン症状）などがある．わが国では，脳血管性認知症が多いとされてきたが，近年の統計ではアルツハイマー病が過半数を占めている．

・アルツハイマー病

アルツハイマー病とは，脳の神経組織の変性疾患で，病理学的には**老人斑，神経原線維変化，神経細胞消失，大脳萎縮**が特徴である．老人斑には**アミロイド β たんぱく質**（A β）が沈着している．アルツハイマー病の症状を表7に示す．

◆ アルコール依存症

・分類・症状

アルコール依存症は，精神依存型（飲酒抑制不能型），精神身体依存型（離脱症状発現型），身体症状型に分類される．アルコールは，精神的抑制を解除し不安・緊張を除くので精神依存を生じやすい．また，アルコールの常用に

表7 アルツハイマー病の症状

中核症状	● 記憶障害（進行性のもの忘れ，もの忘れは自覚しているが，深刻に考えない） ● 見当識障害（自分がどこにいるのか，今がいつか判断できない） ● 失語（日常的な言葉の意味を理解できない） ● 失行・失認（服を着るなど日常動作ができない，道具が使えない） ● 実行機能・前頭葉機能の障害（自発性の低下，感情平板化）
周辺症状	● 行動・心理学的兆候（BPSD）として幻覚，妄想，徘徊，不安，焦燥，うつなどが出現する．患者や介護者の心理要因や性格，環境が影響して出現する．夕方になると落ち着かなくなり，「家に帰る」と言ったり，幻覚・妄想が出やすくなることを夕暮れ症候群という ● そのほか，食欲の異常，睡眠の異常などが出現する．

BPSD：behavioral and psychological symptoms of dementia

より耐性が形成されるため，次第に摂取量が増加して身体依存も形成されるようになる．そうなると飲酒の中断により離脱症状が出現するのでますます飲酒をやめられなくなる．アルコール依存症の人は，1日に必要なエネルギーのほとんどをアルコールから摂取していることが多く，本来の食事から摂取すべき栄養素が不足している場合が多い．**振戦せん妄**（小動物視，小人幻覚が特徴），**コルサコフ症候群**（健忘症候群），**ウェルニッケ脳症**（眼球運動障害，失調性歩行，意識障害が三主徴，ビタミンB_1欠乏が原因）などが出現することを**アルコール精神病**という．

- **治療**

治療は，第一に禁酒が重要である．飲酒量の制限は意味がない．制限できるのであれば，依存症にならないからである．禁酒後の離脱症状に対しては，適切な栄養補給，水・電解質の補液，ビタミン（B_1，B_2，C，ニコチン酸など）投与を行う．必要に応じて精神安定剤や抗てんかん薬などを使用することがある．禁酒の継続のために抗酒薬が処方される場合がある．抗酒薬は，エタノールが酸化してできるアセトアルデヒドの代謝を抑制するもので，抗酒薬を服用するとアセトアルデヒドが蓄積して頭痛，呼吸困難，血圧低下，嘔気，嘔吐などの症状が出現し，それ以上飲酒ができなくなる．アルコール依存症は，個人で禁酒を維持することが困難な場合が多く，**カウンセリング**など適切な**個人精神療法**，**集団精神療法**，社会復帰のため**リハビリテーション**などが必要になる．

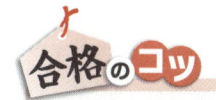

合格のコツ

神経系が苦手な人は，部位と機能の組合せで克服

- ◆ 神経系では，大脳皮質の部位と機能の組合わせ，交感神経と副交感神経の作用がよく出題されるので，一覧表をつくってまとめておこう．
- ◆ 疾患では，パーキンソン病と中脳黒質ドーパミン細胞の関係を理解しておこう．

文献

1）厚生労働省難治性疾患克服研究事業「中枢性摂食異常症に関する調査研究班」：神経性食欲不振症のプライマリケアのためのガイドライン，2007

第8章 臓器・器官別の構造と機能及び疾病の成り立ち

8 呼吸器系

問題　呼吸器の機能と構造

呼吸器系の構造と機能に関する記述である．正しいのはどれか．

(1) 横隔膜が収縮すると，胸腔内は陽圧となる．
(2) 肺のコンプライアンスが小さいほど，肺は膨らみやすい．
(3) 肺胞膜を介してのガス拡散能は，酸素より二酸化炭素が高い．
(4) 全肺気量は，最大呼気位における肺内ガス量である．
(5) 解剖学的死腔量は，約 500 mL である．

(25 − 45)

解説

(1)→× 横隔膜が収縮すると，胸腔内は陰圧となる．

　肺胞内の空気の圧力は，外気とつながっているので1気圧であり，胸腔内の圧力が1気圧より低いことを**陰圧**，1気圧より高いことを**陽圧**という．**横隔膜**は，胸腔と腹腔の境となる骨格筋である．真ん中に健中心があり，横紋筋線維が放射状に走っている．胸腔に比べて，腹腔の圧力が高いので，中央が胸腔側に盛り上がったドーム状の形をしている（p.245 図1参照）．横隔膜が収縮すると，ドームの頂上は腹腔側に下がってくる．胸腔は，肋骨，胸骨，胸椎からなる**胸郭**の中にあるので，横隔膜の収縮により，胸腔の体積は大きくなる．胸腔の体積が大きくなれば，胸腔内の圧力は低下する．この陰圧により肺胞が膨らみ，外気を肺胞に取り込む．横隔膜が弛緩すると，腹圧によりドームの頂上が上昇する．すると胸腔の体積は小さくなる．胸腔の体積が小さくなれば，胸腔内の圧力は上昇する．この陽圧により肺胞は収縮し，肺胞内の空気を外気に吐き出す．

(2) ➡× 肺のコンプライアンスが大きい方が，肺は膨らみやすい．

📖 **コンプライアンス**とは，弾力性のことである．コンプライアンスが小さいということは，弾力性が小さいということである．つまり，肺が固いということである．だから，肺のコンプライアンスが小さくなると，肺は膨らみにくくなる．

(3) ➡○ 正しい．

📖 肺胞では，**肺胞上皮（単層扁平上皮）**と**毛細血管内皮細胞（単層扁平上皮）**が，薄い基底膜を介して接している．空気と血液の間の肺胞上皮，基底膜，毛細血管内皮細胞からなる膜を**肺胞膜**という．酸素は，肺胞内の空気から血液中に移動し，二酸化炭素は，血液中から肺胞内の空気へ移動する．これを**ガス交換**という．肺胞で行われる酸素と二酸化炭素のガス交換を**外呼吸**という．酸素と二酸化炭素は，気体で肺胞膜を通過するのではなく，水に溶解して通過する．そのため，ガスの拡散能は，ガスの溶解度に比例する．二酸化炭素の溶解度は，酸素の溶解度の20倍である．よって，二酸化炭素の拡散能は，酸素の拡散能に対して20倍も高い．

(4) ➡× 全肺気量は，最大吸気位における肺内ガス量である．

📖 **全肺気量**とは，最大限肺内に取り込むことができる空気の体積である（p.247 図2参照）．よって，**最大吸気位**における肺内ガス量が，全肺気量である．**最大呼気位**における肺内ガス量は，息を吐ききっても肺内に残っている空気の体積なので，**残気量**という．

(5) ➡× 解剖学的死腔量は，約150 mLである．

📖 **死腔**とは，気管・気管支などガス交換しない気道の部分のことである．死腔は，約150 mLである．1回の呼吸の換気量に占める死腔の割合が大きくなるとガス交換の効率は悪くなる．このため浅い呼吸に比べて，深呼吸をした方が，酸素をたくさん体内に取り入れることができる．忍者が，竹筒をもって水に潜る場合，竹筒が長すぎると，死腔が大きくなるので，十分なガス交換ができなくなる．

正解 ➡ (3)

🗝 キーワード

◆ 肺

　右肺は，上・中・下葉の**3葉**に，左肺は上・下葉の**2葉**に分かれ，右肺の方がやや大きい．左肺が右肺より小さいのは，心臓が左よりにあるからである．肺の表面は，**漿膜**（臓側胸膜）で覆われている．

◆ 気管と気管支

　気管は，第6頸椎の高さで喉頭に続いてはじまり，第4〜5胸椎の高さで左右の**気管支**に分かれる．気管の壁には，馬蹄形の**気管軟骨**（硝子軟骨）があり，後壁には軟骨がない．右気管支は，左気管支より太く，伸びる方向が垂直に近いので，誤って飲み込んだ異物は右肺に入ることが多い．気管支にも軟骨は存在するが，肺内で分岐をくり返すうちしだいに消失する．粘膜上皮は，大多数を占める**線毛細胞**（多列線毛上皮）と粘液を分泌する**杯細胞**からなる．線毛の運動は，喉頭の方に向かい，異物を外へ出す．

◆ 肺胞

　肺胞は，0.2〜0.5mmの袋状の構造をしており，内面は，扁平な**Ⅰ型肺胞上皮細胞**と丈の高い**Ⅱ型肺胞上皮細胞**で覆われている．肺胞周囲には，毛細血管網が存在し，Ⅰ型肺胞上皮細胞と毛細血管内皮細胞は薄い基底膜を介して接することによりガス交換を容易にしている．Ⅱ型肺胞上皮細胞は，**サーファクタント**（表面活性物質）を分泌する．サーファクタントは，肺胞内の水の表面張力を低下させることにより，肺胞が虚脱する（つぶれる）のを防いでいる．肺胞内には，肺胞内の異物を処理する**塵埃細胞**（肺胞マクロファージ）が存在する．

◆ 呼吸運動

　胸郭の運動は，**外肋間筋**，**内肋間筋**，**横隔膜**の収縮と弛緩により行われる（図1）．吸息時には，外肋間筋の収縮による肋骨の引き上げと横隔膜の収縮により胸郭を拡大させて胸腔内圧を陰圧にして外気を肺内に取り入れる．呼息時には，外肋間筋と横隔膜が弛緩することにより肋骨が下がり，横隔膜の頂部が上昇して胸郭の体積が減少するので胸腔内圧が上昇して肺胞内の空気

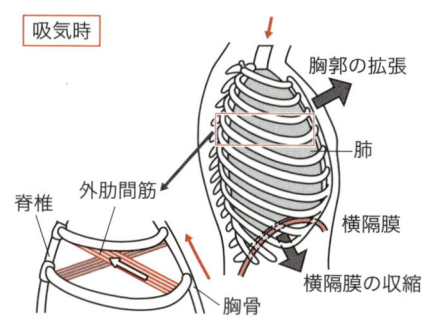

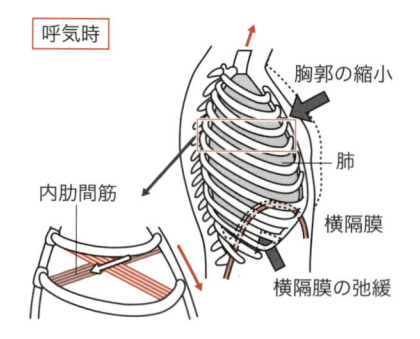

図1 呼吸運動

を外界に押し出す．意識的に呼息を行うときは，内肋間筋の収縮や腹筋の収縮による腹圧の上昇により胸腔をより積極的に狭める．主に横隔膜の働きで呼吸する場合を**腹式呼吸**，主に胸郭の筋肉の働きで呼吸する場合を**胸式呼吸**といい，両方同じくらい使うものを**胸腹式呼吸**という．呼吸運動には，無意識下や睡眠中でも起こる自発的な呼吸運動と，深呼吸など意識的な随意調節が可能な呼吸運動がある．なお，咳とくしゃみは，反射による不随意呼吸運動である．

重要ポイント

酸素の運搬

ヘモグロビンは，二酸化炭素分圧の低下，pHの上昇，温度の低下により酸素と結合しやすくなる．二酸化炭素分圧の上昇，pHの低下，温度の上昇によりヘモグロビンは，酸素を放出しやすくなる．肺胞では，二酸化炭素が肺胞気中に拡散し（二酸化炭素分圧の低下，pHの上昇），外気に触れることにより温度が低下するので，より低い酸素分圧で酸素とヘモグロビンが結合できるようになり，肺胞におけるガス交換が促進される．組織では，二酸化炭素分圧は高く，pHは低く，温度は高いので，ヘモグロビンは酸素を解離しやすくなり，組織の細胞へ酸素を供給できるようになる．

二酸化炭素の運搬

血液中の二酸化炭素のうち，5％は物理的溶解により運搬され，5％はヘモグロビンと結合（カルバミノヘモグロビン）して運搬される．残りの90％は，赤血球の炭酸脱水素酵素の働きで生成する重炭酸イオン（HCO_3^-）として運搬される．重炭酸イオンは，血液のpHを維持する炭酸重炭酸緩衝系として重要である（p.85 参照）．

問題 肺気腫

出題頻度 ★★★

肺気腫に関する記述である．誤っているのはどれか．

(1) 喫煙は，外因性危険因子である．
(2) 1秒率は，低下する．
(3) 拘束性換気障害に分類される．
(4) 高頻度にマラスムス（marasmus）型栄養障害を認める．
(5) BMIは，予後因子になる．

(25－44)

解説

(1)→○　正しい．
　　肺気腫（p.84参照）は，"肺胞壁の破壊的変化により終末気管支から末梢の含気区域が異常に拡大していることを特徴とする解剖学的変化"である．危険因子には，喫煙，大気汚染，呼吸器感染症などの**外因性危険因子**と，α1アンチトリプシン欠損症，気道過敏症，喘息などの**内因性危険因子**がある．

(2)→○　正しい．
　　1秒率とは，最大吸気位から思い切り息を吐き出したとき，最初の1秒間で肺活量の何パーセントを吐き出すことができるかを測定する検査である（図2，表）．肺気腫では，息を吐き出すときに終末気管支が閉塞するので，最初の1秒間に吐き出せる空気の量は減少する．つまり，1秒率は低下する．

(3)→×　肺気腫は，閉塞性換気障害に分類される．
　　肺活量と1秒率の測定結果から，換気障害を分類することができる（図3）．**閉塞性換気障害**では，思い切り息を吐き出すときに気管支が閉塞するので，1秒率が低下する．しかし，息を吸い込むときは気管支が開くので，肺活量は基準範囲内である．**拘束性換気障害**では，肺が広がらないので，肺活量は減少する．しかし，気管支は閉塞していないので，1秒率は基準範囲内である．肺活量と1秒率の両方が低下した状態を**混合性換気障害**という．

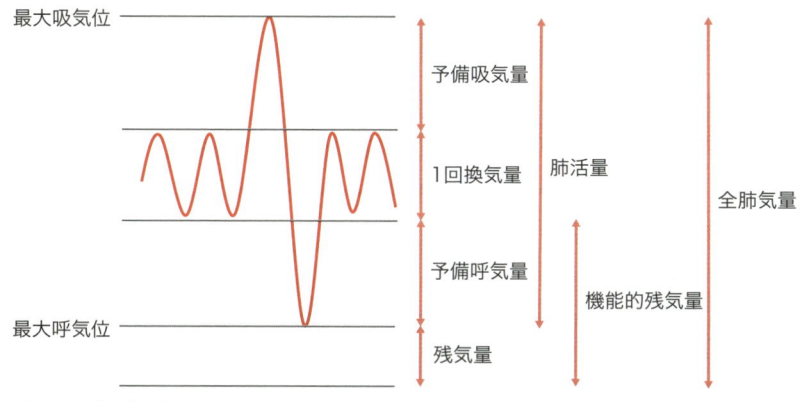

図2　呼吸気量

表　呼吸気量

肺活量	● 安静時の1回換気量に，予備呼気量と予備吸気量を加えたもの
残気量	● 最大呼息時において気道に存在する空気の量（約1L）
機能的残気量	● 予備呼気量と残気量を合わせたもの
毎分換気量	● 1回換気量に呼吸数をかけたもの
死腔	● ガス交換しない気道の部分を，死腔（約150mL）という
努力肺活量	● 最大吸気位から最大呼気位まで，最大の速度で吐き出したときの空気の量
1秒量	● 努力肺活量の最初の1秒間に排泄する吸気の量
1秒率	● 努力肺活量に占める割合

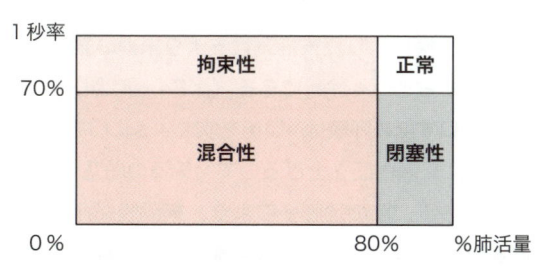

図3　換気障害の分類

(4) ➡ ○　正しい．
　　📖　肺気腫では，安静時でも努力呼吸が必要なのでエネルギー消費量が大きくなる．一方，呼吸困難，腹部膨満感などにより食欲不振となるため，**たんぱく質エネルギー欠乏症**（PEM）が出現する頻度が高くなる．PEMの中でも，骨格筋量の減少が著しい**マラスムス型**になることが特徴である（p.140参照）．

(5) ➡ ○　正しい．
　　📖　肺気腫の予後を悪くする因子には，高齢，喫煙指数高値，肺過膨張，低酸素血症，高二酸化炭素血症，低栄養状態，体重減少，運動耐容能低下などがある．

正解 ➡ (3)

🔑 キーワード

◆ 慢性閉塞性肺疾患（COPD）

　　慢性閉塞性肺疾患（chronic obstructive pulmonary disease：COPD）はタバコ・大気汚染などの障害性の物質に対して異常な炎症反応が起こり，**非可逆性**の気道閉塞が進行し，閉塞性換気障害が出現する．肺の中に残る空気（残気量）が増加して**過膨張**が起きる．**慢性気管支炎**と**肺気腫**の病変がさまざまな割合で存在する．慢性気管支炎とは，1年のうち3カ月以上（冬季）の咳・痰が2年以上持続するものをいい，臨床症状にもとづく診断である．

　　肺気腫とは，肺胞壁の破壊により終末細気管支より末梢の気腔が拡大した状態をいい，病理組織学にもとづく診断である（p.84 図参照）．わが国では50歳以上の男性に多い．**口すぼめ呼吸**は，口笛を吹くように口をすぼめてゆっくりと息を吐く呼吸法で，気道内圧を上げるので，気道の閉塞・虚脱を防ぎ，息切れを軽減する効果がある．肺の過膨張により，横隔膜が押し下げられるために生じる**腹部膨満感**に対しては，**少量頻回食**とする．骨格筋崩壊を抑制するために，**分岐鎖アミノ酸**（branched-chain amino-acid：BCAA）を投与する．

◆ 気管支喘息

　発作性の咳，喘鳴（ぜんめい），呼吸困難を生じる気道の慢性炎症性疾患である．発作時にみられる**気道閉塞**は**可逆的**であり，自然にあるいは治療により改善する．気道の過敏が原因であり，アレルゲンによる特異的刺激や寒冷・大気汚染など非特異的刺激により気道が閉塞して発作が生じる．アスピリンなど非ステロイド系解熱性鎮痛薬により誘発されるものを**アスピリン喘息**という．運動により換気が増大し，気道の冷却，水分の喪失により誘発されるものを**運動誘発喘息**という．原因アレルゲンがあるものを**アトピー型**，ないものを**非アトピー型**という．小児の90％以上がアトピー型であり，成人の30％は非アトピー型である．

◆ 気管支炎・肺炎

　気管・気管支の炎症を**気管支炎**といい，肺胞腔内に炎症が及んだものを**肺炎**という．気管支炎は，ウイルス感染や細菌感染が原因になる．通常の生活をしている健康人にみられる肺炎を**市中肺炎**という．入院中の患者が肺炎を発症した場合を**院内肺炎**という．市中肺炎は，肺炎双球菌やインフルエンザ菌など一般細菌感染による**細菌性肺炎**とマイコプラズマ，肺炎クラミジア，ウイルスによる**非定型肺炎**に分類される．院内肺炎の原因菌は，緑膿菌と黄色ブドウ球菌（MRSA）が多い．

◆ 肺結核症

　結核とは，**結核菌**による感染症であり，肺に病巣を形成したものを**肺結核症**という．結核の多くは，**飛沫感染**により気道を介して感染する．感染者のうち発症するのは，約10％である．体内に侵入した結核菌は，マクロファージに貪食され，特異的細胞性免疫（p.282 参照）を誘導する．活性化したマクロファージにより，結核菌が病巣に封じ込められ，殺菌されることにより感染は終息する．しかし，一部の結核菌は生存し続ける．初感染により発症したものを**一次結核症**という．初感染を封じ込めた後，数年〜数十年して宿主の免疫力が低下してしたときに発症するものを**再燃性結核症**という．

◆ 呼吸中枢

　呼吸中枢は，延髄にある（p.231 参照）．呼吸中枢は，**吸息中枢**と**呼息中枢**

に分かれる．呼吸中枢の上位中枢である**呼吸調節中枢**は，脳の橋にある．

◆ヘーリング-ブロイエル反射（肺迷走神経呼吸反射）

　吸息中枢の興奮により外肋間筋・横隔膜が収縮して吸気を行うと（p.245 図1参照），肺が拡張して気管支の末梢や肺胞に存在する**伸展受容器**が刺激される．この刺激は，**迷走神経**を介して延髄の呼吸中枢に伝えられて吸息中枢を抑制し，吸息から呼息に切り替える．呼息により肺が縮小すると伸展受容器からの刺激が減少し，吸息中枢が興奮して呼息から吸息に切り替わる．このように，自発的な呼吸運動の律動性をつくり出す反射を，**ヘーリング-ブロイエル反射**と呼ぶ．

◆化学受容器

　延髄には，水素イオン濃度を感受する受容器（**中枢化学受容器**）がある．動脈血の二酸化炭素分圧が上昇し，脳脊髄液のpHが低下すると中枢化学受容器が刺激され，呼吸を促進する．**頸動脈小体**と**大動脈小体**には，酸素濃度と水素イオン濃度を感受する受容器（**末梢化学受容器**）が存在する．末梢化学受容器は，主に血液中の酸素分圧の低下を感受し，呼吸を促進する．

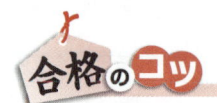

合格のコツ

呼吸を整え，落ち着いて呼吸のしくみを勉強！

- ◆呼吸器系では，呼吸運動と換気のしくみ，呼吸機能検査の結果の見方，慢性閉塞性肺疾患（COPD）の病態と治療がよく出題される．
- ◆呼吸運動と換気では，胸郭と肺の関係，ヘーリング-ブロイエル反射についてまとめておこう．
- ◆呼吸機能検査では，肺活量と一秒率の結果から，閉塞性肺疾患と拘束性肺疾患を鑑別できることを理解しておこう．
- ◆COPDについては，疾患の危険因子，症状，主な治療法の概略をまとめておこう．

第8章 臓器・器官別の構造と機能及び疾病の成り立ち

9 運動器（筋・骨格）系

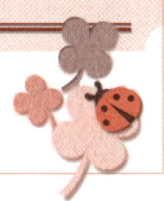

問題　筋肉

出題頻度 ★☆☆

筋肉に関する記述である．正しいものの組合せはどれか．

a　大腿四頭筋は，伸筋である．
b　赤筋は，短時間に強力な収縮力を必要とする運動に適している．
c　大動脈の中膜は，平滑筋から成る．
d　胃の外縦走筋は，横紋筋である．

(1) aとb　　(2) aとc　　(3) aとd　　(4) bとc　　(5) cとd

(22－45)

解説

(a)→○　正しい．

📖 骨格筋は，必ず関節を挟んで骨と骨をつないでいる．そうでないと骨格筋が収縮する意味がない．骨格筋の役割は，関節を動かすことである．関節は，部位により屈曲，伸展，回転などのさまざまの動きをする．同じ関節に対して複数の骨格筋が結合して，反対の動きをする場合，その骨格筋を**拮抗筋**という．例えば，膝関節は大腿四頭筋と大腿二頭筋により屈曲と伸展の2つの動きをする．**大腿四頭筋**は，膝関節を伸展させるので**伸筋**である．膝関節を屈曲させる**屈筋**は，**大腿二頭筋**である．

(b)→×　短時間の強力な収縮力を必要とする運動に適しているのは，白筋である．

📖 骨格筋には，**赤筋**と**白筋**がある．赤筋は，**ミオグロビン**を多く含むため赤みが強い．白筋はミオグロビンが少なく白っぽく見える．ミオグロビンは，ヘムを含むたんぱく質で，筋肉内にあって酸素を運んでいる．つまり，ミオグロビンを多く含む赤筋は，酸素をたくさん利用することができる．赤筋は，ミトコンドリアが豊富で，**遅い持続的な収縮に適していて疲れにくい**．その

ため，姿勢の保持に関する体幹の筋肉の多くは赤筋である．一方，白筋は，太くてミトコンドリアが少なく，**すばやい収縮に適しているが疲れやすい**．そのため，四肢の屈筋に多く分布している．

(c)→○　正しい．

📖　大動脈に限らず，すべての動脈と静脈の中膜を構成する筋肉は，平滑筋である．ちなみに，毛細血管には筋層がない．

(d)→×　胃壁の筋層はすべて平滑筋である．

📖　消化管のうち，胃，十二指腸，小腸，大腸の筋層を構成する筋肉は，すべて平滑筋である．**消化管の入り口である食道の上部と，出口である外肛門括約筋は横紋筋**である（p.167も参照）．

正解→ (2)

🗝 キーワード

◆ 骨格筋の構造

骨格筋は，**筋束**とそれに付随する結合組織（筋膜），血管，神経からなる（図1）．筋束は，**筋線維**が束になったものである．筋線維は，直径20〜100 μm，長さ 数cmの巨大な細胞で，多数の核が点在している．筋線維の細胞膜は，**筋鞘**と呼ばれる．筋線維は，直線状で舌筋など一部を除いて枝分かれすることはない．筋線維の中には，数百から数千の**筋原線維**の束が存在する．筋原線維の収縮単位を筋節といい，規則正しく並んで骨格筋の横紋をつくっている．筋節は太い**ミオシン・フィラメント**と細い**アクチン・フィラメント**が規則正しく組合わさってできている．骨格筋は，意思により収縮させることができる随意筋であり，運動神経と知覚神経が分布している．

◆ 骨格筋の収縮機構

静止時，**トロポニン**や**トロポミオシン**がアクチンとミオシンの結合を抑制している（図1）．骨格筋が刺激されると，**筋小胞体**に蓄えていたCa^{2+}が細胞質中に放出される．①細胞質中のCa^{2+}濃度が上昇して，Ca^{2+}がトロポニン

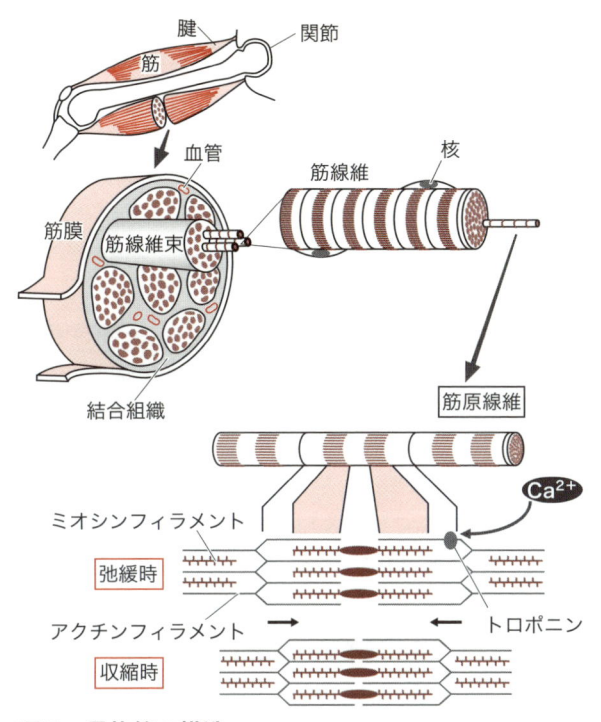

図1 骨格筋の構造

に結合すると，抑制がとれてアクチンとミオシンの突起が連絡橋を形成する．②続いてミオシンの突起に結合しているATPが加水分解されADPになるときに，突起が動いてアクチンがミオシンの上を滑走する（滑走説）．③その後Ca^{2+}がトロポニンから離れてアクチンとミオシンは離れる．①〜③がくり返し起こることにより筋肉は収縮する．

筋には，骨格筋，心筋，平滑筋があり，各部位にはそれぞれの運動に適した筋が存在している（表1）．各筋の特徴を覚えておこう．

◆ 骨格筋の興奮収縮連関

運動神経は，筋膜を貫いて筋の内部に侵入する．運動神経の1つの神経終末（**運動終板**）は，1本の筋線維の筋鞘とシナプスを形成している．1本の軸索は，枝分かれして複数の筋線維（運動単位）とシナプスを形成する（p.236参照）．神経終末から放出される**アセチルコリン**が，筋線維の細胞膜上にある

表1　筋の種類と特徴

	骨格筋	心筋	平滑筋
体内の所在	骨に付着	心臓の壁	内臓（心臓以外）や血管の壁
筋線維	横紋筋	横紋筋	平滑筋
細胞の形態	細長く単一円柱状	側鎖を出し細工（網目構造）をつくる	紡錘形
核	多核	単核または2核	単核
収縮の調節	随意	不随意 ペースメーカーあり	不随意
神経交配	運動神経	自律神経	自律神経

　受容体に結合すると細胞外のNa^+が細胞内に流入して活動電位を起こす（p.22も参照）．活動電位は**横行小管（T管）**を介して，筋小胞体に伝えられる．活動電位の刺激を受けた筋小胞体は，蓄えていたCa^{2+}を細胞質中に放出して，筋肉を収縮させる．活動電位の刺激がないときは，Ca^{2+}は筋小胞体に回収される．1つの骨格筋線維は，閾値以上の刺激により一様に収縮する．運動神経の刺激に対する個々の筋線維の閾値は等しくないので，刺激が小さいと収縮する筋線維の数は少なく，収縮力は小さい．しかし，刺激が大きくなると収縮する筋線維の数が増えて収縮力は強くなる．なお，心筋の収縮についてはp.194を参照のこと．

◆ 平滑筋の収縮

　横紋構造は認められないが，収縮はアクチンとミオシンの連結により行われる．自律神経，ホルモンにより収縮が調節される不随意筋である．収縮速度は緩やかで，長時間の収縮が可能である．平滑筋の細胞間は，**ギャップ結合**により連結され，1個の平滑筋が興奮すると，周囲の平滑筋に興奮が伝わる．

◆ サルコペニア

　サルコペニアとは，加齢に伴う筋力の低下，または筋肉量の減少のことをいう．加齢によるものを**原発性サルコペニア**という．**二次性サルコペニア**には，廃用性萎縮によるもの，悪性腫瘍などの疾患に伴うもの，低栄養によるものなどがある．

問題　骨と骨疾患

骨と骨疾患に関する記述である．正しいのはどれか．

(1) 骨芽細胞は，骨吸収をつかさどる．
(2) 骨の有機質成分の約90％は，オステオカルシンである．
(3) カルシトニンは，骨吸収を促進する．
(4) 骨軟化症では，骨組織へのカルシウム沈着障害がみられる．
(5) 閉経後骨粗しょう症は，活性型ビタミンDの過剰が原因である．

(25追加-47)

解説

(1)→✗　骨吸収を行うのは破骨細胞である．

　骨組織は，**コラーゲン線維**と**リン酸カルシウム**からなる細胞外基質とその中に散在する細胞成分でできている．細胞成分には，**骨芽細胞**，**骨細胞**，**破骨細胞**の3種類がある．骨に沈着するリン酸カルシウムは，**ヒドロキシアパタイト**〔$Ca_{10}(PO_4)_6(OH)_2$〕である．骨芽細胞は，コラーゲン線維を分泌して，骨形成を促進する．骨形成の結果，骨の中に閉じ込められた骨芽細胞は，骨形成をやめて骨細胞になる．骨吸収を促進するのは，破骨細胞である．

(2)→✗　骨の有機物成分で最も多いのは，コラーゲンである．

　オステオカルシンは，骨芽細胞の最終分化段階で分泌されるたんぱく質で，骨の非コラーゲンたんぱく質の10～20％を占めており，骨へのカルシウム沈着を抑制する作用がある．骨形成が活発になると血中濃度が上昇することから，骨形成マーカーとして骨疾患の検査で利用される．

(3)→✗　カルシトニンは，骨形成を促進する．

　カルシトニンは，甲状腺の濾胞傍細胞から分泌されるホルモンである．血清カルシウム濃度が上昇すると，分泌が増加し，骨へのカルシウム沈着を促進し，骨形成を促進する（p.222 参照）．

(4) → ○　正しい．

📖　ビタミンDが欠乏すると，カルシウムとリンの吸収障害が起こり（p.132参照），そのため血中カルシウム濃度と血中リン濃度が低下して，骨石灰化障害を引き起こす．これが，骨端線閉鎖前の小児に発症した場合を**くる病**といい，骨端線閉鎖後の成人に発症した場合を**骨軟化症**という．骨軟化症を合併する病態として，黄疸，慢性膵炎，胃切除，妊娠，腎不全，**イタイイタイ病**などがある．イタイイタイ病は，**カドミウム**による尿細管障害の結果，カルシウムとリンの尿中排泄が増加して，骨軟化症が起こる．

(5) → ×　閉経後骨粗鬆症は，エストロゲンの減少による骨吸収の増加が原因である．

📖　エストロゲン（p.265参照）が不足すると，骨形成と骨吸収の両方が活発になる．しかし，骨吸収の速度が，骨形成の速度より高いために，骨量の減少が起こる．よって，閉経後骨粗鬆症は，**高代謝回転型**の骨粗鬆症である．骨吸収の増加により，血中カルシウム濃度が上昇すると，副甲状腺ホルモンの分泌が低下する（**二次性副甲状腺機能低下症**）．その結果，尿中カルシウム排泄の増加，活性型ビタミンD産生の低下，腸管からのカルシウム吸収が低下が起こるので，骨粗鬆症の進行は速い（p.135も参照）．

正解 → (4)

🗝 キーワード

◆ 骨形成と骨吸収

　骨にカルシウムが沈着して骨量が増えることを，骨形成といい，骨からカルシウムが流出して骨量が減少することを，骨吸収という．

◆ 骨質

　長骨の中央部を**骨幹**，両端部を**骨端**という（図2）．長骨の骨幹は，硬い**緻密質**からなる．骨端の表面は，薄い緻密質に覆われるが，内部は**海綿質**からなる．扁平骨では，2枚の緻密質に海綿質が挟まれている．

図2　骨の構造

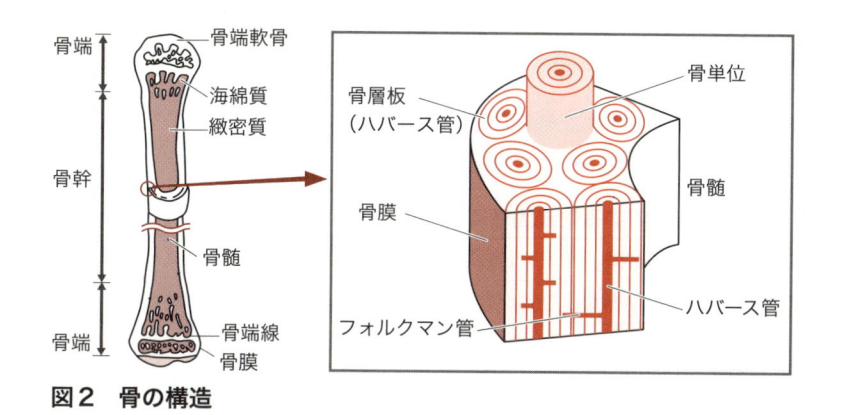

◆ 骨膜

　関節面を除く骨の表面を覆う結合組織を骨膜という（図2）．骨膜には，豊富に血管が分布しており，**フォルクマン管**を通って緻密質に入り，**ハバース管**を通って骨質に栄養を送る．骨髄への血管は，**栄養孔**を通って直接骨髄に入る．骨膜には，知覚神経が分布しているが，骨質の内部には侵入しない．骨膜には，**骨母細胞**と呼ばれる細胞が含まれていて骨芽細胞に分化して骨組織をつくることができる．骨折のときは，骨母細胞から多数の骨芽細胞がつくられて骨組織を再生する．

◆ 骨単位（ハバース系）

　骨単位は，血管が通る**ハバース管**と，その周囲に同心円状に配列する**骨層板**（ハバース層板）から構成される．ハバース管をもたない骨層板を介在層板という．ハバース管と垂直方向に走行し，骨層板に包まれていない管を**フォルクマン管**という．

◆ 膜内骨化と軟骨内骨化

　骨膜によって直接，骨に緻密質を付加する骨の成長（**付加骨**）を膜性骨発生（**膜内骨化**）という．頭蓋骨などの扁平骨や短骨，不規則骨，長骨が太くなるときは，外面に緻密質を付加し，内面に吸収されることにより成長する．長骨が長くなるときは，まず**骨端軟骨**において硝子軟骨がつくられて，次第に骨に置き換わり成長する（**置換骨**）．これを軟骨性骨発生（**軟骨内骨化**）という．成人に達すると骨端軟骨は骨化し，緻密質の**骨端線**となる．

重要ポイント

骨代謝にはさまざまな栄養因子がかかわっている．主なものを表2に挙げる．

表2　骨代謝に関する栄養因子

カルシウム	● 吸収率：小児75％，成人30〜40％
ビタミンD	● 紫外線の作用により皮膚で合成され，肝臓・腎臓で修飾されて活性型となる
たんぱく質	● 骨の20％がコラーゲン ● たんぱく質の不足は，カルシウム吸収を減少させる ● 過剰なたんぱく質は，カルシウムの尿中排泄を促進する
ビタミンK	● 骨芽細胞のオステオカルシン産生，石灰化促進作用，骨吸収抑制効果
エネルギー	● 低エネルギー下では，十分なカルシウム摂取があっても成長期の骨量増加が抑制される ● 思春期の過剰なダイエットは，骨量増加を抑制する
リン	● 不足する可能性は少ない．過剰摂取は，カルシウムの吸収障害を引き起こす ● カルシウム／リンは，0.5〜2.0が適正
マグネシウム	● マグネシウム欠乏では，骨の脆弱化，骨形成マーカーの減少が現れる
その他	● ビタミンC，ビタミンA，大豆イソフラボン（女性ホルモン様作用），ミルク塩基性たんぱく質（MBPの主成分であるシスタチンが破骨細胞の活性を抑える）など

milk basic protein：MBP

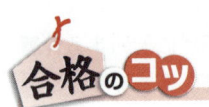

合格のコツ

筋肉と骨で，足腰を丈夫に！　構造を理解しておこう

◆ 運動器（筋・骨格）系では，骨格筋線維の構造，骨の構造に関する問題がよく出題される．

◆ 骨格筋線維では，筋線維と筋原線維の関係，アクチンフィラメントとミオシンフィラメントの関係についてまとめておこう．

◆ 骨の構造では，ハバース管とフォルクマン管の関係，膜内骨化と軟骨内骨化の違いについてまとめておこう．

第8章 臓器・器官別の構造と機能及び疾病の成り立ち

10 生殖系

問題　生殖器の発育

出題頻度 ★★☆

生殖器の発育過程についての記述である．正しいのはどれか．

(1) 男性の性染色体は，2本のX染色体より構成される．
(2) X染色体には，性を決定する遺伝子が存在する．
(3) 女性では，ミュラー管が退縮する．
(4) ウォルフ管は，子宮へと分化する．
(5) テストステロンは，ライディッヒ（Leydig）細胞から分泌される．

(23-48)

解説

(1)→× 　男性の性染色体は，X染色体とY染色体で構成される．
　　染色体は，**22対の常染色体**と**1対の性染色体**で構成され，全部で46本の染色体がある．性染色体には**X染色体**と**Y染色体**の2種類あるが，男性はX染色体とY染色体を1本ずつ，女性はX染色体を2本もっている．男性は"22＋XY"，女性は"22＋XX"と表現する．

(2)→× 　性を決定する遺伝子（精巣決定因子）は，Y染色体上にある．
　　受精後，発生の途中までは，男性と女性の違いはない．そのような未分化な状態の生殖器は，Y染色体があると男性に分化し，Y染色体がないと女性に分化する．このことから性を決定する遺伝子は，Y染色体に存在していることがわかる．Y染色体上にある遺伝子が発現すると，未分化な性腺は精巣に分化し，男性ホルモン（テストステロン）を分泌するようになる．このようなY染色体上の遺伝子を**精巣決定因子**といい，SRY（sex-determining region Y）と呼ばれる単一の遺伝子であることがわかっている．

(3)→✕　女性では，ウォルフ管が退縮する．

📖　未分化な生殖器には**ミュラー管**と**ウォルフ管**という二対の管がある．女性では，ウォルフ管が退縮し，ミュラー管から卵管，子宮，膣ができる．

(4)→✕　ウォルフ管は，男性の精巣上体，精管，精嚢，射精管に分化する．

📖　分化した精巣からは男性ホルモン（**テストステロン**）が分泌される．テストステロンは，ウォルフ管を発達させて精巣上体，精管，精嚢，射精管に分化する．ウォルフは人の名前で，Kasper Friedrich Wolff というドイツ人医師のことである．Wolff から f を 1 つ取ると Wolf（ウルフ，狼）になる．歌にもあるように「男はオオカミ」ともいわれるため，ウォルフ管から男性生殖器がつくられると覚えておこう．一方，セルトリ細胞から分泌されるミュラー管抑制因子によってミュラー管が退縮する

(5)→○　正しい．

📖　精巣にある細胞で重要な細胞が 2 つある．**ライディッヒ細胞**と**セルトリ細胞**である．ライディッヒ細胞は，精細管と精細管の間の間質にある細胞で，下垂体ホルモンである**黄体形成ホルモン**（luteinizing hormone：**LH**）の作用を受けて男性ホルモン（テストステロン）を分泌する（図1参照）．セルトリ細胞は精細管の中にあり，下垂体ホルモンである**卵胞刺激ホルモン**（follicle stimulating hormone：**FSH**）の作用を受けて，精子の生成を促進する．

正解 → (5)

🔑 キーワード

◆ 精巣

　　精巣は，陰嚢の中にある楕円体の器官で，表面は強靭な結合組織からなる**白膜**でとり囲まれている．精巣内には，曲がりくねった**精細管**があり，精子は精細管の中でつくられる．**セルトリ細胞**は，多くの精細胞を抱えるように存在していて，卵胞刺激ホルモン（FSH）の刺激により栄養やホルモンを精細胞に与えて精子形成を維持する役割を果たしている（図1）．セルトリ細胞は，FSH の刺激によりインヒビンとエストロゲンを分泌する．インヒビンと

エストロゲンは，下垂体に働いてFSH分泌を抑制する．**ライディッヒ細胞**（間質細胞）は，精細管の間を満たす間質に存在する細胞で，黄体形成ホルモン（LH）の刺激により男性ホルモン（テストステロン）を分泌する．テストステロンは，下垂体に働いてLH分泌を抑制する．

◆ 精液

精嚢は，アルカリ性の粘液を分泌し，この粘液が精液の約60％を占める．**前立腺**は，精液特有の臭いをもつ乳白色の粘液（アルカリ性）を分泌し，精液の約20％を占める．前立腺は，多数の導管により尿道に開口する．**尿道球腺（カウパー腺）**はアルカリ性で無色透明な粘液を分泌し，射精に先立って尿道内の酸性の尿を中和する．

◆ 卵巣

卵巣の組織は，中心部の髄質と周辺部の皮質に分けられる（図2）．**髄質**は結合組織からなり，卵巣門から血管，リンパ管，神経が侵入する．皮質には，さまざまな成熟段階の**卵胞**，**黄体**，**白体**が存在する．卵胞は，1個の**卵細胞**とそれを包む**卵胞上皮細胞**からなる．原始卵胞はすべて胎生期につくられ，思春期までは成熟することなく卵巣内で静止している．卵胞が成熟するにつれて，単層であった卵胞上皮細胞は増殖して多層となり，最終的には卵細胞を包む内卵胞膜，その外側を包む外卵胞膜を形成し，中に卵胞液を含む成熟卵胞（**グラーフ卵胞**）となる．月経周期のはじめに複数の卵胞が発育をはじめるが，そのうち1つの卵胞だけが成熟卵胞になり，そのほかは萎縮する．

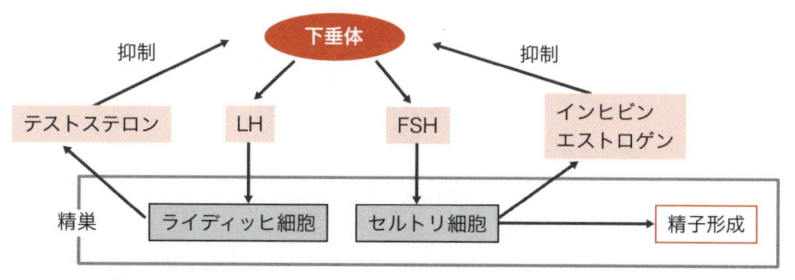

図1 下垂体と精巣
LH：黄体形成ホルモン
FSH：卵胞刺激ホルモン

グラーフ卵胞から卵子が出て排卵が起こると，卵胞に残った細胞は黄体を形成し，黄体ホルモンを分泌する．その後，白体となり退化する．

◆ 子宮

　子宮は，骨盤腔にあって膀胱とS状結腸および直腸にはさまれて存在し，**前傾前屈**している（図3）．子宮と直腸の間を**ダグラス窩**といい，腹腔で最も低い位置にあることから穿刺や切開によりこのダグラス窩から腹腔内の貯留物を採取することが可能で，外科や婦人科領域の診療で重要な場所である．子宮の壁は，内膜・筋層・外膜の3層からなる．内膜は増殖・分泌・剥離をくり返す**機能層**とほとんど変化しない**基底層**に分けられる．筋層は平滑筋からなり，分娩時にはオキシトシンの作用で収縮する（p.223 参照）．

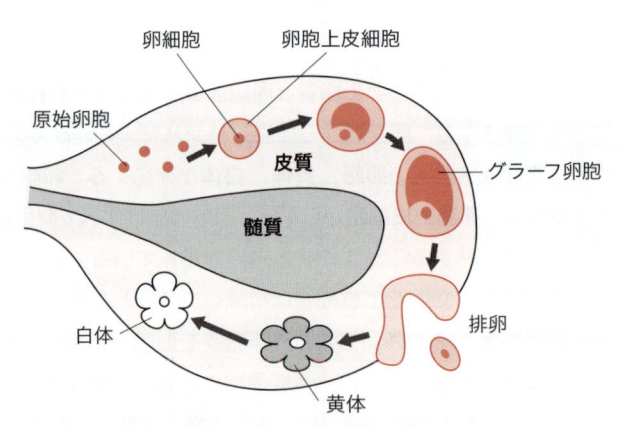

図2　卵巣の構造

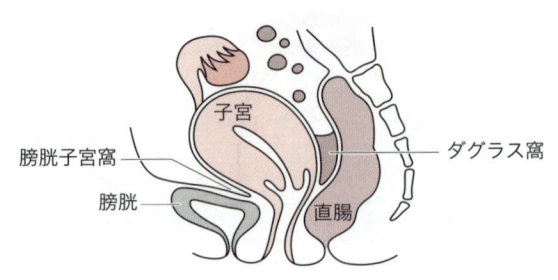

図3　子宮の位置

問題　性周期

出題頻度 ★★★

性周期に関する記述である．正しいのはどれか．

(1) 卵胞刺激ホルモン（FSH）は，下垂体後葉から分泌される．
(2) 卵胞期には，プロゲステロンの分泌が増加する．
(3) 卵胞期は，子宮内膜の分泌期に相当する．
(4) 排卵前には，LHサージ（黄体形成ホルモンの大量分泌）が認められる．
(5) 排卵後の卵胞は，白体を経て黄体へ退縮する．

(22－46)

解説

(1)→×　卵胞刺激ホルモン（FSH）は，**下垂体前葉**から分泌されるホルモンである．
📖 FSHは，卵胞に働いて卵胞を成熟させる．（p.222 参照）

(2)→×　卵胞期に増加するのは，**エストロゲン**である．プロゲステロンが増加するのは，黄体期である．
📖 卵巣では，卵胞の発育，排卵，黄体形成が約4週間ごとにくり返される．これを**卵巣周期**という．月経の開始日から，原始卵胞が成熟して排卵に至るまでの期間を**卵胞期**という（p.262 図2参照）．排卵後，黄体が形成される期間を**黄体期**という．卵胞期には，まずFSHの作用により，卵胞上皮細胞が増殖する（p.266 図4参照）．次に，FSHに加えて，卵胞期にも下垂体前葉から少量分泌されている黄体形成ホルモン（LH）の作用により，**エストロゲン**の分泌が増加する．黄体期では，排卵後の卵胞上皮細胞が黄体細胞に変化する．LHは，黄体細胞に働いて**プロゲステロン**の分泌を増加させる．

(3)→×　卵胞期は，**子宮内膜の増殖期**に相当する．子宮内膜の分泌期に相当するのは，黄体期である．
📖 卵胞期には，卵胞上皮細胞から分泌されるエストロゲンの作用により，子宮内膜が増殖・肥厚する．この時期を子宮内膜の**増殖期**という．増殖期は，受精卵が着床するためのベッドをつくる期間と考えればよい．黄体期の卵巣

から分泌されるプロゲステロンは，子宮内膜の分泌活動を刺激し，分厚くなった子宮粘膜を維持する．この時期を子宮内膜の**分泌期**という．分泌期は，受精卵が着床するためのベッドをフカフカに保つ期間と考えればよい．

(4)→○　正しい．LHサージによって，排卵が誘発される．

📖　卵巣から分泌されるエストロゲンは，下垂体前葉に負のフィードバック作用を示し，FSHとLHの分泌を抑制する（p.266 図4参照）．しかし，卵胞期の末期になると，エストロゲン分泌が増加し，血液中の濃度が一定以上になると，下垂体に対し**正のフィードバック作用**を発揮するようになる．その結果，LH分泌が大量に分泌される．これを**LHサージ**という．このときLHだけでなくFSHの分泌も増加する．LHサージは，成熟した卵胞を急激に膨張させることによって破裂させる．その結果，卵胞内の卵子が腹腔内に放出される．これが**排卵**である．

(5)→×　排卵後，黄体を経て白体に退縮する．

📖　排卵後2週間たっても妊娠が成立しない場合は，黄体を生成している細胞は退縮して，線維性の白体になるので，プロゲステロンの分泌が減少する．その結果，肥厚した子宮内膜は維持できなくなり，脱落する．これを**消退出血（月経）**という．"消退"というのは，子宮内膜を維持するエストロゲンとプロゲステロンの分泌が減少したことを意味する．

正解 ➡ (4)

🔑 キーワード

◆ 受精

排卵された卵子は，卵管に取り込まれる．卵子の生存期間は24〜48時間であり，受精可能な期間は24時間以内である．受精は，卵管膨大部で起こる．卵子に接触した精子は，尖体から酵素を放出して，透明帯を消化して侵入する．受精卵は，細胞分裂しながら，卵管の律動収縮と線毛運動により子宮に運ばれる．初期の細胞分裂（2〜32細胞期）によって**桑実胚**となる．32〜64細胞期になると，細胞間に液が溜まり，内部に液腔（**胚胞腔**）ができ，**胞**

胚となる．胞胚の表面を覆う1層の細胞を**栄養膜**といい，胞胚の内部には，**内細胞塊**がある．

◆ 着床・妊娠

　胞胚が，子宮内膜に付着し，粘膜下に侵入することを**着床**という．着床は，受精後，約1週間で起こる．着床後，栄養膜は増殖し，多数の突起（絨毛）をもつ**絨毛膜**となる．着床から分娩までの期間を，妊娠という．

◆ 胎盤

　受精卵が着床すると，子宮内膜由来の**脱落膜**と胎児由来の**絨毛膜**とによって**胎盤**が形成される．胎盤の形成は，**受精後5週目**に始まり，**受精後13週頃**に完成する．胎児の絨毛膜には，多数の絨毛が形成され，毛細血管が分布している．子宮内膜にある脈絡膜からは，母体の血液が噴出し，絨毛の中を走る胎児の毛細血管との間で物質交換が行われる．胎児と胎盤は，**臍帯**でつながっており，1本の**臍静脈**と2本の**臍動脈**が通っている．胎児の血液（静脈血）は，臍動脈を通って胎盤に行き，絨毛で物質交換して動脈血となって臍静脈を通って胎児に戻る．胎盤は，**絨毛性性腺刺激ホルモン**（HCG），エストロゲン，プロゲステロンを分泌する．HCGは，LH様作用を示し，黄体を維持する．このときの黄体を**妊娠黄体**と呼ぶ．

重要ポイント

ホルモンによる性周期の調節

　性周期に伴う卵巣と子宮の変化は，下垂体からの指令によって起こる．下垂体から分泌されるFSHとLHは，それぞれ卵巣の卵胞の成熟と排卵・黄体形成を促進する．それに伴い分泌される卵巣ホルモンであるエストロゲンとプロゲステロンは，それぞれ子宮内膜の増殖と維持に働く．卵巣・子宮の関係を図4に，卵巣ホルモンの主な作用を表に示す．

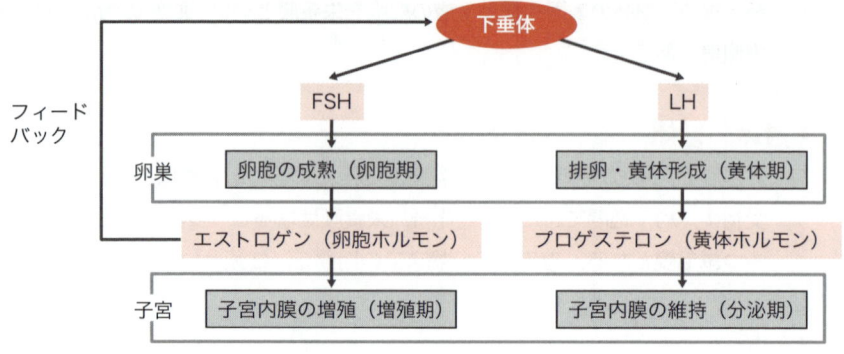

```
                        ┌─────────┐
                        │  下垂体  │
                        └────┬────┘
              ┌──────────────┴──────────────┐
          ┌───┴───┐                     ┌───┴───┐
          │  FSH  │                     │  LH   │
          └───┬───┘                     └───┬───┘
 フィード                                   
 バック   卵巣  ┌──────────────┐      ┌──────────────────┐
          │卵胞の成熟（卵胞期）│      │排卵・黄体形成（黄体期）│
          └──────┬───────┘      └────────┬─────────┘
       ┌────────┴──────────┐    ┌────────┴──────────┐
       │エストロゲン（卵胞ホルモン）│    │プロゲステロン（黄体ホルモン）│
       └────────┬──────────┘    └────────┬──────────┘
         子宮  ┌──────────────┐      ┌──────────────────┐
               │子宮内膜の増殖（増殖期）│      │子宮内膜の維持（分泌期）│
               └──────────────┘      └──────────────────┘
```

図4　性周期の調節

表　卵巣ホルモンの主な作用のまとめ

エストロゲン	● 子宮内膜を増殖・肥厚させる ● 子宮頸管の粘液腺から薄い粘液を多量に分泌させる ● 卵胞を発育・成熟させる ● 女性の二次性徴を促進する ● 低〜中等度のエストロゲン濃度はLH，FSHの分泌を抑制する（負のフィードバック作用） ● 高濃度のエストロゲンは，LH，FSHの分泌を促進する（正のフィードバック作用） ● 破骨細胞の活動を抑制して，骨の吸収を抑制する
プロゲステロン	● 子宮内膜を分泌期に維持する ● 子宮頸管の粘液腺から濃い粘液を分泌する ● 妊娠を維持させる ● 妊娠中に乳腺組織を増殖させる（エストロゲン，プロラクチンとともに授乳のための準備状態をつくる） ● 視床下部，下垂体に働いてLH，FSHの分泌を抑制する（負のフィードバック作用） ● LH，FSHの分泌抑制を介して排卵を抑制する ● 体温を上昇させる（基礎体温は排卵後に高温期となる）

合格のコツ

ホルモンと性周期の流れをおさえよう！

◆生殖系では，下垂体と精巣・卵巣との関係が出題される．

◆男性生殖器では，LHとFSHが，それぞれライディッヒ細胞とセルトリ細胞に作用することを，よく整理しておこう．FSHは卵子と精子を成熟させ，LHはホルモンを分泌させることを理解しておこう．

◆女性生殖器では，性周期についてよく整理しておこう．

第8章 臓器・器官別の構造と機能及び疾病の成り立ち

11 血液・造血器・リンパ系

問題　貧血

出題頻度 ★★★

貧血とその成因・徴候に関する記述である．正しいものの組合せはどれか．

a　鉄欠乏性貧血　－　匙状爪（スプーンネイル）
b　腎性貧血　　　－　エリスロポエチン産生増加
c　再生不良性貧血　－　知覚障害
d　遺伝性球状赤血球症　－　血中ビリルビン増加

(1) aとb　(2) aとc　(3) aとd　(4) bとc　(5) cとd

(23-46)

解説

(a)→○　正しい．鉄が欠乏すると爪の生成が障害されて，匙状（スプーン状）の爪ができる．

📖　**鉄**は，ヘモグロビンの構成成分で，酸素の運搬に必要な元素である．何らかの原因で体内の鉄が不足すると，ヘモグロビンの合成が障害される．その結果，1つ1つの赤血球の中に含まれるヘモグロビンの量が少なくなり，赤血球の体積も小さくなる．鉄欠乏性貧血は，**小球性低色素性貧血**の代表例である（p.275 表4参照）．鉄は，赤血球だけでなく，すべての細胞の機能に必要な栄養素であり，鉄の不足はすべての細胞に障害をもたらす可能性がある．細胞の増殖が活発で，需要が大きい組織ほど，鉄欠乏の影響は出やすい．最も影響が出やすい細胞は赤血球であるが，そのほか，爪，舌，口腔，咽頭，胃などの上皮細胞に影響が出やすい．爪の形成不全で，爪がスプーン状になるものを**匙状爪（スプーンネイル）**といって，鉄欠乏性貧血の特徴的な症状である．また口腔や咽頭の粘膜の異常で嚥下障害が起こった場合を**プランマー・ビンソン症候群**という．

(b)→× 腎臓から分泌されるエリスロポエチンの分泌が減少して貧血になるものを腎性貧血という．

📖 腎臓の内分泌機能として，**レニンの産生**（p.195 参照），**エリスロポエチンの産生**，**ビタミンD活性化**の3つがある（p.206, 209 参照）．エリスロポエチンは，腎臓への酸素の供給が低下したときに分泌される．分泌されたエリスロポエチンは，骨髄の細胞に働いて，赤血球の産生を増加させる．腎不全では，腎臓の内分泌機能に異常が出現する．レニンの分泌が増加すると高血圧をもたらし，エリスロポエチンの分泌が減少すると貧血をもたらす．またビタミンDの活性化が障害されると，骨粗鬆症や骨軟化症が出現する．

(c)→× 知覚障害を起こす貧血は，**悪性貧血**である．

📖 **再生不良性貧血**とは，何らかの原因で，骨髄での造血が著しく減少して，血液中のすべての血球細胞が減少する病気である（p.274 参照）．症状は，赤血球減少による**貧血**，白血球減少による**感染症**，血小板減少による**出血**である．再生不良性貧血が原因で知覚障害が起こることはない．知覚障害を起こす貧血としては，**ビタミンB_{12}欠乏**による**悪性貧血**がある（p.272 参照）．

(d)→○ 正しい．遺伝性球状赤血球症では，溶血による赤血球の破壊が起こるので，血中ビリルビン値は増加する．

📖 正常な赤血球は，真中がへこんだ円盤状の形をしている．遺伝性球状赤血球症は，赤血球の細胞骨格を構成するたんぱく質の異常によって，赤血球が球状になったものである．球状の赤血球は変形能が乏しく，脾臓の毛細血管に引っかかり，マクロファージに貪食される．こうして溶血性貧血（p.273 参照）が出現する．赤血球の溶血が亢進すると，ヘモグロビンが分解される．その結果，血中の間接ビリルン値が上昇する（詳細はp.116 参照）．

正解→ (3)

🔑 キーワード

◆ **造血**

血球は，胎生期には骨髄・肝臓・脾臓で産生されるが，出生後は骨髄だけ

で産生される．すべての血球は，**多能性造血幹細胞**から分化する．多能性造血幹細胞は，骨髄系幹細胞またはリンパ系幹細胞に分化し，さらに各血球系に対応する単能性幹細胞に分化する．

◆ 赤血球

赤血球は，直径が約 8 μm で中央がくぼんだ円盤状の細胞であり，核をもたない．赤血球系前駆細胞である赤芽球は，脱核（核を放出）して網赤血球となり，さらにミトコンドリア，リボゾームを放出して成熟赤血球となる．成熟赤血球では，核がないため新たなたんぱく質合成は行われない．高齢者では，赤血球数とヘモグロビン値は減少する．赤血球数（RBC）は，成人男子で約500万/mm^3，女性で約450万/mm^3 である．ヘモグロビン（Hb）濃度は，成人男子で約15 g/dL，成人女子で約14 g/dL である．ヘマトクリット（Ht）とは，血液に占める赤血球の体積の割合のことであり，約45％である．

◆ 鉄の吸収と排泄

非ヘム鉄（野菜などに含まれる）は，胃酸によりイオン化され，Fe^{3+} から Fe^{2+}（可溶性）に還元される．Fe^{2+} は，ビタミンC，糖質，アミノ酸と結合して可溶性を維持したまま十二指腸に運ばれて吸収される．遊離の鉄イオンは，pH 7.0では不溶性となり吸収されない．**ヘム鉄**（肉などに含まれる）は，そのままの形で，十二指腸で吸収されるので，非ヘム鉄より吸収率がよい．

食事に含まれる鉄（10〜20 mg/日）の約10％（1〜2 mg/日）が吸収される．ビタミンCは，鉄の可溶化と Fe^{2+} への還元を促進するので鉄吸収を促進する．シュウ酸やタンニン（緑茶，コーヒーに含まれる）は，鉄と結合し不溶性となるので鉄吸収を阻害する．体内の鉄のうち，胆汁，糞便，汗，尿に約0.5〜1 mg/日，月経として20〜40 mg/月が失われる．

◆ 体内鉄の分布

体内の鉄の約 3 g は，Fe^{2+}（ヘモグロビン鉄，組織鉄）として存在し，約1〜2 g は，Fe^{3+}（貯蔵鉄，血清鉄）として存在する（表1）．

◆ 白血球

白血球は，赤血球よりやや大きく（10〜20 μm），核をもった細胞で，形

表1　体内鉄の分布

Fe^{2+}	ヘモグロビン鉄	60〜70%	赤血球（約3,000 mg），骨髄赤芽球（約150 mg）
	貯蔵鉄	25〜30%	肝・脾・骨髄のフェリチン，ヘモジデリン（約1,000 mg）
Fe^{3+}	組織鉄	3〜4%	筋肉内のミオグロビン鉄，皮膚，粘膜など（約150 mg）
	血清鉄	0.1%	Fe^{3+}がトランスフェリンと結合して血中に存在（約3〜5 mg）

表2　白血球の種類と特徴

好中球	● 白血球のなかで最も多く，**化学走性**と**貪食作用（食作用）**により病原細菌などの異物をとり込んで消化・分解する ● 核の左方移動：細菌感染で桿状核好中球の増加が起こる ● 膿は，病原細菌などの異物を処理して死滅した好中球の残がいである
好酸球	● 好酸性顆粒には，寄生虫を傷害する作用やアレルギーを抑制する作用がある．寄生虫感染やアレルギー疾患で増加する
好塩基球	● 顆粒中に，ヒスタミンなどの化学伝達物質を多量に含む ● 組織に出て**肥満細胞（マスト細胞）**となる ● Ⅰ型アレルギー反応に関与する
単球	● 組織に出て**マクロファージ**（大食細胞）となる ● 貪食作用により，異物を処理する ● **抗原提示細胞**として，免疫応答に関与する
リンパ球	● T細胞，B細胞，NK（natural killer）細胞などがあり，免疫応答に関与している

や染色性により，顆粒球（好中球，好酸球，好塩基球），単球，リンパ球に分類される（表2）．好中球は，**分葉核好中球**と**桿状核好中球**に分類される．成人の白血球数は4,000〜9,000/mm³であり，好中球が約54%，リンパ球が約30%，単球が約10%，好酸球が約5%，好塩基球が約1%を占めている．白血球には，免疫機能，老化細胞や奇形細胞の除去などの機能がある．

◆ 血小板

血小板は，直径約3μmの最も小さな血球である．血小板は，骨髄の巨核球の細胞質がちぎれることにより産生される．血小板の平均寿命は，約4日である．成人の血小板数は，20〜40万/mm³である．

問題　悪性貧血

出題頻度 ★★☆

ビタミンB_{12}欠乏に関する組合せである．正しいのはどれか．

a　食道手術後に発症する．
b　夜盲症がみられる．
c　巨赤芽球性貧血がみられる．
d　下肢の知覚が障害される．

(1) aとb　　(2) aとc　　(3) aとd　　(4) bとc　　(5) cとd

(21－46)

解説

(a)→×　ビタミンB_{12}の吸収には，胃から分泌される内因子が必要なので，**胃全摘手術後**に発症する．

　ビタミンB_{12}を経口摂取すると，唾液に含まれる**R因子**というたんぱく質と結合する．ビタミンB_{12}-R因子複合体が十二指腸に達すると，膵液によりR因子が分解され，ビタミンB_{12}は遊離型となり，次に**内因子**（キャッスル内因子）と結合する．内因子は，胃腺の**壁細胞**から分泌されるたんぱく質である（p.172参照）．ビタミンB_{12}-内因子複合体は，十二指腸と空腸を通過して，回腸に至る．内因子は，膵液によって消化されることはない．回腸の上皮細胞にはビタミンB_{12}-内因子複合体に対する受容体があり，エンドサイトーシスによって細胞内に取り込まれる．ビタミンB_{12}は上皮細胞内で内因子から離れ，**トランスコバラミン**というたんぱく質と結合して血液中に放出される．ビタミンB_{12}-トランスコバラミン複合体は門脈を通って肝臓に運ばれる．

　胃潰瘍や胃がんのために胃全摘手術を行うと，内因子が欠乏するためにビタミンB_{12}を吸収できなくなる．しかし，肝臓には3～6年分のビタミンB_{12}が貯蔵されているので，ビタミンB_{12}欠乏の症状は，胃全摘手術後3～5年して出現する．

(b)→×　夜盲症は，ビタミンA欠乏でみられる．

　ビタミンAの機能および欠乏症については，p.132を参照のこと．

(c) → ○　正しい．ビタミンB_{12}欠乏による貧血の特徴は，骨髄で巨赤芽球がみられることである．

📖　ビタミンB_{12}欠乏では，**悪性貧血**がみられる．悪性貧血では，**DNA合成障害**により赤血球数が減少して貧血になる．ビタミンB_{12}欠乏によりDNA合成障害が起きるメカニズムには，**テトラヒドロ葉酸**の代謝がかかわっている（図）．骨髄の赤血球の元である赤芽球のDNA合成が障害されると，細胞分裂が遅れる．しかしたんぱく質合成は進むので大きな赤芽球（**巨赤芽球**）ができる．この赤芽球は，結局成熟できずに骨髄の中で壊れてしまう．これを**無効造血**という．無効造血が起こると末梢血中の赤血球が減少するので貧血になる．そのため悪性貧血は**巨赤芽球性貧血**とも呼ばれる．**ビタミンB_{12}だけでなく葉酸欠乏でもみられる**．

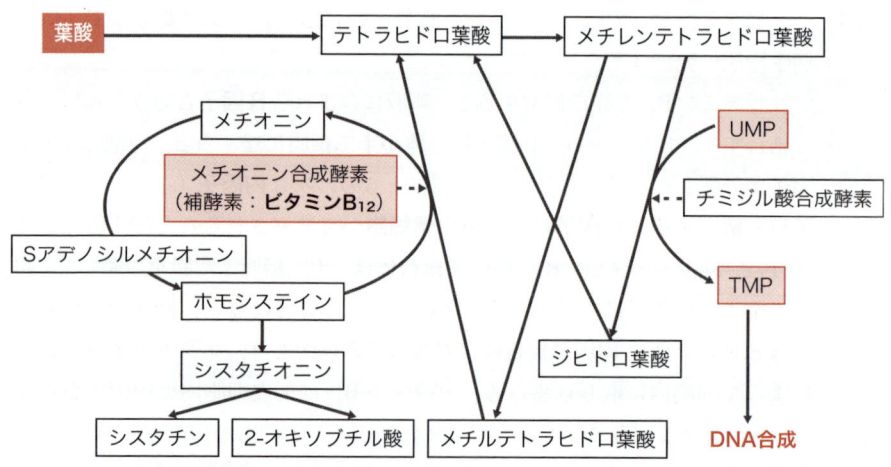

図　テトラヒドロ葉酸の代謝

①テトラヒドロ葉酸は，炭素をメチレン（CH_2）の形で受け取って，**メチレンテトラヒドロ葉酸**になる．②メチレンテトラヒドロ葉酸はメチル基（CH_3）をウリジル酸（UMP）に渡してチミジル酸（TMP）を生成し，自身は**ジヒドロ葉酸**になる．この反応は**チミジル酸合成酵素**が触媒する．③ジヒドロ葉酸は，還元されてテトラヒドロ葉酸に戻る．この反応経路をくり返し回ることによって，DNAの材料であるTMPが産生される．④一方で，テトラヒドロ葉酸はメチオニン合成の役割も担っている．メチレンテトラヒドロ葉酸からできる**メチルテトラヒドロ葉酸**は，ホモシステインにメチル基を渡してメチオニンを生成し，自身はテトラヒドロ葉酸に戻る．この反応を触媒する酵素である**メチオニン合成酵素**は，ビタミンB_{12}を補酵素とする．そのため，ビタミンB_{12}が欠乏すると，テトラヒドロ葉酸が再生できなくなる．その結果，チミジル酸合成酵素の基質であるメチレンテトラヒドロ葉酸が不足し，TMPの産生が減少するので，DNA合成障害が起こる．

(d)→○　正しい．ビタミンB_{12}欠乏では，メチオニン不足による知覚障害が出現する．

📖　悪性貧血では，**四肢のしびれ**や**知覚麻痺**，**歩行障害**などの神経症状が出現する．病理学的には脱髄変性といって軸索（p.236 参照）に巻きついている髄鞘脱落が特徴である．髄鞘の合成と維持には，メチオニンからつくられるS-アデノシルメチオニンによるメチル基の供給が必須であることから，ビタミンB_{12}欠乏では**メチオニン合成障害**により神経障害が起きると考えられている．葉酸欠乏による巨赤芽球性貧血では，このような神経障害は通常出現しない．

正解 ➡ (5)

🔑 キーワード

◆ 総鉄結合能（TIBC）と不飽和鉄結合能（UIBC）

　　血清鉄は，トランスフェリンに結合して血液中を運搬される（p.116も参照）．通常，血清鉄は，トランスフェリンの鉄結合部位の約3分の1を占めている．総鉄結合能（total iron binding capacity：TIBC）とは，トランスフェリンのすべての結合部位に鉄が結合した場合の鉄の総量のことである．不飽和鉄結合能（unbound iron binding capacity：UIBC）とは，TIBCから血清鉄を引いたものである．鉄欠乏性貧血では，血清鉄が減少し，鉄が未結合のトランスフェリンが増加するので，UIBCは増加する．

◆ 血清フェリチン

　　フェリチンは，鉄と結合して，鉄を組織に貯蔵するたんぱく質である．血清フェリチンは，組織のフェリチンの一部が血液中に流出したもので，貯蔵鉄量を反映している．

◆ 溶血性貧血

　　成熟した赤血球の末梢血中での寿命が短縮したために起こる貧血（正球性正色素性）である．赤血球の産生が亢進し，幼弱な網赤血球（p.269 参照）が末梢血中に多数出現するようになる．赤血球に対する自己抗体による自己免

疫性溶血性貧血などがある．治療としては，先天性の場合は摘脾（脾臓の摘出手術）を行う（脾臓は赤血球破壊の場であるため）．自己免疫性溶血性貧血の場合は副腎皮質ホルモンが使用される．貧血に対しての対症療法としては輸血が行われる．

◆ 再生不良性貧血

骨髄の多能性幹細胞の障害のために貧血（正球性正色素性）だけでなく，白血球，血小板も減少する汎血球減少症が出現する．稀に急性肝炎後に出現することがある．薬物療法として副腎皮質ホルモン，タンパク質同化ホルモン，男性ホルモンなどが使用される．貧血に対しての対症療法としては輸血が行われる．

重要ポイント

鉄欠乏性貧血

鉄欠乏性貧血の主な原因を表3に示す．

貧血の分類

また赤血球に関する検査値である赤血球数，ヘモグロビン値，ヘマトクリット値から以下のように赤血球恒数を計算することができる．赤血球恒数による貧血の分類を表4に示す．

＜赤血球恒数の計算方法＞
- 平均赤血球容積（MCV）
  MCV＝ヘマトクリット値÷赤血球数×10
- 平均赤血球色素量（MCH）
  MCH＝ヘモグロビン値÷赤血球数×10
- 平均赤血球色素濃度（MCHC）
  MCHC＝ヘモグロビン値÷ヘマトクリット値×10

表3　鉄欠乏性貧血の主な原因

吸収の低下	● 胃切除後症候群，偏食，甲状腺機能低下症など
喪失の増加	● 男性では胃潰瘍，腸ポリープ，痔など消化管出血が多い ● 女性では妊娠，子宮筋腫，月経過多などが多い ● その他，寄生虫（鉤虫症）による消化管出血など
需要の増加	● 妊娠，授乳，乳児期，思春期の発育，スポーツ貧血など

表4　貧血の分類

分類	疾患	特徴
小球性低色素性貧血 MCV低値，MCH低値，MCHC低値	鉄欠乏性貧血	● 鉄欠乏が原因 ● 匙状爪，嚥下困難，異食症
	サラセミア	● グロビンのα鎖とβ鎖のいずれかの合成障害，多くは遺伝子の異常が原因 ● 溶血，黄疸，肝脾腫
正球性正色素性貧血 MCV正常，MCH正常，MCHC正常	腎性貧血	● エリスロポエチン産生低下が原因 ● 腎機能低下，腎不全
	再生不良性貧血	● 造血幹細胞の異常が原因 ● 汎血球減少症，感染症，出血
	溶血性貧血	● 自己抗体や補体の活性化による赤血球の破壊が主な原因 ● 黄疸
大球性正色素性貧血 MCV高値，MCH高値，MCHC正常	悪性貧血	● ビタミンB_{12}欠乏が原因 ● ハンター舌炎（赤みを帯び，つるつるし，痛みを伴う），四肢のしびれ，知覚麻痺，歩行障害などの神経障害

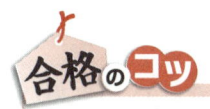

合格のコツ

2つの貧血を要チェック！

◆ 血液・造血器・リンパ系では，鉄欠乏性貧血と巨赤芽球性貧血がよく出題される．それぞれ原因，特徴的な症状，検査・診断法，治療法についてまとめておこう．

◆ 応用問題では，赤血球恒数（MCV，MCH，MCHC）を計算させる問題も出題されている．赤血球恒数について，それぞれが何を表しているかよく理解しておこう．

第8章 臓器・器官別の構造と機能及び疾病の成り立ち

12 免疫・アレルギー

問題　免疫グロブリン

免疫グロブリンに関する記述である．正しいのはどれか．

(1) IgGは，胎盤を通過しない．
(2) IgAは，血清中の免疫グロブリンのなかで最も量が多い．
(3) IgMは，感染の治癒期に上昇する．
(4) IgEは，肥満（マスト）細胞に結合する．
(5) IgDは，アナフィラキシー・ショックに関与する．

(23-50)

解説

　　免疫グロブリンの基本形は，2本のH鎖と2本L鎖からなるYの字に似た形である（p.39参照）．
　　免疫グロブリンには，IgG，IgM，IgA，IgE，IgDの5種類がある（表1）．
免疫グロブリンの機能には，ウイルスと結合し細胞への感染を防ぐ**中和作用**，

表1　免疫グロブリンの種類と特徴

IgG	● 血漿中で最も多い抗体である ● 胎盤を通過する
IgM	● 抗原が侵入したとき，最初につくられる抗体である ● 五量体なので，凝集・細胞溶解の効率が高い
IgA	● 分泌液中に多く含まれる抗体である ● 二量体である
IgE	● 肥満細胞の表面に結合する ● 即時型アレルギー（Ⅰ型アレルギー）に関与する
IgD	● B細胞の表面に存在している

微生物の表面に抗体が結合することにより，好中球やマクロファージによる貪食を促進する**オプソニン作用**，**補体活性化作用**がある．**補体**とは，約20種類の血漿たんぱく質からなり，感染防御や炎症反応に関与する．補体が活性化されると，一連の反応により溶菌作用，オプソニン作用，炎症反応などを引き起こす．

(1) →×　IgGは，胎盤を通過できる．

　📖　出生後数カ月は，母親からもらったIgGによって感染症を防いでいる．

(2) →×　血清中の免疫グロブリンのなかで最も量が多いのは，IgGである．

　📖　IgAは分泌型免疫グロブリンともよばれ，粘膜からの分泌液中に多く含まれる．母乳，唾液，涙，腸液などに含まれて，感染を防いでいる．

(3) →×　感染の治癒期に上昇するのはIgGである．

　📖　IgMは，抗原が体内に侵入してきたとき，最初につくられる抗体である．五量体なので，細菌を凝集・溶解させる能力が高い．

(4) →○　正しい．

　📖　IgEは，即時型アレルギー反応（I型アレルギー）にかかわる抗体である（p.280 参照）．肥満細胞は，白血球の一種である**好塩基球**が粘膜などの組織に侵入し，分化したものである（p.270 参照）．細胞内に，ヒスタミンやプロスタグランジンなど炎症を引き起こす**化学伝達物質**を大量にため込んでパンパンに膨らんでいるので肥満細胞と呼ばれる．"マスト（mast）"は"肥え太った"という意味である．肥満細胞の表面には，IgEが結合していて，そのIgEに抗原（**アレルゲン**）が結合すると化学伝達部物質が放出されて炎症が起きる．花粉症などのアレルギー反応は，IgEと肥満細胞によって起される．

(5) →×　アナフィラキシー・ショックに関与するのはIgEである．

　📖　IgEによる即時型アレルギー反応が全身で起こって血圧が低下し，命が危ない状態を**アナフィラキシー・ショック**という（p.280 参照）．IgDは，B細胞の表面に結合している．IgDは，B細胞が抗原を認識する受容体として働く．

正解 → (4)

🗝 キーワード

◆ 免疫の定義

免疫とは，疫病を免れることである．かつては，"一度ある病気にかかると，二度と同じ病気にかからない"こと（**獲得免疫**）を意味していたが，抗原抗体反応の発見，ジフテリアや破傷風の抗毒素療法（受動免疫）の確立，血清病の出現などから，現在の考え方では，"自己と異なるもの（非自己）を認識して，排除すること"と定義されている．免疫反応を引き起こす"非自己"を**"抗原"**とよぶ．

◆ 免疫担当細胞

主な免疫担当細胞を表2に示す．

◆ 免疫応答（自然免疫と獲得免疫）

体内に異物が侵入すると，まず樹状細胞やマクロファージが異物を貪食する（図）．これを**自然免疫**という．樹状細胞やマクロファージはリンパの流れ

表2 主な免疫担当細胞

抗原提示細胞	● 樹状細胞，マクロファージなどがある ● 外来抗原の断片を MHC（主要組織適合遺伝子複合体）クラスⅡに結合して細胞表面で T 細胞に提示する ● MHC クラスⅠは，細胞内で合成された抗原ペプチドを提示する
T 細胞	● 胸腺で成熟するリンパ球で，細胞表面に T 細胞受容体をもつ ● 抗原提示細胞の MHC クラスⅡと結合して外来抗原を認識する ● ヘルパー T 細胞は，種々のサイトカインを分泌して，B 細胞の増殖と抗体産生細胞（形質細胞）への分化を促進する ● そのほか，サプレッサー T 細胞，メモリー T 細胞，細胞障害性 T 細胞，NK（natural killer）細胞などがある
B 細胞	● 細胞表面に免疫グロブリン（IgD）（抗原受容体）をもつ ● 抗原が結合すると，T 細胞の助けを借りて増殖し，抗体産生細胞（形質細胞）に分化する ● メモリー B 細胞は二次応答において重要である

にのって，リンパ節に移動する．リンパ節で貪食した異物を抗原としてT細胞に提示し，T細胞を活性化する．活性化されたT細胞は種々のサイトカイン（p.144 コラム参照）を分泌する．抗原刺激を受けたB細胞は，T細胞が分泌したサイトカインの作用により増殖し，抗体産生細胞である**形質細胞**に分化する．抗原抗体反応などにより，特定の異物を排除することを**獲得免疫**という．はじめて異物が侵入したとき，まずB細胞はIgMを分泌する形質細胞に分化し，少し遅れてIgGを分泌する形質細胞が増加する．これを一次応答という．**一次応答**を起こしたT細胞とB細胞の一部はメモリー細胞として長く体内に残り，異物が再び侵入したときは，メモリー細胞が迅速かつ強力に反応してIgGを産生する形質細胞が増加する．これを**二次応答**という．

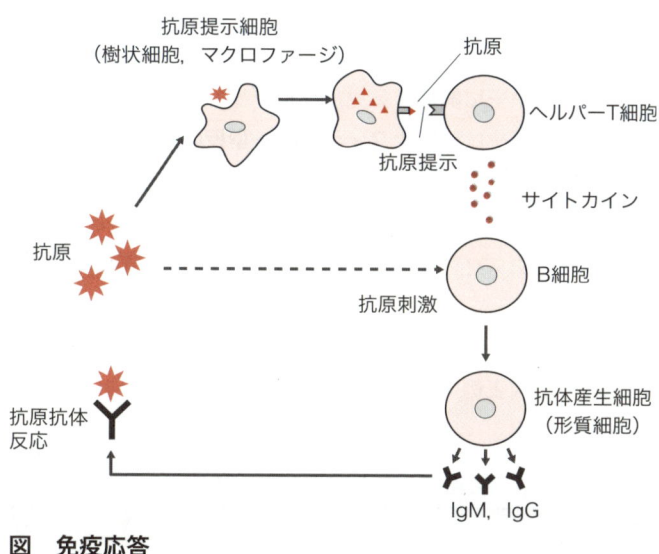

図　免疫応答

問題 アレルギー

アレルギーに関する記述である．正しいのはどれか．

(1) Ⅰ型アレルギーに関与する免疫グロブリンは，IgAである．
(2) Ⅱ型アレルギーは，細胞性免疫である．
(3) アレルギー性鼻炎は，Ⅲ型アレルギーである．
(4) Ⅳ型アレルギーは，ヒスタミンの放出により生じる．
(5) アナフィラキシーは，即時型反応である．

(22-48)

解説

(1) ➡ ×　Ⅰ型アレルギーに関与する免疫グロブリンは，IgEである．

　Ⅰ型アレルギーは，**アナフィラキシー型反応**ともいう．アレルギーを引き起こす抗原（アレルゲン）に対してIgEが産生される．IgEは，肥満細胞の表面に結合する．アレルゲンが再び侵入してIgEに結合すると，肥満細胞からヒスタミンやプロスタグランジンなどの化学伝達物質が放出されて，組織に炎症が起こる．これを即時型過敏症（アナフィラキシー）という．花粉症，アレルギー性鼻炎，気管支喘息，蕁麻疹，ペニシリンショック，食物アレルギーなどが代表例である（表3）．

表3　アレルギーの種類と主なアレルギー疾患

	作用因子	関連疾患
Ⅰ型	IgE 肥満細胞	花粉症，アレルギー性鼻炎気管支喘息，蕁麻疹，ペニシリンショック，食物アレルギー
Ⅱ型	自己抗体 IgG, IgM	自己免疫性溶血性貧血，1型糖尿病
Ⅲ型	免疫複合体 IgG, IgM	血清病，糸球体腎炎，膠原病
Ⅳ型	T細胞	食物アレルギー，ウイルス脳炎，ウイルス肝炎，接触性皮膚炎，1型糖尿病，膠原病

(2) →× Ⅱ型アレルギーは，**液性免疫**である．

　📖 Ⅱ型アレルギーは，**細胞障害型反応**ともいう．細胞や組織に対する**自己抗体**が産生されることによって起こるので，**液性免疫**である．自己抗体が細胞に結合すると，補体が活性化され，細胞障害を引き起こす．自己免疫性溶血性貧血，Ⅰ型糖尿病などが代表例である．そのほか，Ⅱ型アレルギーの一種で，抗体の刺激により細胞の機能が異常に亢進あるいは低下するものがある．自己抗体によるものだが，細胞障害がないことから，Ⅱ型アレルギーと区別して**Ⅴ型アレルギー反応**と呼ぶことがある．バセドウ病（甲状腺のTSH受容体に対する自己抗体による機能亢進，p.226参照）と重症筋無力症（神経筋接合部のアセチルコリン受容体に対する自己抗体による機能低下，p.233参照）が代表例である．

(3) →× アレルギー性鼻炎は，Ⅰ型アレルギーである．

　📖 Ⅲ型アレルギーは，**アルサス型反応**ともいう．抗原抗体複合体（免疫複合体）が，組織傷害を引き起こす．上気道感染が治癒した後に，急性糸球体腎炎（p.210参照）が起こることがある．これは，上気道に感染した細菌に対する抗体が産生され，感染部位において生成した抗原抗体複合体が，血流により腎臓に達して，糸球体に炎症を起こすものである．血清病，糸球体腎炎，膠原病など自己免疫疾患の一部が代表例である．

(4) →× ヒスタミンの放出により生じるアレルギーはⅠ型アレルギーである．

　📖 Ⅳ型アレルギーは，**ツベルクリン型反応**または**遅延型過敏症**ともいう．アレルゲンと接触後，36〜48時間でピークに達し，数日続く．血清により受身移入（免疫を有する別の個体で産生された抗体やリンパ球を，免疫をもたない個体に投与すること）できないが，T細胞により受身移入できるので，**細胞性免疫**である．食物アレルギーは，Ⅰ型だけでなくⅣ型アレルギーも関与している．そのほか，Ⅳ型アレルギーの代表例としてウイルス脳炎やウイルス肝炎が挙げられる．

(5) →○ 正しい．

　📖 アナフィラキシーの"アナ（ana-）"は，"なくす"こと，"フィラキシー（phylaxis）"は，"防ぐ"ことを意味する．昔，ある研究者が，イソギンチャ

クの毒の研究をしていて，その毒を犬に注射したところ，1度目はなにも起こらないが，2度目は直ちに痙攣を起こして死亡したことから，1度目の注射でその"毒"に対する"防御がなくなった"と考え，このような現象をアナフィラキシー（anaphylaxis）と呼んだ（実際には1度目の注射により抗体ができたことによる現象）．その後，無毒なたんぱく質でもアナフィラキシーが起こることが発見され，さらに，抗原特異的に起こることから，アナフィラキシーは免疫反応の一種であることがわかった．それまで，免疫反応は人体に対して有益な反応であると考えられていたが，人体に対して有害な反応を起こすこともあることから，"異なった（allos）"と"反応（ergon）"を合わせて，"アレルギー（allergy）"というようになった．

正解 → (5)

🗝 キーワード

◆ 液性免疫

抗原に対し，特異的な抗体を産生して抗原を排除することを液性免疫という．感染に対する免疫応答では，主にIgGとIgMが産生される．IgAは分泌液中に含まれ，粘膜免疫で重要な役割を果たす．IgEは，即時型過敏症に関与する．

◆ 細胞性免疫

T細胞による免疫を細胞性免疫という．ウイルスに感染した細胞の排除や，臓器移植の際にみられる拒絶反応を起こす移植免疫に関与する．

◆ IgEの発見

1930～60年代の30年間に，IgG，IgM，IgA，IgDが発見された．アレルギーを起こす抗体はIgAであると考えられていたが，1960年代前半に，IgA欠損の花粉症患者が見つかったことから，第5の抗体の存在が推定された．1966年，石坂公成博士が，アレルギー患者の血清から分離・精製した物質と花粉を皮下に注射して皮膚の紅斑を見ることによりIgEを発見した．IgEは，紅斑（eryhtema）のEと5番目のアルファベットEを表す．IgEはIgAの1,000分の1の濃度である．

表4　膠原病の主な特徴

全身性エリテマトーデス（SLE）	● 顔面の紅斑（**蝶形紅斑**），口内炎など皮膚症状，関節炎，腎臓など臓器病変が出現する ● **抗核抗体**，**抗DNA抗体**などの自己抗体と自己抗原の免疫複合体が全身組織に沈着する ● 20〜40歳代の女性に多い ● 腎臓病変を**ループス腎炎**といい，たんぱく尿，血尿，ネフローゼ症候群などが出現する ● 末梢血検査でLE細胞（核を貪食した白血球）が出現する
全身性硬化症（PSS）	● 厚く硬い皮膚と**レイノー現象**が特徴で，強皮症とも呼ばれる ● 30〜50歳の女性に多い ● 抗核抗体や抗Scl-70抗体が陽性になる
多発性筋炎（PM） 皮膚筋炎（DM）	● 横紋筋の炎症性疾患で筋力が低下するものを多発性筋炎といい，このうち皮膚症状を伴うものを皮膚筋炎という ● 30〜40歳代の女性に多い ● 眼瞼の浮腫を伴った紅斑（ヘリオトープ疹）が特徴である
関節リウマチ（RA）	● 多発性の関節炎による関節の破壊と変形を主病変とする疾患である ● **関節滑膜**が増殖して**パンヌス**（肉芽様の組織）を形成し，やがて軟骨と骨を破壊する ● パンヌスから分泌される炎症性サイトカインの作用により，破骨細胞が活性化して骨粗鬆症が出現する ● 関節炎の症状は，朝のこわばりが特徴である ● 30〜40歳代の女性に多い ● **リウマチ因子**が陽性になる
リウマチ熱（RF）	● **A群β溶血連鎖球菌**の上気道感染に引き続いて心臓，関節，皮膚，中枢神経などに非化膿性炎症を生じる病態をいう ● 小児学童期に多い ● 心炎，多関節炎，舞踏病，輪郭状紅斑，皮下結節が認められる
結節性多発動脈炎（PN）	● 中小の血管壁に炎症，変性，壊死が起こる疾患である ● 50〜60歳代に多い（男女比は1：1） ● 抗好中球細胞質抗体が陽性になる

◆ IgEの産生

　ヘルパーT細胞（Th）にはTh1とTh2の2種類ある．Th1は，細胞性免疫を促進する．Th2は，液性免疫（B細胞の活性化，形質細胞への分化，クラススイッチ）を促進する．この2つのバランスにより正常な免疫反応が保たれている．Th2が分泌するIL-4は，IgGからIgEへのクラススイッチを促進するため，Th1/Th2バランスがTh2優位になるとIgEの産生が増加し，アレルギーを起こしやすくなる．遺伝因子（アトピー体質など），環境因子（ディーゼル

エンジンが排出する浮遊粒子状物質による大気汚染など）が，個人のTh1/Th2バランスを決定する要因として考えられている．

◆ **食物アレルギー**

食品に含まれる物質をアレルゲンとし，食品によって誘発されるアレルギー（Ⅰ型，Ⅳ型）を食物アレルギーという．食品の経口摂取により症状が現われることが多いが，皮膚に接触すること，粉末を吸入することによっても症状が現われる場合がある．乳幼児期・小児期に多く，成長とともに自然寛解することが多い．3大アレルゲンは，卵（特に卵白），牛乳，小麦である．

重要ポイント

膠原病

膠原病は，全身性の炎症疾患であり，発熱や体重減少が生じる．多臓器にわたる障害があり，症状の寛解と再燃をくり返す慢性疾患である．種々の自己抗体が出現し，免疫機構の異常が病因として考えられる．主な膠原病の特徴を表4（p.283）に示す．

合格のコツ

抗体とアレルギーのメカニズムを要チェック！
- ◆ 免疫・アレルギーでは，抗体の種類とアレルギーの分類に関する問題がよく出題される．
- ◆ 抗体については，それぞれ多く存在する部位，作用，胎盤透過性についてまとめておこう．
- ◆ アレルギーの分類については，アレルギーの型と疾患の組合せをまとめておこう．

第8章 臓器・器官別の構造と機能及び疾病の成り立ち

13 感染症

問題　感染症と原因微生物

出題頻度 ★☆☆

感染症と原因微生物に関する組合せである．正しいのはどれか．

(1) 手足口病　－　リケッチア
(2) カリニ肺炎　－　細菌
(3) 流行性耳下腺炎　－　クラミジア
(4) 流行性角結膜炎　－　マイコプラズマ
(5) 帯状疱疹　－　ウイルス

(21－47)

解説

主な感染症と原因菌を表1に示す．

(1)→×　手足口病は，エンテロウイルスの1種であるコクサッキーA群ウイルス16型あるいはエンテロウイルス71型の感染が原因である．
　📖　手足口病は，小児に多く，発熱，咽頭痛，口腔粘膜と手足の皮膚に小さな水疱が出現する．1週間程度で自然に治る．

(2)→×　カリニ肺炎は，ニューモシスチス・カリニの感染によるものである．
　📖　ニューモシスチス・カリニは，細菌ではない．教科書によっては原虫に分類しているものや，真菌に分類しているものがあるが，現在では真菌の一種である説が有力である．通常の状態では無害な弱毒菌であるが，宿主の感染防御能の低下（エイズや免疫抑制剤の使用など）により**日和見感染**を起こす微生物である．

(3) ➡ ✕ 　流行性耳下腺炎は，ムンプスウイルスの感染によるものである．

📖 　流行性耳下腺炎は，いわゆる"おたふく風邪"のことであり，小児に多い．リケッチアとクラミジアは，どちらも細菌に分類されるが，ほかの細菌と違うところは動物細胞の中でしか増殖できないというウイルスのような性質をもった細菌であるということである．リケッチアがヒトに感染するためには，節足動物の媒介を必要とするが，クラミジアは，それを必要としない．リケッチア感染症には，発疹チフス，ツツガムシ病，Q熱などがある．クラミジア感染症にはオウム病，クラミジア肺炎，トラコーマなどがある．トラコーマとは，クラミジア感染による流行性角結膜炎のことである．近年，クラミジアは性感染症として，非淋菌性尿道炎，子宮頸管炎が注目されている．

表1　感染症と原因菌

	感染症	原因菌
ウイルス感染症	手足口病	エンテロウイルス コクサッキーウイルス
	流行性耳下腺炎	ムンプスウイルス
	流行性角結膜炎	アデノウイルス
	水痘・帯状疱疹	水痘帯状疱疹ウイルス （ヘルペスウイルスの一種）
	単純ヘルペスウイルス感染症	単純ヘルペスウイルス
	日本脳炎	日本脳炎ウイルス
	麻疹	麻疹ウイルス
	ウイルス性胃腸症（下痢症）	ロタウイルス ノロウイルス
	子宮頸がん	ヒトパピローマウイルス
	成人T細胞白血病	HTLV-1
細菌	オーム病，クラミジア肺炎，トラコーマ	クラミジア
	発疹チフス，ツツガムシ病，Q熱	リケッチア
	マイコプラズマ肺炎	マイコプラズマ
	胃十二指腸潰瘍，胃がん	ヘリコバクタ・ピロリ
真菌	カリニ肺炎	ニューモシスチス・カリニ

(4) → ✕　流行性角結膜炎は，主に**アデノウイルス**の感染によるものである．

　📖　流行性角結膜炎は，"はやり目"とも呼ばれ，強い感染力をもつ．眼瞼浮腫，流涙，充血，眼脂（めやに）などが出現する．マイコプラズマは，マイコプラズマ肺炎を起こす．自己増殖能をもつ細菌のなかで最も小さく，細胞壁をもたない．よってペニシリンなど細胞壁合成を阻害する抗生物質は無効である．

(5) → ○　正しい．

　📖　帯状疱疹は，ヘルペスウイルスの一種である水痘帯状疱疹ウイルスの感染によるものである．水痘帯状疱疹ウイルスは小児に初感染すると水ぼうそう（水痘）を発症する．その後，水ぼうそうは治っても，ウイルスは神経細胞に潜伏しているので，何年も経って宿主の免疫能が低下したときに，ウイルスが活性化して，潜伏していた神経の支配領域に水泡，発疹，疼痛を引き起こす．これが帯状疱疹である．

正解 → (5)

🗝 キーワード

◆ 感染症

　　感染とは微生物が宿主の体内に侵入して，定着，増殖することである．感染により発熱や痛みなど自覚的・他覚的な症状が出現するような病的な状態を**感染症**という．感染症を起こす微生物には，**細菌**（クラミジア，リケッチア，マイコプラズマを含む），**ウイルス**，**真菌**，**原虫**，**寄生虫**がある．

・発症の要因

　　感染症の発症には①微生物の病原性，②宿主の感染防御能，③衛生環境の3つの要因が関与する．微生物の病原性には体内に侵入した菌量，組織に進入する能力，組織で定着・増殖する能力，毒素の産生能，抗生物質に対する耐性などの要因が関与する．宿主の感染防御能には栄養状態，基礎疾患（悪性腫瘍，AIDS，糖尿病，肝疾患，腎疾患など），免疫能（免疫担当細胞の減少や機能異常，免疫抑制薬の使用）などの要因が関与する．衛生環境には食物や水の汚染，感染患者との接触，ペットとの接触などの要因が関与する．

◆ 菌交代現象と菌交代症

　　病原性の強い細菌感染症を治療するために抗生物質を使用すると，その抗生物質に感受性がある細菌は減少・消滅するが，感受性のない細菌は，逆に増殖することを**菌交代現象**という．菌交代現象を起こしやすい細菌は一般に病原性が弱く（弱毒菌），通常の状態では単独で感染症を起こさないことが多いが，異常に増殖することで感染症の原因となることがある．菌交代現象により感染症が発症することを**菌交代症**という．菌交代症は何らかの理由で感染防御能が低下した患者で，抗生物質による化学療法を行った場合に起こりやすい．

◆ 日和見感染

　　通常の状態では無害な真菌や弱毒菌であっても，宿主の感染防御能の低下により感染症を発症することを**日和見感染**という．日和見感染を起こしやすい微生物は，真菌，緑膿菌，表皮ブドウ球菌，ニューモシスチス・カリニ，サイトメガロウイルスなどである．

◆ 院内感染症

　　院内感染症とは病院内で病原体に感染し，発症する感染症のことである．保菌者との接触，針刺し事故，狭い病室の共有，不潔な医療行為などにより感染する．インフルエンザなど感染力の強い病原体ばかりだけでなく，菌交代症や日和見感染を起こす弱毒菌が原因菌になることもある．感染症の管理，感染患者の隔離，病棟の整理・整頓，清掃の徹底，手洗いの励行など院内感染対策を適切に実施するために，多くの医療機関は院内感染防止対策委員会を設置し，「院内感染防止マニュアル」などを作成している（表2）．

表2　院内感染発生の三大要因と対策

感染源	● 感染源を把握し，隔離する
伝染経路	● それぞれの感染症に特有な感染経路を把握し，**伝染経路を遮断**するための適切な対策を立てる ● 医療従事者に適切な滅菌・消毒の技術を習得・実行させる
易感受性体	● 栄養状態や体力の改善により抵抗力を向上させる ● 抗血清を用いた受動免疫を行う ● ワクチンを用いた能動免疫を行う ● 感染源から隔離する（逆隔離）

重要ポイント

細菌性食中毒は，感染型と毒素型に分類される．毒素型食中毒は，食物の中で増殖して産生した毒を摂取することにより発症するので，生体外毒素型食中毒ともいう．感染型食中毒を起こす細菌の中で，消化管内で毒素（エンテロトキシン）を産生して症状を呈するものを，生体内毒素型食中毒という．生体内毒素型食中毒を起こす細菌には，病原大腸菌，コレラ，セレウス菌（下痢型）などがある．食中毒を起こす主な細菌を表3に示す．

表3　食中毒

感染型	病原大腸菌，腸炎ビブリオ，セレウス菌（下痢型），サルモネラ菌，コレラ菌
毒素型	黄色ブドウ球菌，ボツリヌス菌，セレウス菌（嘔吐型）

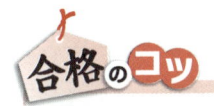

合格のコツ

感染症と原因菌の組合せを覚えよう！

感染症では，感染症と原因菌の組合せがよく出題される．表1（p.286）はこれまで出題された組合せなのでしっかり覚えよう（食中毒については，表3参照）．

索引

数字

1秒率 … 246

欧文

A～G

ATP … 67
αヘリックス … 40
$β_2$-ミクログロブリン … 209
β酸化 … 53
βシート … 40
cAMP … 81
CAPD … 215
CKD … 212
CRP … 97, 117
Cペプチド … 37, 153
DHA … 54
DNA … 58
EBM … 122
EPA … 54
Gたんぱく質 … 38, 81

H～V

H.pylori除菌療法 … 176
HDL … 160
LDL … 159
LHサージ … 88, 264
n-3系不飽和脂肪酸 … 47
n-6系不飽和脂肪酸 … 47

Na-Kポンプ … 18
PEM … 140
RA（関節リウマチ） … 283
RNA … 58
SLE（全身性エリテマトーデス） … 283
VLDL … 159

和文

あ

アイソザイム … 74
アウエルバッハ神経叢 … 180
亜鉛欠乏症 … 136
悪性腫瘍 … 104
悪性貧血 … 130, 176, 272
アクチン … 15
アクチン・フィラメント … 252
アシドーシス … 83
アディポサイトカイン … 97, 144, 145
アディポネクチン … 144
アデニン … 64
アナフィラキシー型反応 … 280
アナフィラキシー・ショック … 277
アノマー … 30
アポクリン腺 … 91
アポトーシス … 100
アミノ基転移反応 … 44
アミノ酸 … 44
アミノ糖 … 28
アミロース … 28
アミロペクチン … 28
アラキドン酸 … 48
アルカリホスファターゼ … 134
アルカローシス … 83
アルコール依存症 … 240
アルサス型反応 … 281
アルドース … 27
アレルゲン … 277
アロステリック効果 … 76, 78

い・う

移行上皮 … 26
胃・十二指腸潰瘍 … 176
萎縮 … 98
胃食道逆流症 … 167
移植片対宿主病 … 125
胃腺 … 170
一次応答 … 279
一次救命処置 … 122
一次構造 … 39
一次性変化 … 85
インクレチン … 155
インスリン … 145
インスリン抵抗性 … 152
インスリン分泌不全 … 152
イントロン … 60
院内感染症 … 288
ウェルニッケ脳症 … 130
ウォルフ管 … 260
右心不全 … 201
うっ血性心不全 … 201
ウラシル … 64
運動療法 … 127

え・お

エイコサノイド … 48
エイコサペンタエン酸 … 54
栄養障害 … 129
エキソン … 60
エクソサイトーシス … 19
エクリン腺 … 91
壊死 … 100
エリスロポエチン … 209, 268

Index

嚥下反射	169	
炎症	98	
円柱上皮	25	
エンテロガストロン	173	
エンテロキナーゼ	188	
エンドサイトーシス	19	
横隔膜	242	
黄体	261	
黄体期	88, 263	
黄疸	115	
オプソニン作用	277	

か

壊血病	38, 133
開口吸収	19
開口分泌	19
開始コドン	57
解糖	34
潰瘍性大腸炎	181
核	17
獲得免疫	278
下垂体後葉	223
下垂体前葉	222
ガス交換	243
ガストリン	170
化生	99
脚気	132
褐色脂肪細胞	70, 145
活性化エネルギー	74
活性部位	75
活動電位	22
滑面小胞体	16
加リン酸分解	33
カルシウム欠乏症	134
がん遺伝子	106
肝機能検査	120
桿状核好中球	270
冠状動脈	194
間接ビリルビン	116
関節リウマチ（RA）	283
感度	118
間脳	231
がん抑制遺伝子	106
乾酪壊死	97

き

気管	244
気管支	244
基質	75
基質特異性	75
基準値	118
拮抗阻害	75
基底膜	23
逆流性食道炎	167
キャッスル内因子	170
境界型	151
胸郭	242
巨赤芽球性貧血	130, 133
キロミクロン	158
筋原線維	252
菌交代現象	288
筋線維	252
金属酵素	76

く

グアニン	64
クエン酸回路	34
クッシング症候群	227
グラーフ卵胞	261
グリコーゲン	28
グリコーゲン合成酵素	32, 80
グリコーゲンホスホリラーゼ	32
グリコシド結合	28
グリシン	38
クリステ	15
グルカゴン	186
グルコース・アラニン回路	69
くる病	132
クレアチニンクリアランス	208
クローン病	180
クワシオルコル	140

け

経口血糖降下薬	153
経腸栄養法	127
下血	111
血液凝固障害	132
血液透析	214
月経	264
ケトーシス	27
ケト原性アミノ酸	45
ケトン体	70
下痢	114
原因療法	123
原発性アルドステロン症	224

こ

光学異性体	27
抗原	278
膠質浸透圧	113
甲状腺	223
甲状腺機能亢進症	226
甲状腺機能低下症	226
酸素	75
拘束性換気障害	246
口内炎	168
高尿酸血症	161
高比重リポタンパク質	160
誤嚥	92
呼吸性アシドーシス	85
呼吸性アルカローシス	86
骨芽細胞	255
骨細胞	255

骨軟化症	256	
コラーゲン	38	
コリ回路	69	
ゴルジ装置	14, 16	
コレシストキニン	173, 188	
コレステロール	49, 54	
根治療法	123	

さ

再生不良性貧血	268
サイトカイン	97
細胞骨格	15
細胞障害型反応	281
左心不全	202
サブユニット	40
サルコペニア	254
酸化的脱アミノ反応	44
酸化的リン酸化	67
三次構造	40
三尖弁	193

し

糸球体	207
糸球体濾過量	208
刺激伝導系	193
脂質異常症	156
脂質二重層	19, 20
自然免疫	278
持続式携帯型腹膜透析	215
失禁	93
シトシン	64
死の三徴候	109
脂肪肝	184
脂肪酸	50
終止コドン	57
周術期管理	121
重症筋無力症	130
絨毛膜	265
術後栄養障害	177

受動輸送	20
小球性低色素性貧血	267
消退出血	264
小脳	231
上皮組織	25
小胞体	16
静脈栄養法	127
褥瘡	93
食中毒	289
食道アカラシア	168
食道静脈瘤	183
食道裂孔ヘルニア	168
食物アレルギー	284
ショック	115
腎機能検査	119
神経管閉鎖不全	129
神経性食欲（食思）不振症	238
神経性大食症	239
心周期	191
滲出液	102
浸潤	96
腎小体	207
新生児メレナ	111
心臓死	108
伸展受容器	250
心拍出量	195
心不全	201
腎不全	212

す～そ

錐体路	236
ステロイド骨格	48
静止電位	21
星状体	14
生体臓器移植	126
セカンドメッセンジャー	81
赤筋	251
セクレチン	171, 173, 188

セルトリ細胞	260
セレン欠乏症	136
染色体	58
全身性エリテマトーデス（SLE）	283
選択的透過性	20
全脳死	107
腺房細胞	188
腺房中心細胞	188
線毛	24
臓器移植	126
創傷治癒	98
増殖期	263
総鉄結合能	273
僧帽弁	193

た

ターミナル	121
タール便	111
体温調節中枢	88
対光反射	108
対向流増幅系	205
代謝疾患	143
代謝性アシドーシス	86
代謝性アルカローシス	86
代謝性変化	85
対症療法	123
大脳皮質	231
胎盤	265
脱共役タンパク質	70
脱水	113
脱落膜	265
多糖類	29
多能性造血幹細胞	269
多列上皮	26
炭酸重炭酸緩衝系	85
胆汁色素の腸肝循環	117
単純脂質	51
単糖類	29

Index

たんぱく漏出性胃腸症 …… 178
ダンピング症候群 …………… 174

ち・つ

チアノーゼ …………………… 115
遅延型過敏症 ………………… 281
チミン ………………………… 64
中心体 ………………………… 14
中枢化学受容器 ……………… 250
中枢神経 ……………………… 230
中脳黒質 ……………………… 234
チューブリン ………………… 15
中和作用 ……………………… 276
超低比重リポたんぱく質 …… 159
直接ビリルビン ……………… 117
痛風 …………………………… 161
ツベルクリン型反応 ………… 281

て・と

低カルシウム血症 …………… 179
低血糖 ………………………… 155
低比重リポたんぱく質 ……… 159
テタニー ………………… 135, 179
転移 …………………………… 105
電子伝達系 …………………… 67
転写 …………………………… 59
糖原性アミノ酸 ……………… 45
糖新生 ………………………… 35
糖尿病 …………………… 148, 152
糖尿病神経障害 ……………… 151
糖尿病腎症 …………………… 151
糖尿病網膜症 ………………… 150
洞房結節 ……………………… 193
ドーパミン神経細胞 ………… 234
特異度 ………………………… 118
吐血 …………………………… 112
ドコサヘキサエン酸 ………… 54
トランス型脂肪酸 …………… 54
トリグリセリド ……………… 48

な〜の

軟骨内骨化 …………………… 257
二次応答 ……………………… 279
二次救命処置 ………………… 122
二次構造 ……………………… 40
二糖類 ………………………… 29
乳酸アシドーシス ……… 33, 138
尿細管 ………………………… 207
尿酸産生過剰型 ……………… 164
尿酸排泄低下型 ……………… 164
尿素回路 ……………………… 45
尿毒症 ………………………… 212
認知症 ………………………… 240
ヌクレオシド ………………… 62
ヌクレオチド ………………… 62
ネフローゼ症候群 …………… 211
ネフロン ……………………… 207
脳幹 ……………………… 230, 231
脳幹死 ………………………… 107
脳死 …………………………… 109
脳死臓器移植 ………………… 126
能動輸送 ………………… 18, 21

は・ひ

パーキンソン病 ……………… 130
肺 ……………………………… 244
肺胞 …………………………… 244
排卵 …………………………… 264
白筋 …………………………… 251
白色脂肪細胞 ………………… 145
白体 …………………………… 261
バクテリアル・トランスロ
　ケーション ………………… 190
破骨細胞 ……………………… 255
バセドウ病 …………………… 226
ハバース管 …………………… 257
反応性低血糖 ………………… 174

非アルコール性脂肪性肝炎
　……………………………… 184
非拮抗阻害 …………………… 75
微絨毛 ………………………… 24
ヒス束 ………………………… 193
肥大 …………………………… 98
必須脂肪酸 …………………… 52
ヒドロキシアパタイト ……… 134
ヒドロキシプロリン ………… 38
非ふるえ産熱 ………………… 90
日和見感染 ……………… 285, 288
ピラノース …………………… 31
ピリミジン塩基 ……………… 64
ビリルビン …………………… 116
ビルロート法 ………………… 175

ふ

フィッシャー比 ……………… 183
フェリチン …………………… 273
フォルクマン管 ……………… 257
不感蒸泄 ……………………… 90
不拮抗阻害 …………………… 75
不均衡症候群 ………………… 214
複合脂質 ……………………… 51
副甲状腺 ……………………… 223
副甲状腺ホルモン …………… 135
輻射 …………………………… 90
副腎髄質 ……………………… 223
複製 …………………………… 58
腹膜透析 ……………………… 214
浮腫 …………………………… 113
不斉炭素 ……………………… 29
不適合輸血 …………………… 125
不飽和化酵素 ………………… 54
不飽和脂肪酸 ………………… 49
不飽和鉄結合能 ……………… 273
フラノース …………………… 31
フランク・スターリング機構
　……………………………… 202

293

プリン塩基 …………… 64
プリン体 ……………… 161
ふるえ産熱 …………… 90
プルキンエ線維 ……… 193
ブレンステッド・ローリーの
　定義 ………………… 86
プロリン ……………… 38
分岐鎖アミノ酸 ……… 183
分泌期 ………………… 264
噴門 …………………… 166
分葉核好中球 ………… 270

へ・ほ

平均カロリー ………… 66
閉経後骨粗鬆症 ……… 256
閉塞性換気障害 ……… 246
ヘーリング−ブロイエル反射
　………………………… 250
ペラグラ ……………… 132
ペルオキシソーム …… 17
ベル・マジャンディーの法則
　………………………… 235
変性 …………………… 98
ヘンダーソン・ハッセルバル
　ヒの式 ……………… 87
ペントースリン酸回路 … 32
便秘 …………………… 114
扁平上皮 ……………… 25
芳香族アミノ酸 ……… 183
房室結節 ……………… 193
泡沫細胞 ……………… 157
飽和脂肪酸 …………… 49
ボーマン嚢 …………… 207
補酵素 ………………… 76
保存療法 ……………… 123
補体 …………………… 277
ホルモン感受性リパーゼ… 143
翻訳 …………………… 59

ま〜も

マイスナー神経叢 …… 180
膜内骨化 ……………… 257
末梢化学受容器 ……… 250
末梢血管 ……………… 195
マトリックス ………… 15
マラスムス …………… 140
慢性腎臓病 …………… 212
慢性閉塞性肺疾患 …… 248
ミオグロビン ………… 251
ミオシン・フィラメント… 252
ミカエリス定数 ……… 76
ミトコンドリア …… 15, 16
ミュラー管 …………… 260
メタボリックシンドローム
　………………………… 146
門脈圧亢進症状 ……… 182

や〜よ

薬物療法 ……………… 128
夜盲症 ………………… 132
誘導脂質 ……………… 51
幽門 …………………… 166
輸入脚症候群 ………… 175
四次構造 ……………… 40

ら〜ろ

ライディッヒ細胞 …… 260
ラクツロース ………… 182
卵胞 …………………… 261
卵胞期 …………… 88, 263
リソソーム …………… 17
律速酵素 ……………… 79
立方上皮 ……………… 25
リフィーディング症候群… 138
リボソーム …………… 16
リボソームRNA ……… 16
リポたんぱく質リパーゼ
　………………… 79, 143, 157
良性腫瘍 ……………… 104
リン脂質 ……………… 48
レニン・アンギオテンシン系
　………………………… 195
レプチン ……………… 143
老化 …………………… 94
老年症候群 …………… 94
ロコモティブシンドローム
　………………………… 95
濾出液 ………………… 102

著者プロフィール

長坂祐二（Yuji Nagasaka）

山口県立大学 副学長

【略歴】
1956年広島県生まれ．1983年山口大学医学部医学科卒業．1990〜1992年バージニア大学医学部留学．1997年山口県立大学生活科学部に助教授として赴任，2003年生活科学部教授，2008年大学院健康福祉学研究科長，2010年看護栄養学部長，2012年副学長．

【主な研究テーマ】
食生活と運動習慣を改善するための行動変容の促進．呼吸法とストレス解消．生活習慣病の予防と治療に対する健康心理学からのアプローチ方法に興味をもって研究している．

【座右の銘】
「これを知る者はこれを好む者に如かず．これを好む者はこれを楽しむ者に如かず」（論語，雍也篇）

【国家試験対策】
2005年からブログ＜ http://diet2005.exblog.jp/ ＞で「管理栄養士国家試験徹底解説」を連載している．

苦手科目を克服！管理栄養士国家試験合格のコツ
人体の構造と機能及び疾病の成り立ち

2012年9月20日 第1刷発行	著　者	長坂祐二
	発行人	一戸 裕子
	発行所	株式会社 羊土社
〒101-0052
東京都千代田区神田小川町2-5-1
TEL 03（5282）1211
FAX 03（5282）1212
E-mail eigyo@yodosha.co.jp
URL http://www.yodosha.co.jp/
ⓒ YODOSHA CO., LTD. 2012
Printed in Japan
ISBN978-4-7581-0895-9	印刷所	日経印刷株式会社

本書の複写にかかる複製，上映，譲渡，公衆送信（送信可能化を含む）の各権利は（株）羊土社が保有します．
本書を無断で複製する行為（コピー，スキャン，デジタルデータ化など）は，著作権法上での限られた例外「私的使用のための複製」などを除き禁じられています．研究活動，診療を含み業務上使用する目的で上記の行為を行うことは大学，病院，企業などにおける内部的な利用であっても，私的使用には該当せず，違法です．また私的使用のためであっても，代行業者等の第三者に依頼して上記の行為を行うことは違法となります．

JCOPY ＜（社）出版者著作権管理機構 委託出版物＞
本書の無断複写は著作権法上での例外を除き禁じられています．複写される場合は，そのつど事前に，（社）出版者著作権管理機構（TEL 03-3513-6969，FAX 03-3513-6979，e-mail：info@jcopy.or.jp）の許諾を得てください．

栄養科学イラストレイテッドシリーズ

目で見て理解する！テキスト＆自己学習用ノート

- 管理栄養士国家試験のガイドラインに準拠
- イラストが満載のテキストで，基礎と要点がよくわかる！
- 書き込み式ノートで国試対策や講義の予習復習も完璧！

生化学　改訂第2版
■定価(本体2,800円＋税)　■B5判　■232頁　■ISBN978-4-7581-0873-7

生化学ノート　改訂第2版
■定価(本体2,600円＋税)　■B5判　■208頁　■ISBN978-4-7581-0888-1

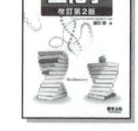

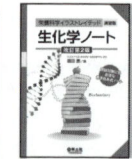

薗田 勝／編

解剖生理学　人体の構造と機能
■定価(本体2,800円＋税)　■B5判　■223頁　■ISBN978-4-7581-0869-0

解剖生理学ノート　人体の構造と機能
■定価(本体2,600円＋税)　■B5判　■215頁　■ISBN978-4-7581-0885-0

志村二三夫，岡 純，山田和彦／編

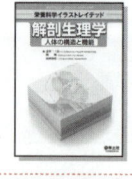

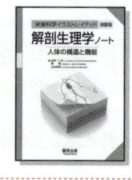

臨床医学　疾病の成り立ち
■定価(本体2,800円＋税)　■B5判　■246頁　■ISBN978-4-7581-0870-6

臨床医学ノート　疾病の成り立ち
■定価(本体2,700円＋税)　■B5判　■214頁　■ISBN978-4-7581-0886-7

田中 明，宮坂京子，藤岡由夫／編

臨床栄養学　基礎編
■定価(本体2,700円＋税)　■B5判　■174頁　■ISBN978-4-7581-0871-3

臨床栄養学　疾患別編
■定価(本体2,800円＋税)　■B5判　■270頁　■ISBN978-4-7581-0872-0

臨床栄養学ノート　基礎編＆疾患別編
■定価(本体3,200円＋税)　■B5判　■288頁　■ISBN978-4-7581-0887-4

本田佳子，土江節子，曽根博仁／編

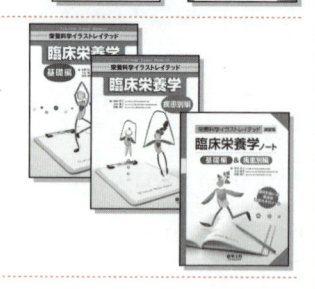

続刊 基礎栄養学／基礎栄養学ノート　田地陽一／編

発行 **羊土社 YODOSHA**
〒101-0052 東京都千代田区神田小川町2-5-1　TEL 03(5282)1211　FAX 03(5282)1212
E-mail : eigyo@yodosha.co.jp
URL : http://www.yodosha.co.jp/

ご注文は最寄りの書店，または小社営業部まで